無理なく、簡単！

子供が喜ぶ食物アレルギーレシピ100

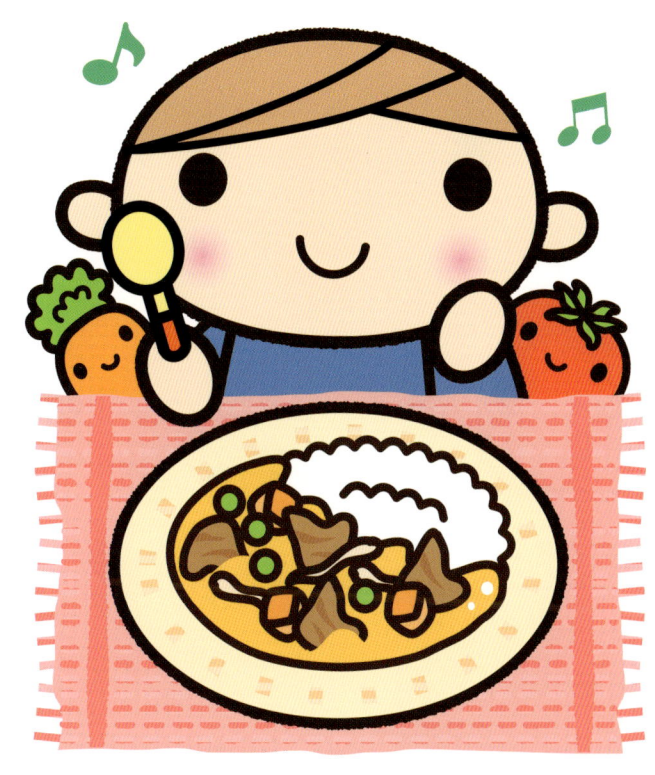

成美堂出版

はじめに

食物アレルギーの診療はこの10年でとても大きな変貌を遂げました。

2002年には世界に先駆けてアレルギー物質を含む食品表示が始まり、2005年にはアナフィラキシーの患者さん達が自己防衛できるように自己注射用のアドレナリン製剤（エピペン）も認可されました。

最も大きな出来事は食物負荷試験が2005年に刊行されました。標準的な食物アレルギーの診療が確立されたと言えるでしょう。食物アレルギーの診療の手引きとガイドラインも2005年に刊行されました。標準的な食物アレルギーの診療が確立されたと言えるでしょう。

食物アレルギーの診療の手引きとガイドラインも2006年に入院で、2008年には外来で検査として承認されたことです。

いままでに刊行されている食物アレルギーに関するレシピ本はそれ以前に行われていた根拠のない過剰な「除去食療法」（三大アレルゲン除去、五大アレルゲン除去、回転食、食物抗原強弱表…）に基づいていたり、材料は特殊なものを用いたものが多かったと思われます。

食物負荷試験に基づいて食物除去の指導を行うと除去食品目は限られたものになりますし、早く食物除去が解除になる方が大多数です。

例えば負荷試験をもとに判断すると大豆のアレル

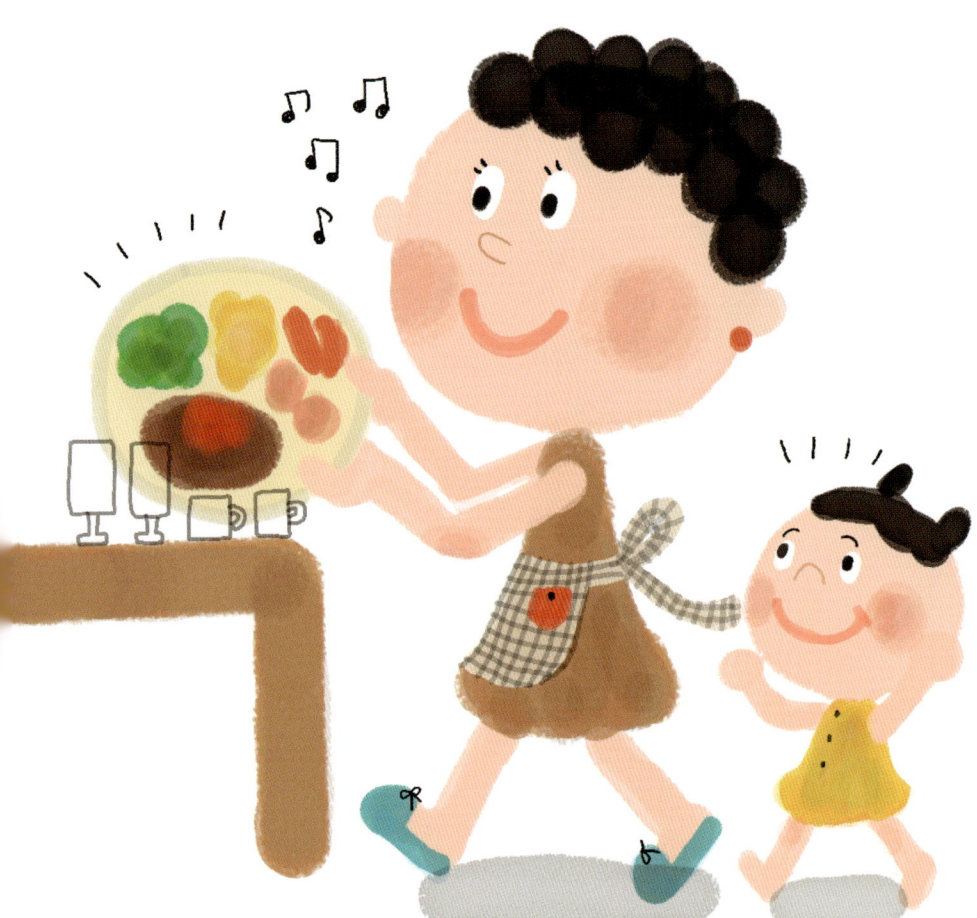

ギーの方は血液検査で陽性になる数に比べてはるかに少なく、本当の大豆アレルギーの方でも大豆油を除去しなければならない方はほとんどいませんし、しょうゆもほとんどの方が普通のものを使えます。鶏卵アレルギーの方でも鶏肉はほとんどの方で摂れますし、牛乳アレルギーの場合の牛肉も同様です。またアレルギー物質を含む食品表示が始まってからはスーパーやコンビニでも十分に原材料を調達できるようになりました。

このような時代背景の中で未だに旧態依然とした食物アレルギーに関する本、レシピ本が街頭に溢れ、多くの患者さん達がそれらを参考に大変な思いをされている状況を変えたいと思い、国立病院機構相模原病院で行っている食物アレルギーの診療、栄養指導に基づいたレシピ本を作りました。

「食物アレルギー対応は大変」という先入観があるかと思いますが、もっと簡単にできるということをお伝えしたく、「無理なく、簡単！ 子供が喜ぶ食物アレルギーレシピ100」というタイトルにしました。食物アレルギーのお子さんをもつ保護者の方のお役に立てれば幸いです。

平成21年8月末日
国立病院機構相模原病院 臨床研究センター
　アレルギー性疾患研究部長　海老澤元宏

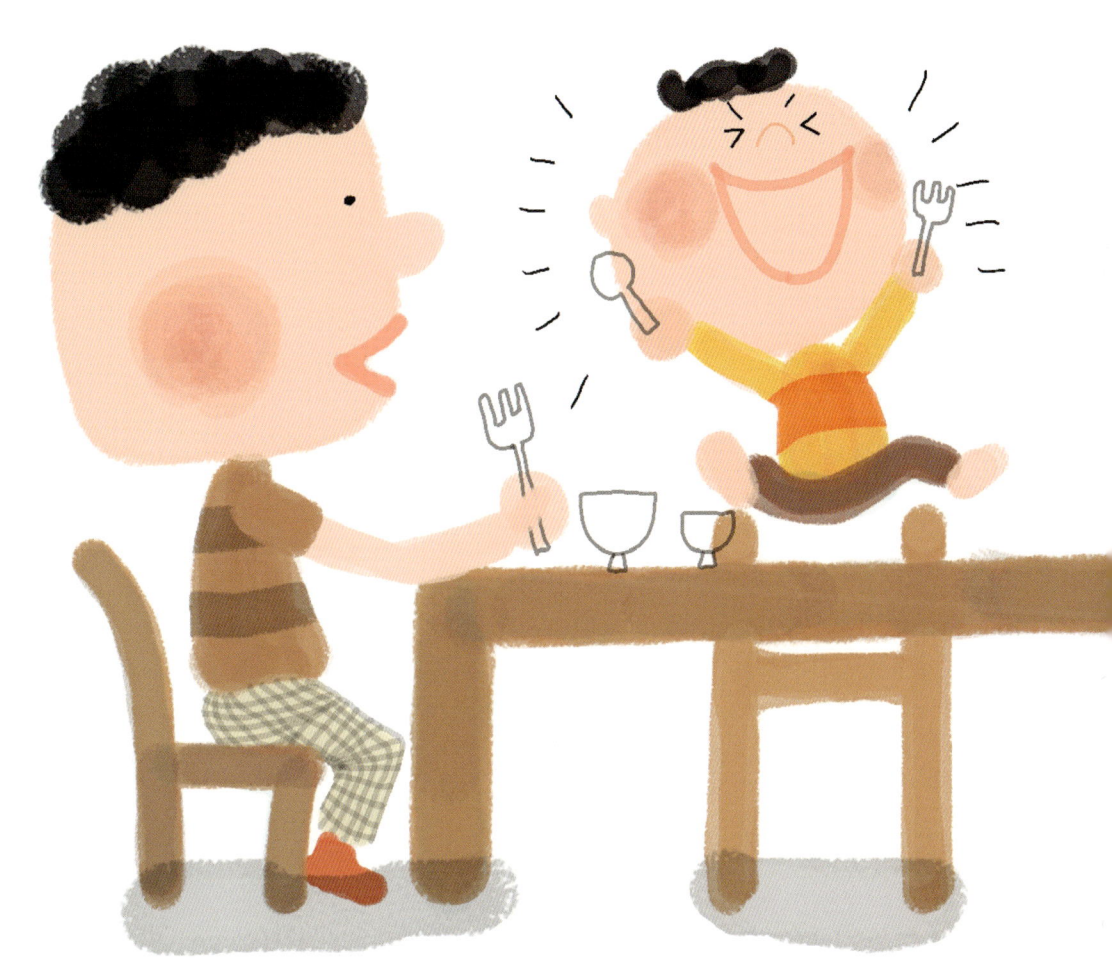

食物アレルギーと上手につきあう。

ある日突然、医師からお子さんが食物アレルギーだといわれたら「これからどうやって食事をしたらいいんだろう」と悩んでしまうかも知れません。でも、食物アレルギーがあっても、毎日お子さんが成長していく中で『食べること』が大好きになって、家族でそれを楽しむことができたら、生活の中にはうれしいことがあふれてきます。

この本を読んで「食物アレルギーの食事と上手につきあっていけそう」と思えるきっかけを感じてもらえれば、なによ り幸いです。

離乳食はどうすすめればいい？
→P.24〜41
「離乳食のすすめ方」を参考にしてみましょう。

食物除去の考え方がわからない
→P.16〜19
「主な原因食物＆食事のコツ」を参考に食事をしましょう。

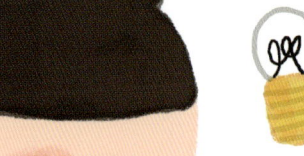

食品の表示がよくわからない
→P.20〜21,134
「加工食品の利用とアレルギー表示」「加工食品を上手に利用しましょう」を参考にしましょう。

食物アレルギーがあるので子供の成長が心配
→P.58〜59
「幼児食のポイント」を参考にバランスに気をつけて食事をしましょう。

食物アレルギーの正しい診断（食物負荷試験）はどこで受けられる？
→P.122
掲載しているホームページにアクセスしてみましょう。

どんな食材が使える？
→P.137〜140
除去食物が含まれていなければなんでも使えます。「卵、牛乳、小麦を使わない食材いろいろ」を参考にしてみましょう。

この本のレシピでは、卵、牛乳、小麦を使っていません。

私たちが関わっている国立病院機構相模原病院に通院中の食物アレルギー患者さんの約95％が卵、牛乳、小麦のいずれかにアレルギーをもっています（平成19年調査）。

そこで、できるだけたくさんの方に利用してもらえるよう、"卵、牛乳、小麦を使わない"で、簡単な材料と作り方でできるレシピを紹介したいと考えました。レシピの中で他に使えない食材がある場合でも、工夫ができるように代わりに使える食材などのアイデアを載せてあります。

このレシピを使って、保育園や幼稚園などの給食、お友だちを呼んでのパーティーなどいろいろな場面で、食物アレルギーのあるお子さんも、そうでないお子さんも、同じメニューを一緒に楽しんでもらえることを願っています。

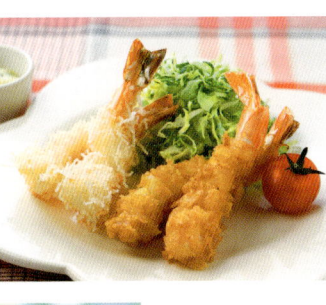

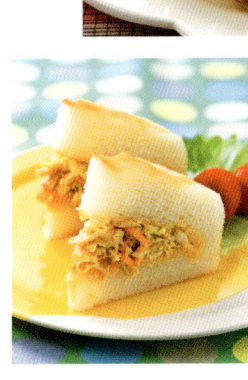

まずはぜひ試しに作ってみて。

食物アレルギーの食事は、「難しそう」、「おいしくなさそう」、「大変そう」と、構えてしまいがちですが、左の2つのレシピは材料も作り方もとても単純で、しかもおいしく作れます。特別に考えるのではなく、手軽にできる工夫で、おいしい食事をみんなで楽しみましょう！

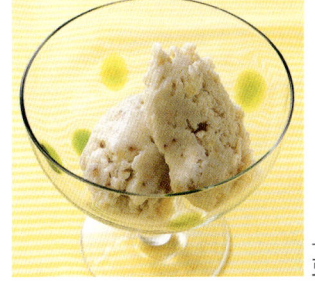

→P.113 豆腐アイスクリーム

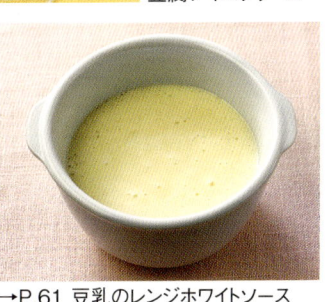

→P.61 豆乳のレンジホワイトソース

国立病院機構相模原病院　臨床研究センター栄養士

林典子、長谷川実穂

無理なく、簡単！ 卵・牛乳・小麦を使わない
子供が喜ぶ 食物アレルギーレシピ100 contents

はじめに…2
食物アレルギーと上手につきあう。…4

Part*1 食物アレルギーを正しく理解しましょう

食物アレルギーって何?…10
食物アレルギーの原因となる食べ物…11
食物アレルギーって?…13
食物アレルギーの診断と治療って?…13
食物アレルギーの主な原因食物＆食事のコツ…16
加工食品の利用とアレルギー表示…20
食物アレルギーQ&A ❶…22

Part*2 0〜1歳のやさしい離乳食レシピ

食物アレルギー離乳食のすすめ方…24

● 野菜スープ／基本のだし汁／鶏スープ／白あえペースト／レバーペースト…25

● スタートしてから 1〜2カ月…26
基本の10倍がゆ…27
トマトとにんじんの赤いペースト／さつまいもとりんごの甘いペースト／チンゲン菜のだしペースト／かぼちゃのスープペースト…28
冷凍ほうれん草を作ろう！…29
形態調整の道具について…29

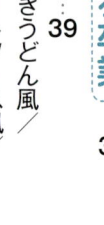

● スタートしてから 3〜4カ月…30
基本の7倍がゆ…31
米粉のパンがゆ／ミネストローネ風がゆ／やわらかかぶとささみのあえもの／かぼちゃとキャベツのあえもの／白身魚とレタスの豆腐あえ…32
しらすと大根おろしあえ…33

● スタートしてから 5〜6カ月…34
基本の5倍がゆ…35
フォーで鶏肉のさっぱり麺／ミートボールスープ…36
まぐろのステーキ しいたけ＆ブロッコリーあん／鶏むね肉とわかめの酢のもの…37

● 手づかみメニューで自分からすすんで食べることを覚えましょう…37
● おにぎりにも挑戦！…36

そろそろ卒業…38
基本の軟飯…39
フォーで焼きうどん風／フォーでミートソース風／じゃこチャーハン…40
れんこんの白あえ／にんじんのカリカリフライ／バナナとさつまいものきんつば風…41

[コラム] 食物日誌について…42
[コラム] 正しいスキンケア…43
食物アレルギーQ&A ❷…44

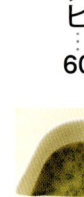

Part*3 子供たちも大喜び！定番おかず

除去があってもなくてもおいしく食べられるレシピのすすめ…46

ハンバーグ2種
ふっくらハンバーグ／たかきびバーグ…48
グラタン
米粉の豆乳グラタン／焼きコロッケ／かぼちゃのコロッケ…50
超簡単焼きぎょうざ…51
ぎょうざ3種〈アレンジ〉
なんちゃって翡翠ぎょうざ／大根ぎょうざ…52
えびフライ えびフライ2種…54
カレーライス まめ豆カレー…55

食物アレルギーQ&A ❸…56

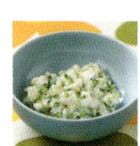

Part*4 1〜2歳、3〜5歳のおいしい幼児食レシピ

食物アレルギー幼児食のポイント…58
手作りソース＆タレレシピ…60

献立＊朝 カンタン献立
焼きおにぎり／おでんだね入り切り干し大根のみそ汁／浅漬け／りんごミルク…62

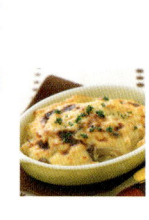
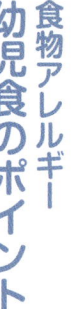

目次

おいしい主食レシピ

献立 ＊朝 じっくり献立
米粉の蒸しパン／ポークソーセージソテー／かぼちゃの煮ものサラダ／ココアミルク … 63

献立 ＊昼 カンタン献立
豚肉とキャベツのみそ炒め丼／いろいろナムル／りんご … 64

献立 ＊昼 じっくり献立
春雨冷やし中華／ごはんで団子汁／大根ぎょうざ／ぶどう … 65

献立 ＊夜 カンタン献立
肉そぼろごはん／根菜汁／たらの煮もの 炊き合わせ風／小松菜の白あえ … 66

献立 ＊夜 じっくり献立
トマトソースミートボールパスタ／白いんげん豆のポタージュ／豆入りラタトゥイユ／野菜スティック・タルタルソース風添え … 67

＊ごはん
手作りハヤシライス … 68
えびと小松菜のチャーハン／ひき肉とトマトのチャーハン … 69
ひじきと豆腐のお手軽丼 … 70
鯛めし … 71

ごはんのおともに … 72
焼きおにぎり … 72

＊パン … 73
ほうれん草とにんじんのパンケーキ … 74
米粉の蒸しパン … 75

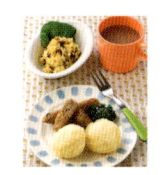

炊飯器で作る米粉パン … 76
丸形米粉パン … 77
米粉パンアレンジ2種　米粉パンのツナサンドイッチ／蒸し鶏とせん切り野菜のサンドイッチ … 78

［コラム］卵と牛乳を使わない小麦粉のパン　丸パン … 79

＊麺
パスタソース3種　トマトソースミートボールパスタ … 80
カルボナーラ風クリームソース／ほたてとアスパラのコーンクリームソース／ジェノベーゼソース … 81
焼きビーフン／フォーラーメン … 82
春雨冷やし中華 … 83

＊その他
米粉のお好み焼き風 … 84
白玉粉を使った大根餅 … 85

おいしい主菜レシピ

＊焼きもの
鮭のムニエル … 86
鶏肉と玉ねぎのホイル焼き … 87

＊煮もの
たらの煮もの 炊き合わせ風 … 88
豚しゃぶ肉のかぶおろしあん … 89

＊炒めもの
酢豚風 … 90
豚肉とキャベツのみそ炒め／かじきと玉ねぎのケチャップ炒め … 91

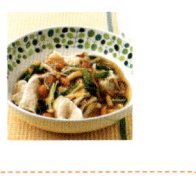

＊煮込み・蒸しもの
豆乳と鮭のシチュー／餅米とコーンのしゅうまい／ロールキャベツ … 92

＊揚げもの
えび＆鯛の春雨揚げ団子 和風揚げ団子 … 94
春巻き … 95

おいしい副菜レシピ

いろいろナムル … 96
小松菜と白菜のゆかりのり巻き … 97
かぼちゃの煮ものサラダ … 98
ひじきと高野豆腐の煮もの … 99
豆入りラタトゥイユ … 100
いもいも団子 … 101
いろいろかき揚げ … 102
八宝菜 … 103

おいしい汁ものレシピ

根菜汁 … 104
ごはんで団子汁 … 105
切り干し大根のみそ汁 … 106
白いんげん豆のポタージュ … 107

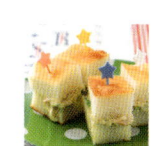

保存ができる手作り食材
白身で手作りおでんだね／つみれの肉団子 … 108
肉そぼろ／白身魚のそぼろ … 109
ポークソーセージ／手作りハム … 110
生ベーコン／ゆで鶏 … 111
干しいも／野菜チップス … 112

手作り豆腐アイス　豆腐アイスクリーム … 113

Part*5 気軽に楽しむ！おいしい行事食とデザート

食物アレルギー おやつのポイント……114
おやつ系ソースレシピ……115

おいしいおやつレシピ
レンジで白いドーナツ……116
じゃがいもと米粉のパンケーキ……117
バナナマフィン
ポリ袋で絞ってプリッツ風……118
甘酒プリン／バナナスムージー……119
ココアクッキー／ひよこ豆せんべい……120
煮りんご／みたらし団子……121

食物アレルギーQ&A ❹……122

ひなまつり
五目ケーキ寿司／はまぐりのお吸いもの／
豆腐とれんこんの揚げ饅頭／
レンジで大福いちご……124

子供の日
お楽しみ手巻き寿司／
グリンピースの和風ポタージュ／
超簡単ジェラート……126

お誕生日
トルティーヤ／肉そぼろ＆アボカドディップ／
ウインナー入りポトフ／
アスパラガスのごまドレッシングかけ／
バースデイケーキ……128

クリスマス
パエリア／鶏のオーブン焼き／
ブロッコリーのツリーサラダ／
いちごのババロア＋ブランマンジェ……130

行楽弁当
鶏のから揚げ／白身フライ／
にんじんといんげんの肉巻き／
ポテトサラダ／かぼちゃ茶巾……132

＊加工食品を上手に利用しましょう
簡単ドリア／魚肉ソーセージフライ……134
加工食品を利用した簡単レシピ……135

［コラム］外食について……136

＊卵、牛乳、小麦を使わない食材いろいろ
米製品……137
雑穀、豆、いも類……138
調味料など……139
加工食品／ベビーフード、ミルク……140

おわりに……141

食材別料理さくいん……142

＊材料は基本的に大人1人分です。離乳食や、パン、おやつなど、大人1人分では示せないものについてはレシピに量の目安を載せていますので、それを参考にしてください。材料の下にはお子さんの年齢に合わせた目安量を載せていますので、家族構成に合わせて分量を調節してください。

＊米1合＝炊飯器のカップ1＝200ml、大さじ1＝15ml、小さじ1＝5mlとしています。

＊計量単位は、1カップ＝200ml、大さじ1＝15ml、小さじ1＝5mlとしています。

＊電子レンジは600Wを基本としています。加熱時間は500Wなら1.2倍、700Wなら0.8倍にしてください。

＊「油」「砂糖」は特に指定がない場合は、何を使ってもかまいません。

［この本の見方］

特にカルシウムか鉄分が多いレシピに関しては「カルシウム＝Ca」「鉄＝Fe」として表示しています。

栄養成分は「五訂増補日本食品標準成分表」に基づいています。材料は大人1人分で表示しているので、1～2歳と3～5歳の目安量とそれぞれの栄養素量を表示しています。
おやつは1回の目安量の栄養素量を載せています。

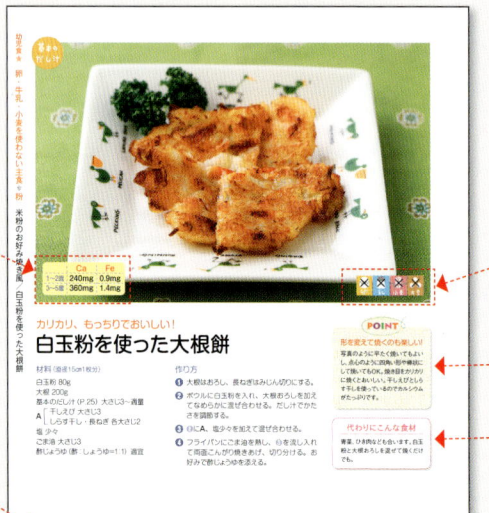

卵、牛乳、小麦、大豆は、使っていないものに×をつけて示してあります。

※しょうゆ、みそは、お子さんに使えるものを使用してください。しょうゆ、みそを使っているレシピにも、小麦、大豆には×がつけてあります。

レシピのポイントを載せています。

レシピの中で代わりに使える食品のヒントを載せています。

● この本のレシピでは、卵・牛乳・小麦を使わないで作れるものを載せています。

Part *1
食物アレルギーを正しく理解しましょう

- 食物アレルギーって何？ P.10
- 食物アレルギーの原因となる食べ物 P.11
- 食物アレルギーの診断と治療って？ P.13
- 食物アレルギーの主な原因食物＆食事のコツ P.16
- 加工食品の利用とアレルギー表示 P.20

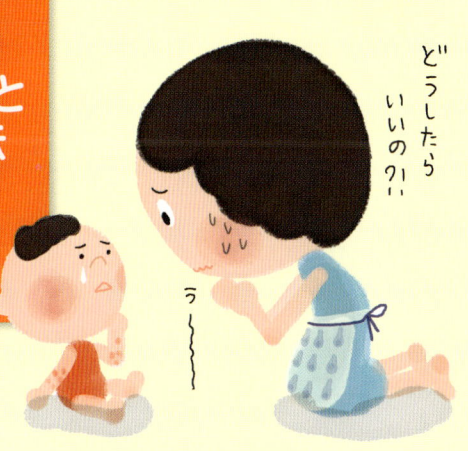

食物アレルギーって何？

食べ物を異物としてとらえて起こるアレルギー反応

私たちの体は、異物が体内に入ってきたときに免疫反応が起こり、排除するしくみを持っています。それが過剰に働くことによって、じんましんや下痢、咳などのさまざまな症状が起こることをアレルギー反応と言います。通常、食べ物は異物として認識しないようにするしくみが働き、免疫反応を起こさずに栄養として吸収することができるのですが、免疫反応を調節するしくみに問題があったり、消化、吸収機能が未熟だと、食べ物を異物と認識してしまうことがあります。それによって起こるアレルギー反応が、食物アレルギーです。

食事のあとに急に顔が赤くなった、かゆみのある発疹が出た、下痢をした、などの異変が起きたとき「もしかして、アレルギーかも？」と不安になることでしょう。まずは、そもそも食物アレルギーとは何なのか、正しく理解をすることが大切です。

食物アレルギーの主な症状って何？

異物と認識された食べ物の成分（アレルゲン）を排除するために、アレルギー反応が起こり、腸から吸収されたアレルゲンが血流にのって全身に運ばれるため、眼、鼻、のど、肺、皮膚、腸などでさまざまな症状が現れます。

皮膚・粘膜症状

眼
- 充血
- 眼のまわりのかゆみ・むくみ
- 涙目

口腔咽喉頭
- 口腔・唇・舌の違和感・はれ
- のどが締めつけられる感じ
- のどのかゆみ
- イガイガ感

皮膚
- かゆみ
- じんましん
- むくみ
- 赤くなる
- 湿疹

消化器症状
- 下痢
- 気持ちが悪い
- 吐き気
- 嘔吐
- 血便

呼吸器症状
- くしゃみ
- 鼻づまり
- 鼻水
- せき
- 呼吸困難

全身症状
- アナフィラキシー
- ぐったりしている
- 元気がない
- 意識障害

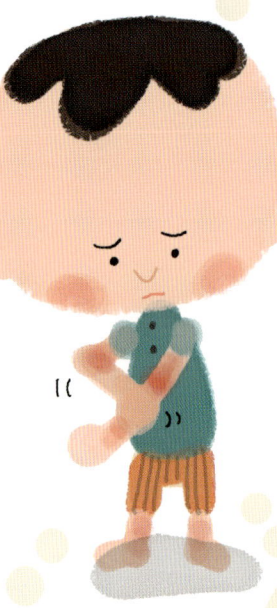

食物アレルギーの原因となる食べ物

乳幼児の食物アレルギーの原因となる食べ物は、どんなものが多いのでしょうか。また、年齢別にどんな違いがあるのかを理解しましょう。

主な原因は、鶏卵、乳製品、小麦

理由は不明ですが、先進国を中心として、近年、食物アレルギーの有病率が増加しています。乳幼児の食物アレルギーで、原因となる食べ物として、鶏卵、乳製品、小麦が多く、全体の60％を占めています。他にも甲殻類、果物類、そば、魚類、ピーナッツ、魚卵、大豆、肉類などさまざまです。

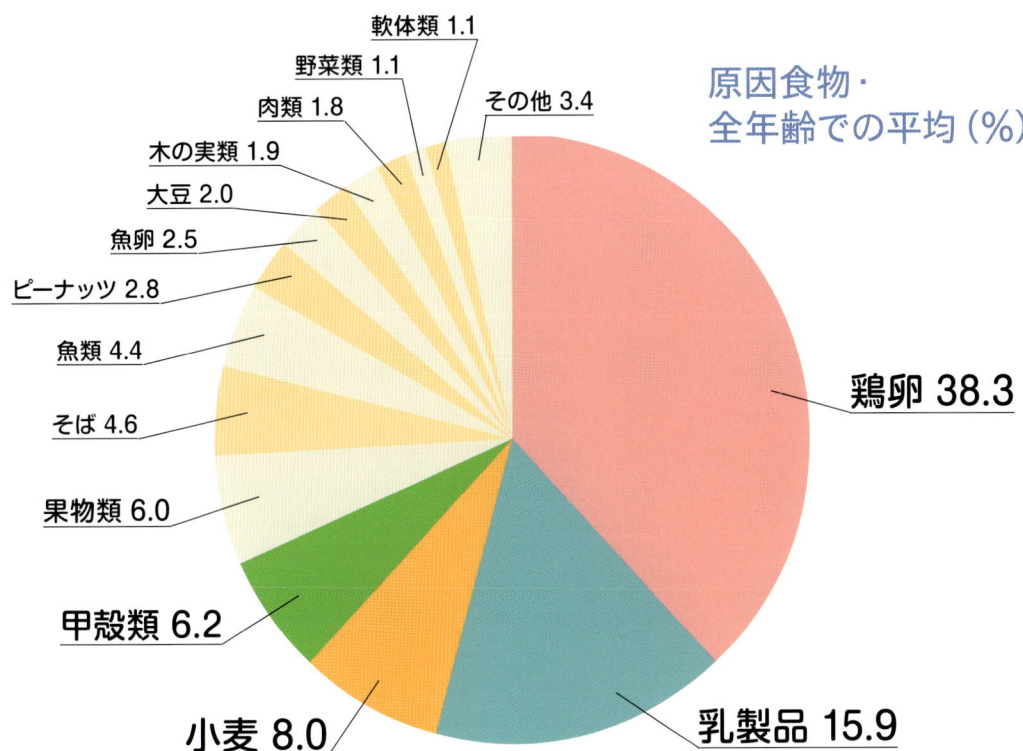

原因食物・全年齢での平均（％）

- 鶏卵 38.3
- 乳製品 15.9
- 小麦 8.0
- 甲殻類 6.2
- 果物類 6.0
- そば 4.6
- 魚類 4.4
- ピーナッツ 2.8
- 魚卵 2.5
- 大豆 2.0
- 木の実類 1.9
- 肉類 1.8
- 野菜類 1.1
- 軟体類 1.1
- その他 3.4

アナフィラキシーとアナフィラキシーショック

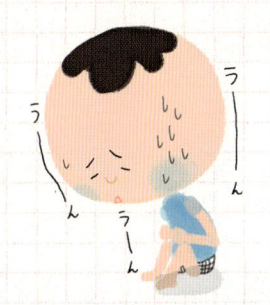

アレルゲンとなる食べ物を食べてから、アレルギー症状が皮膚症状などにとどまらず、呼吸器や消化器など複数の臓器に強い症状が現れることをアナフィラキシーといいます。そしてさらに血圧が下がり、意識障害など全身症状が急激に悪化してしまう症状をアナフィラキシーショックといい、命に関わる危険性があるので、早急に手当をする必要があります。

年齢によって
アレルゲンは変わります

アレルゲンになる食べ物の種類は、年齢による違いがあります。0～3歳までの上位を占めるアレルゲンは、鶏卵、乳製品、小麦ですが、それ以降になると、甲殻類や果物類、ピーナッツ、そばなどが上位に上がってきます。また、乳幼児期に発症した食物アレルギーの場合、鶏卵や乳製品などは学童期の頃には食べられるようになることが多いですが、その一方で、新たな食べ物がアレルゲンになってしまう場合もあります。

年齢別アレルゲンの変化

0歳
- 1位 鶏卵
- 2位 乳製品
- 3位 小麦

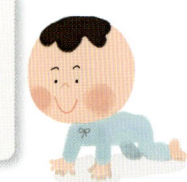

1歳
- 1位 鶏卵
- 2位 乳製品
- 3位 小麦
- 4位 魚卵
- 5位 魚類

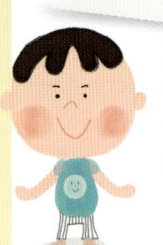

2歳～3歳
- 1位 鶏卵
- 2位 乳製品
- 3位 小麦
- 4位 そば
- 5位 魚卵

4歳～6歳
- 1位 鶏卵
- 2位 乳製品
- 3位 甲殻類
- 4位 果物類
- 5位 ピーナッツ

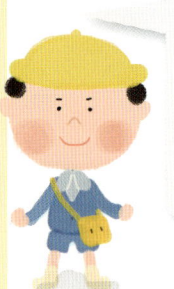

7歳～19歳
- 1位 甲殻類
- 2位 鶏卵
- 3位 そば
- 4位 小麦
- 5位 果物類

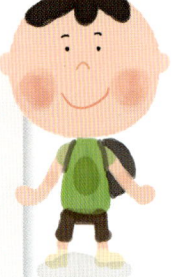

アトピー性皮膚炎との関係は？

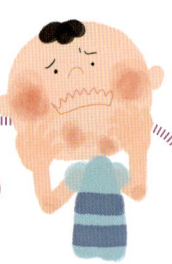

すべてのアトピー性皮膚炎に食物アレルギーが関わっているわけではありません。1歳以下の乳児の場合では、皮膚症状としてのアトピー性皮膚炎に伴って食物アレルギーを発症し、年齢とともに治っていく例も多くみられます。原因となるアレルゲンは主に鶏卵、乳製品、小麦などです。しかし、幼児期以降にアトピー性皮膚炎を発症した場合、食物アレルギーを合併している例は多くありません。

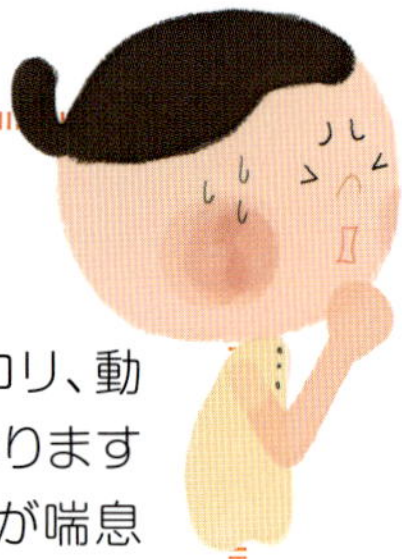

喘息との関係は？

喘息はダニの糞や死骸やホコリ、動物のフケなどがアルゲンとなりますが、食物アレルギーの乳幼児が喘息を合併する頻度が高いという報告があります。食物アレルギーを持つお子さんは季節の変わり目などの喘息の初期症状の咳（特に朝方、運動時）に注意しましょう。

食物アレルギーの診断と治療って？

食物アレルギーのことが少し理解できたところで、実際の診断と治療がどのように行われているのかを知りましょう。正しい診断に基づいた必要最小限の除去をすることが基本です。

食物アレルギーの関与する乳児アトピー性皮膚炎の診断と治療

乳児の食物アレルギーは皮膚症状に現れやすく、ほとんどの場合、アトピー性皮膚炎に合併して発症します。ただし、乳児のアトピー性皮膚炎の全てに食物アレルギーが関与しているわけではありません。勝手に食物アレルギーだと判断して、あれもこれもと食べ物を除去してしまわず、正しい診断を受けることが大切です。乳児アトピー性皮膚炎は、まず、正しいスキンケア（P.43）とステロイド外用療法で皮膚の状態をととのえ、食べ物の影響が皮膚に出るのかを判断できる状態にしておくことが大切です。除去試験をすることになったり、原因食物を診断された場合には、本書の離乳食レシピを活用してみましょう。

食物アレルギーの原因となる食べ物／食物アレルギーの診断と治療って？

食物アレルギーが関与する乳児のアトピー性皮膚炎の診断と治療のすすめ方

問診
赤ちゃんの栄養方法、湿疹がいつからどこに出たのか、かゆみを伴うか、母親の食べ物との関係、離乳食との関係を聞きます。

↓

スキンケアの指導／ステロイド外用療法の指導

↓

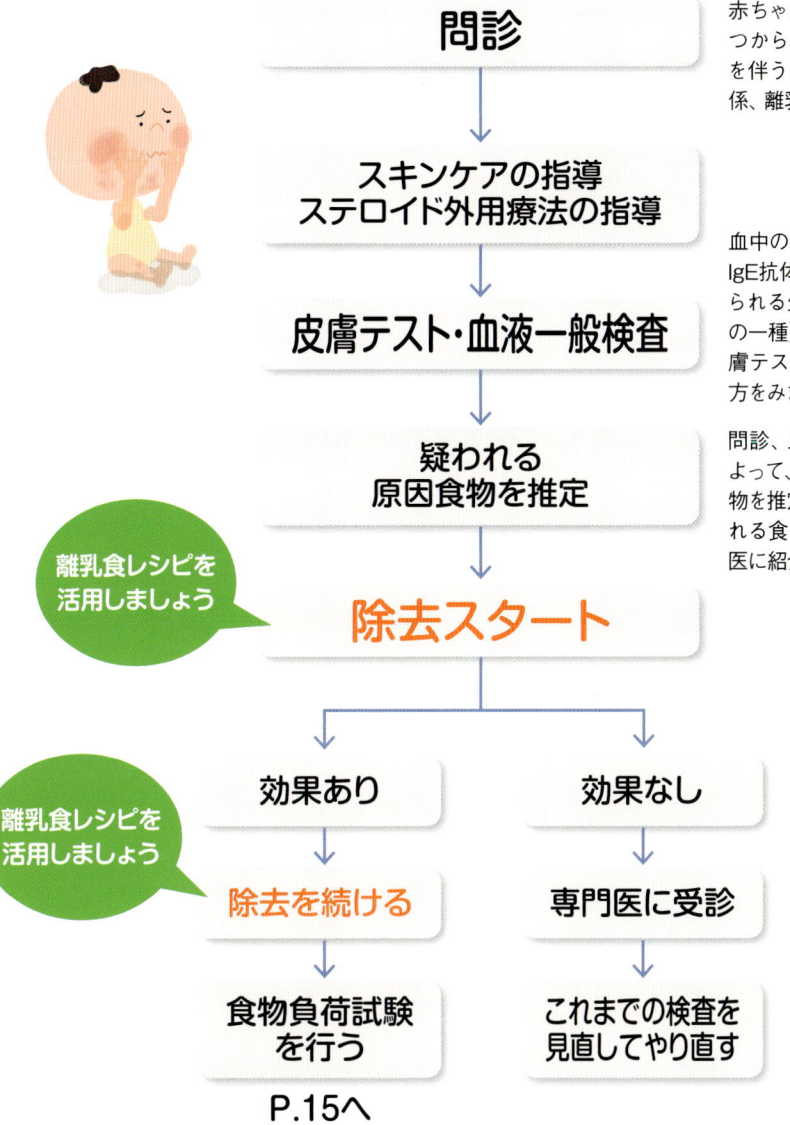

皮膚テスト・血液一般検査
血中の食物アレルゲンに対するIgE抗体（アレルゲンに対して作られる生体内の免疫グロブリンの一種）の量などを調べたり、皮膚テストでアレルギー反応の出方をみます。

↓

疑われる原因食物を推定
問診、血液検査、皮膚テストによって、原因として疑われる食べ物を推定します。原因として疑われる食べ物が多い場合は、専門医に紹介してもらいます。

↓

除去スタート（離乳食レシピを活用しましょう）

↓

- **効果あり** → **除去を続ける**（離乳食レシピを活用しましょう） → **食物負荷試験を行う**　P.15へ
- **効果なし** → **専門医に受診** → **これまでの検査を見直してやり直す**

食物日誌をつけて診断の参考にする

毎日、朝昼夕食は何を食べたか、日常生活の様子、その日に出た症状を記録しておく食物日誌は、診断の参考になります。加工食品などは食品表示のラベルを切って貼っておきます（P.42参照）。

即時型の食物アレルギーの診断と治療は慎重にすすめます

特定の食べ物を食べたあと、2時間以内に皮膚・粘膜症状、呼吸器症状、アナフィラキシーなどの症状を明らかに起こす即時型の食物アレルギーは特に1歳以降の幼児期から多くみられます。即時型の食物アレルギーの場合には、原因として疑われる食べ物をきちんと除去し、症状を繰り返さないようにします。食物アレルギーは、あくまでも正しい診断に基づいた〝必要最小限の原因食物の除去をする〟ことが基本となります。乳幼児期は成長が著しく大切な時期なので不要に除去食物を拡げていかないように注意します。本書の離乳食、幼児食のレシピを活用して必要な栄養素が不足しないように食事をしましょう。

即時型の食物アレルギーの診断と治療のすすめ方

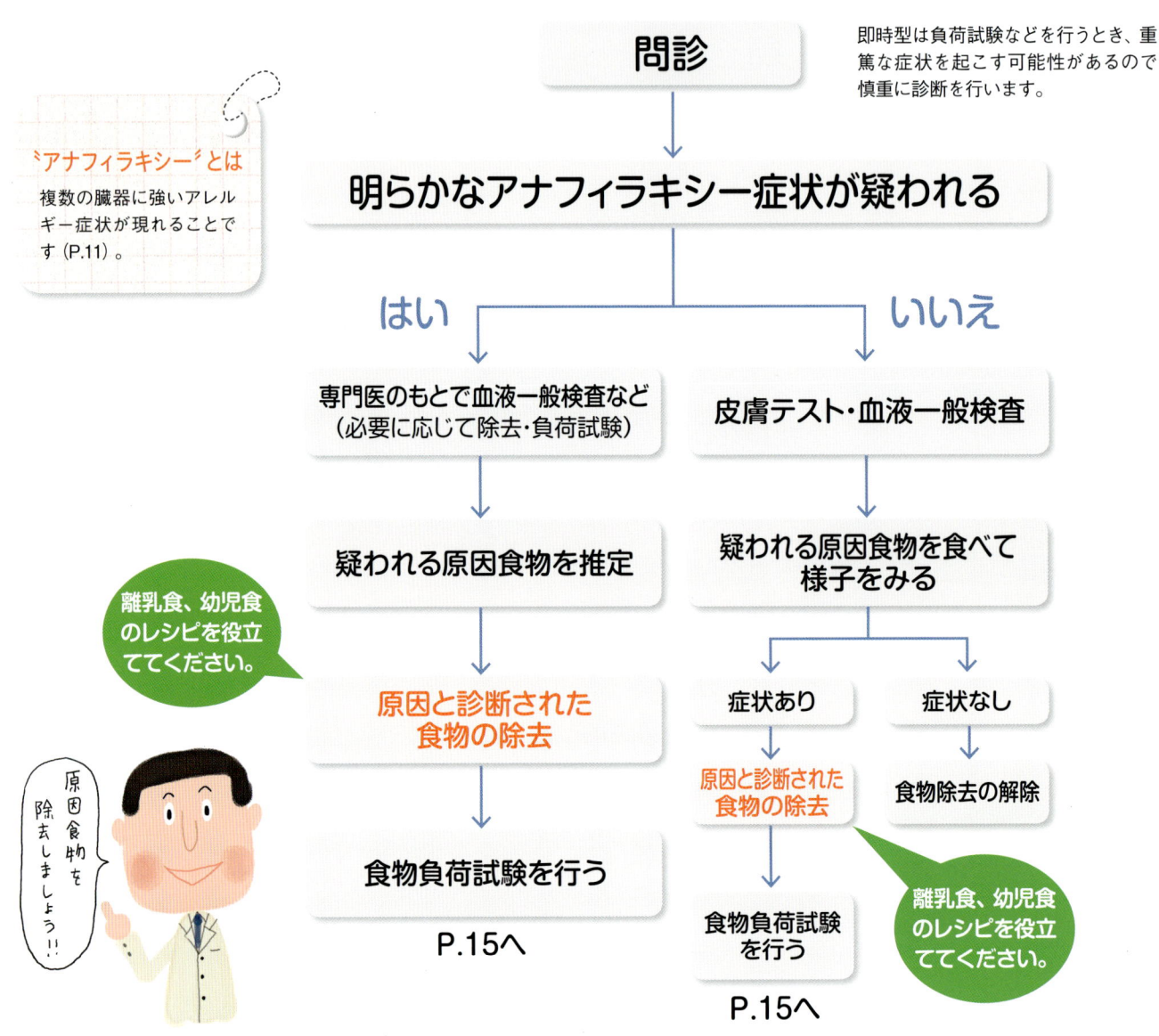

〝アナフィラキシー〟とは
複数の臓器に強いアレルギー症状が現れることです（P.11）。

即時型は負荷試験などを行うとき、重篤な症状を起こす可能性があるので慎重に診断を行います。

食物アレルギーの診断と治療って？

定期的に食物除去を解除できるか確認します

P.13〜14のようにきちんとした検査を行い、原因となる食べ物を特定できたら、それを食べないように（除去）して食生活を送ります。小児の食物アレルギーの多くの場合、成長にともなって耐性を獲得する（原因食物を食べられるようになる）ことができます。3歳までに約50％、小学校に入学する頃までに80〜90％のお子さんが耐性を獲得します。早く食物除去が解除されて食べられるようになれば、食生活の幅は広がり、負担は軽減されます。一度原因食物と診断された食べ物も、定期的に専門の施設で食物負荷試験を受けるなどして原因食物が食べられるようになっているのかを調べましょう。除去を続けなければならない場合は、お子さんが喜ぶおいしい幼児食レシピを役立ててみましょう。

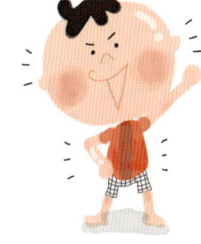

原因食物の除去をしている場合のフォロー

食物負荷試験って？
除去していた食物を食べてみて、症状が現れないか、どのくらい食べると症状が現れるかをみること（負荷試験を受けられる施設はP.122を参照）。

定期的な血液検査・食物負荷試験
専門の施設で定期的に血液検査や負荷試験を受けて、原因食物が食べられるようになっているかを調べます。

```
定期的な血液検査・食物負荷試験
    ├── 誤食あり
    │    ├── 症状あり → 原因と診断された食物の除去（を続ける）
    │    │     （離乳食、幼児食のレシピを役立ててください。）
    │    └── 症状なし → 食物除去の解除
    └── 誤食なし
         └── 血液検査の結果が低下傾向
              └── 専門の医師による食物負荷試験を行う
                   ├── 症状あり → 原因と診断された食物の除去（を続ける）
                   │      （離乳食、幼児食のレシピを役立ててください。）
                   └── 症状なし → 食物除去の解除
```

耐性の獲得を確認する上でのポイント
* 皮膚症状などが良好にコントロールされていること
* 原因食物を誤食したときに、症状が出たかどうか
* 定期的な血液検査や食物負荷試験

食物アレルギーの主な原因食物&食事のコツ

食物アレルギーの原因となる食べ物がわかったら、それをいつもの食事から除去することになります。その際のポイントをしっかり押さえておきましょう。

必要最小限の食物除去にすることが基本

食物アレルギーの治療では、必要最小限の原因食物を除去することが基本になります。除去するものが増えるほど生活は制限されてしまうので、食べて症状を引き起こす最小限の食物だけを除去することが大切です。専門の医師にかかって、除去を不必要に拡大しないよう適切な診断を受けましょう。除去食物があっても、栄養が偏らないよう主治医や栄養士と相談しながら、適切に食事をすることが大切です。

食物アレルギーの食事のコツ

1 必要最小限の原因食物の除去

原因食物がはっきりしたら、何が食べられないか、どんな加工食品や料理に入っているかを理解し、正しく除去をしましょう。生活の中で間違って食べて症状を起こさないようにすることも大切です。兄弟がいる場合には、食べこぼしの食品などにも注意が必要です。

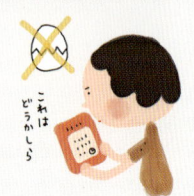

2 カルシウム不足などには注意

食事のバランスに気をつけていれば、特定の食物の除去によって極端に栄養が不足することはありません。ただし、牛乳の除去をしているときのカルシウム不足や、魚の除去をするときのビタミンD不足には注意が必要です（P.59参照）。

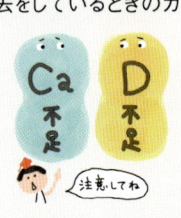

3 主食、主菜、副菜のバランスを

食物アレルギーであることにかかわらず、食事は毎食、『主食』、『主菜』、『副菜』を組み合わせて、それぞれから必要な栄養素をしっかりとることが大切です。不足しやすいカルシウムや食物繊維などをとるように意識するとさらにバランスがよくなります（P.58参照）。

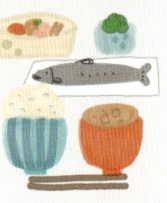

4 調味料や加工食品も利用して

家庭でよく利用する調味料や加工食品が使えないときは、アレルギー用の代替食品を利用することができます。スーパーなどで手軽に手に入る食材や加工食品にも利用できるものがあるので、原材料を確認して、上手に取り入れるとよいでしょう。（P.137～140参照）

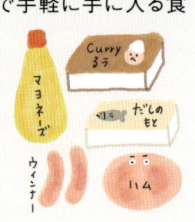

5 材料や作り方で工夫

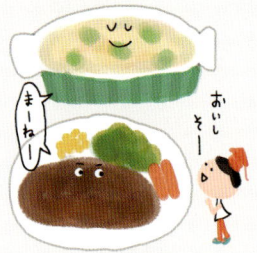

食物アレルギーのために、『食べられないメニュー』が多いと感じてしまいがちですが、材料や作り方を少し工夫するだけで、『食べられるメニュー』は案外増えてきます。「こんなものが代わりになりそう！」というアイデアが浮かべば、食生活がもっと楽しくなります。

乳製品アレルギー

カルシウムの摂取不足にならないよう積極的にカルシウムをとりましょう（P.59参照）。乳製品は加工食品の表示が複雑なので、正しく表示を理解しましょう。

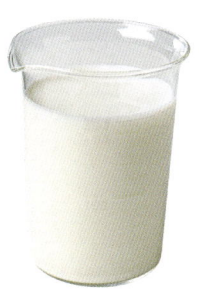

食べられないもの

牛乳と牛乳を含む加工食品

■ 牛乳を含む加工食品の例
★表示義務あり

ヨーグルト、チーズ、バター、生クリーム、全粉乳、脱脂粉乳、一般の調整粉乳、練乳、乳酸菌飲料、はっ酵乳、アイスクリーム、パン、パン粉、乳糖※、洋菓子類の一部（チョコレートなど）、調味料の一部

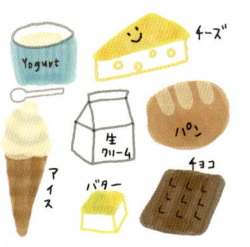

＊基本的に除去する必要のないもの　牛肉

加工食品のアレルギー表示について

× 代替表記、特定加工食品（食べられないもの）
脱脂粉乳、乳酸菌飲料、乳糖※など

○ 紛らわしい表示（牛乳を含まず、食べられるもの）
乳化剤、乳酸カルシウム、乳酸ナトリウム、乳酸菌

調理上の特性と調理の工夫

■ ホワイトソースなどの料理
ルウはすりおろしたいもで代用する。アレルギー用マーガリンと小麦粉や米粉、でんぷんで手作りする。または市販のアレルギー用ルウを利用する。

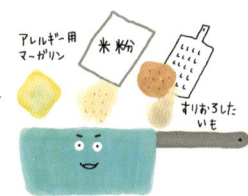

■ 洋菓子の材料
豆乳やココナッツミルク、アレルギー用ミルクで代用する。

栄養的特徴

● 普通牛乳 100ml あたり
　エネルギー／69kcal　たんぱく質／3.4g
　カルシウム／113mg

※乳糖は乳製品アレルギーの方の多くは摂取できます（負荷試験で確認しましょう）。

鶏卵アレルギー

加熱によって症状を起こしにくくなるので加熱卵が食べられても生卵には注意が必要です。卵黄より卵白がアレルギーの原因になることが多いです。

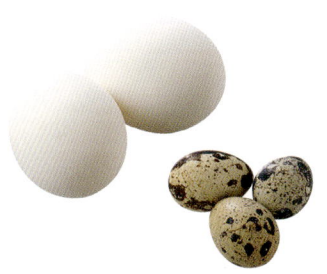

食べられないもの

鶏卵と鶏卵を含む加工食品／その他の鳥の卵

■ 鶏卵を含む加工食品の例
★表示義務あり

マヨネーズ、洋菓子類の一部（クッキー、ケーキ、アイスクリームなど）、練り製品（かまぼこ、はんぺんなど）、肉類加工品の一部（ハム、ウインナーなど）

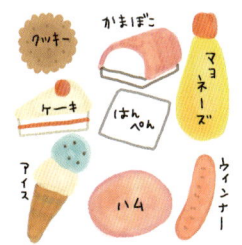

＊基本的に除去する必要のないもの　鶏肉、魚卵

加工食品のアレルギー表示について

× 代替表記、特定加工食品（食べられないもの）
エッグ、マヨネーズ、オムライス、親子丼など

○ 紛らわしい表示（鶏卵を含まず、食べられるもの）
卵殻カルシウム（焼成、未焼成とも）

調理上の特性と調理の工夫

■ 肉料理のつなぎ
使用しないか、でんぷん、すりおろしたいもで代用する。

■ 揚げものの衣
鶏卵を使用せず、水とでんぷんの衣で揚げる。

■ 洋菓子の材料
ゼラチンや寒天、でんぷんで代用する。ケーキなどは重曹やベーキングパウダーで膨らませる。

■ 料理の彩り
かぼちゃやとうもろこし、パプリカで代用する。

栄養的特徴

● 鶏卵M玉1個あたり（卵白31g、卵黄19g）
　エネルギー／76kcal　たんぱく質／6.2g

大豆アレルギー

大豆油、しょうゆやみそは微量でも症状が出るアレルギーでなければ食べられる場合が多いので、主治医に相談しましょう。小豆など他の種類の豆をまとめて除去する必要はありません。

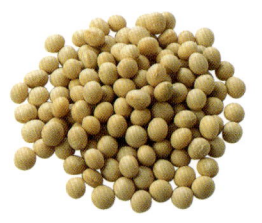

食べられないもの

大豆類と大豆を含む加工食品
大豆類〔黄大豆、黒大豆（黒豆）、青大豆（枝豆）〕

■ 大豆を含む加工食品の例
★表示推奨（義務なし）

豆乳、豆腐、湯葉、厚揚げ、油揚げ、がんも、おから、きなこ、納豆、しょうゆ*、みそ*
大豆由来の乳化剤を使用した食品（菓子類、ドレッシングなど）

＊は微量反応する重症な場合のみ除去が必要

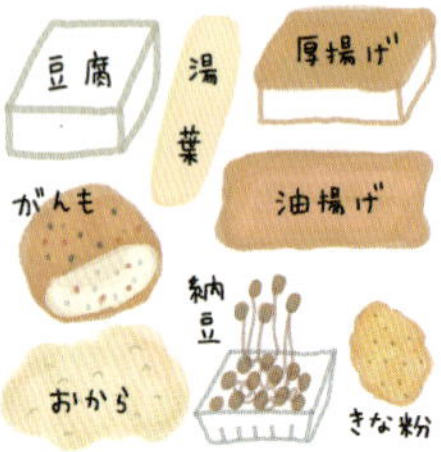

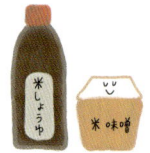

＊基本的に除去する必要のないもの
（主治医の指示がある場合のみ除去する）
他の豆類（小豆、いんげん豆、えんどう豆など）

小麦アレルギー

主食はごはんを中心に食べましょう。しょうゆは原材料に小麦と書かれていても小麦のたんぱく質は残っていないので基本的にしょうゆを除去する必要はありません。

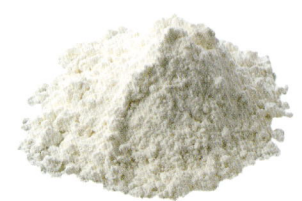

食べられないもの

小麦粉と小麦を含む加工食品
小麦粉（薄力粉、中力粉、強力粉）
デュラムセモリナ小麦

■ 小麦を含む加工食品の例
★表示義務あり

パン、うどん、マカロニ、スパゲティ、麩、ぎょうざの皮
市販のルウ（シチュー、カレーなど）、調味料の一部

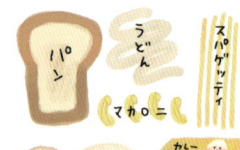

＊基本的に除去する必要のないもの
（主治医の指示がある場合のみ除去する）
しょうゆ、他の麦類（大麦、ライ麦、オーツ麦など）

大豆と他の豆類、小麦と他の麦類は、種が近いため症状が出ることがあるので、はじめて食べる場合は注意しましょう。

加工食品のアレルギー表示について

✕ **代替表記、特定加工食品**（食べられないもの）
厚揚げ、油揚げ、しょうゆ*、みそ* など

△ **製造会社に大豆が含まれるか確認が必要なもの**
乳化剤、レシチン、たんぱく加水分解物

加工食品のアレルギー表示について

✕ **代替表記、特定加工食品**（食べられないもの）
パン、うどんなど

○ **紛らわしい表示**（小麦を含まず、食べられるもの）
麦芽糖

調理上の特性と調理の工夫

■ しょうゆ*、みそ*
雑穀や米で作られたしょうゆ、みそや魚醤などで代用する。

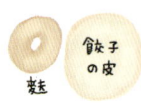

調理上の特性と調理の工夫

■ ルウ
米粉やでんぷんで代用する。

■ 揚げものの衣
下味をつけ、水とでんぷんの衣で揚げる。
米粉パンのパン粉や砕いた春雨で代用する。

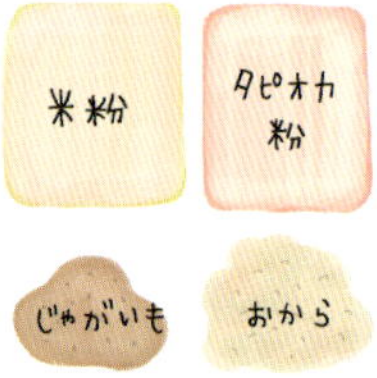

■ パンやケーキの生地
米粉や雑穀粉、いもやおからなどを生地として代用する。

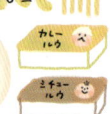

栄養的特徴

● 豆腐½丁あたり（絹ごし130g）

エネルギー／73kcal	たんぱく質／6.4g
カルシウム／56mg	鉄／1.0g

※ しょうゆ*＜みそ*＜納豆＜豆腐＜豆乳の順にアレルゲン性が強くなります。
　しょうゆ*、みそ*は大豆アレルギーの方の多くは摂取できます。

栄養的特徴

● 食パン6枚切り1枚あたり（薄力粉45g、強力粉30g相当）

エネルギー／160kcal	たんぱく質／5.6g

その他の原因食物の食事のポイントと特徴

主な原因食物の他には、どんなアレルギーがあるのでしょうか。
食事のポイントとともに、特徴を知っておきましょう。

肉アレルギー

肉類のアレルギーは多くなく、牛肉、豚肉、鶏肉の全ての肉を除去しなければいけない場合はほとんどありません。肉類を除去する場合は、吸収のよいヘム鉄の不足や鉄吸収の低下による貧血を考慮し、鉄分を多く含む貝類や、青菜、ひじきなどの食品の摂取を心がけましょう。

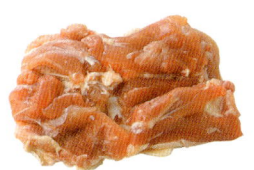

魚アレルギー

全ての魚が食べられないことはあまり多くなく、青身、白身など魚を色で区別して除去する必要もありません。魚のだしは食べられる場合が多いですが、使えないときはしいたけや昆布などでだしをとります。全ての魚が食べられないときは、ビタミンDが不足しがちになるためきのこ類などで補います。

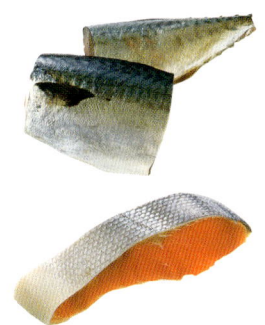

そばアレルギー

飲食店などでは、そばと同じゆで汁でうどんをゆでることもあるので、コンタミネーション（混入）に注意が必要です。加工食品には表示義務がありますが、飲食店のメニューにはないので気をつけましょう。

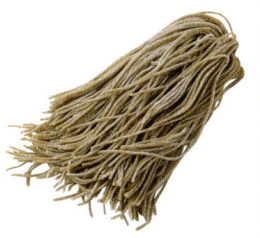

ピーナッツアレルギー

チョコレートなどのお菓子や、給食などにも使われていることがあるので、誤食に注意が必要です。加工食品には表示義務があるので、表示をよく確認しましょう。また、ピーナッツアレルギーだからといって、ナッツ類やごまなどをまとめて除去する必要はありません。

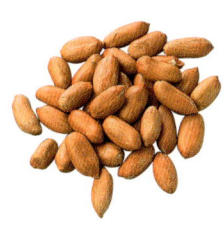

じゃがいもアレルギー

離乳食などでも利用するとろみづけの片栗粉（じゃがいもでんぷん）の代わりはコーンスターチやサゴヤシのでんぷんなどを利用します。じゃがいものアレルギーでも、さつまいもや他のいも類をまとめて除去する必要はありません。

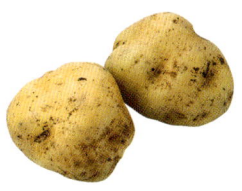

甲殻類アレルギー

えびとかになど甲殻類の仲間では、アレルギーの原因になるたんぱく質が似ているため、両方に症状が出る場合が多くあります。いかとたこなどの軟体類の仲間も同様ですが、魚、甲殻類、軟体類、貝類はそれぞれで区別して考えて、魚介類をまとめて除去する必要はありません。

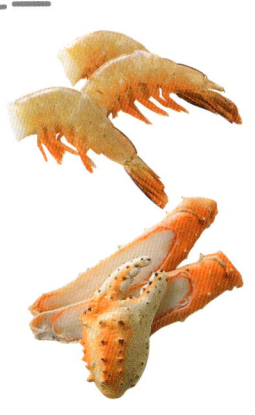

加工食品の利用とアレルギー表示

加工食品を上手に利用するために、除去食物が入っているかどうか、原材料表示の見方を覚えることが重要です。

原材料表示を正しく理解して上手に加工食品を利用しましょう

食物アレルギーがあっても、除去食物が使われていない食品であれば食べることができます。例えば、卵のアレルギーがあっても、卵が原材料に使われていないパンやお菓子などは食べることができます。とはいっても、食べられる加工食品を選ぶには「原材料表示」を理解していないと買い物がスムーズにできません。まずは、加工食品の原材料には、表示義務のあるものとないものがあることを覚えておきましょう。

加工食品のアレルギー表示

表示義務のあるもの：7品目	卵、乳、小麦、えび、かに、落花生（ピーナッツ）、そば
表示を推奨されているが表示義務はない：18品目	あわび、いか、いくら、オレンジ、キウイフルーツ、牛肉、くるみ、さけ、さば、大豆、鶏肉、バナナ、豚肉、まつたけ、もも、やまいも、りんご、ゼラチン

加工食品とは？

箱や缶、瓶、ビニールなどで個包装されたもの。スーパーで売られている個包装のパンも加工食品に含まれます。お惣菜やお弁当、パン屋さんのパンなどは加工食品に含まれず、表示の義務はないので購入の際にはお店の人に原材料を確認しましょう。P.134〜140も参照してください。

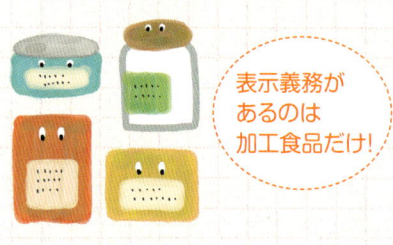

表示義務があるのは加工食品だけ！

加工食品における特定原材料のアレルギー表示について

加工食品には、患者さんの数が多い、あるいは重篤度の高い7品目（卵、乳、小麦、えび、かに、落花生、そば）の表示が義務づけられています。また、これ以外の18品目は表示が推奨されていますが、表示の義務はなく、この18品目以外の食物にも表示の義務はありません。

このため、表示義務のあるもの以外の食物は、加工食品に含まれていても表示されない可能性がありますので、各食品の製造会社に原材料の問い合わせをしましょう。

＊これらの25品目は「症状が出やすいから避けた方がよい食物」と誤解される場合がありますが、症状が出やすい食物ではないので、主治医から指示がなければ避ける必要はありません。

加工食品の表示に関する専門用語

カゼイン、ホエイ（乳清）
それぞれ牛乳のたんぱく質の名前。

乳糖（ラクトース）
牛乳や母乳に含まれる二糖類のこと。本来、乳糖そのものは牛乳アレルギーの原因にはならないが、加工食品に使用される乳糖は、製造される過程で牛乳の成分が残っている。

乳酸菌
発酵して乳酸を作る細菌のこと。ヨーグルトや乳酸菌飲料など乳製品の発酵によく利用されるが、菌そのものは牛乳とは関係がない。

乳化剤
牛乳とは直接関係のない添加物で、混ざりにくい2つ以上の液体をクリーム状にする作用がある。代表的なものに卵黄や大豆由来のレシチンがある。

酵母
発酵に使われる菌（イーストなど）のこと。パン酵母はパンを製造するのに適した酵母で、パンの成分（小麦）を含むものではない。

でんぷん（スターチ）
とうもろこし（コーンスターチ）、米、小麦、じゃがいも（片栗粉）、さつまいも、タピオカ（キャッサバ）、豆類のでんぷんなどがある。小麦からできている場合には「小麦でんぷん」「でんぷん（小麦）」などと表示される。

たんぱく加水分解物
「うま味」調味料の原料として使われているアミノ酸混合物のことで原料はさまざま。大豆、小麦、とうもろこし、肉、魚などのたんぱく質を加水分解して作られる。

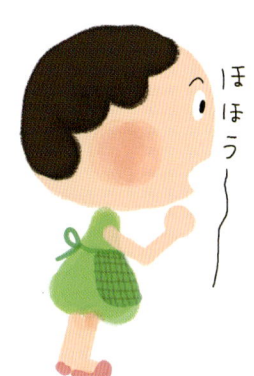
ほほう

【原材料表示例】

原材料名：小麦粉、砂糖、ショートニング、食塩、イースト、乳化剤（大豆由来）、イーストフード、カゼインNa（乳由来）、ビタミンC
●本品製造工場では、卵を含む製品を生産しています。

大豆には表示義務がないので、「乳化剤」としか表示されないこともあります。原材料が不明なときには、製造会社に問い合わせましょう。

原材料表示の欄外に"本品製造工場では卵を含む製品を生産しています"などの表記があっても、原材料に卵が書かれていなければ、原材料には卵は使用されていません。極微量の卵に反応するほど重症でなければ、その加工食品を食べることができます。

★消費者庁　食品表示のサイトより
「加工食品に含まれるアレルギー物質の表示」（患者・消費者向け）のパンフレットがダウンロードできます。
＊2009年10月より、アレルギー表示に関する管轄が厚生労働省から消費者庁に変更になりました。
http://www.caa.go.jp/foods/pdf/syokuhin18.pdf

✳ 食物アレルギーQ&A ❶ ✳

Q. アレルギーで避けたほうがいい食品はある？

A. 除去食物以外に、避けたほうがいいものは特にありません。食べられるもの、食べられないものはひとりひとり違います。お子さんそれぞれで慎重に試すよう主治医から指示されているものがある場合にはそれを気をつけますが、特に指示がないものを自己判断で避ける必要はありません。

Q. 鶏卵アレルギーは鶏肉も除去したほうがいい？

A. 除去する必要はありません。食物アレルギーは、食品のたんぱく質を、体が異物ととらえて反応することで症状が起こります。鶏卵と鶏肉のたんぱく質は違うので、まとめて除去する必要はありません。また、鶏卵と魚卵、牛乳と牛肉、大豆と小豆など他の豆類も、それぞれ区別して考えましょう。

Q. 調理器具や食器は専用にしたほうがいい？

A. 専用の調理器具を用意するのが理想的ですが、共有する場合にはその都度しっかりと洗浄することが大切です。お子さんが毎日使う食器は、専用のものを用意するか、シールなどで目印をつけておくと、食卓でも、誰が見てもお子さんが食べられるものだということがわかりやすくなります。

Q. アクの強い食べものは除去したほうがいい？

A. 除去する必要はありません。アクの強い食品や、鮮度の落ちた魚に含まれるかゆみのもとになる物質（仮性アレルゲン）が原因で、それを食べるとかゆみや発疹を引き起こすことがありますが、食物アレルギーとは異なります。アク抜きをしたり、新鮮な食材を選び仮性アレルゲンを減らせば症状を防ぐことができます。

Q. 食材はアレルギー食専門店で買ったほうがいい？

A. 原因食物が含まれていないことが確認できれば専門店で買う必要はありません。食物アレルギーでも特別な食材を使わなければいけないということはありません。原材料表示などからその食品に原因食物が含まれるかどうかを正しく判断できるようにすることが大切です。

Q. 加熱すればアレルギーでも食べられる？

A. 加熱すればなんでも食べられるわけではありません。一部の食品では加熱や発酵などの加工でアレルギーが起こりにくくなることがありますが、加熱や発酵をしても変わらない食品もあります。自己判断せず、主治医の指示に従いましょう。

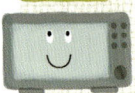

Part *2

0〜1歳の やさしい離乳食レシピ

卵・牛乳・小麦を使わない

離乳食の すすめ方 P.24	スタートしてから 1〜2カ月 P.26	スタートしてから 3〜4カ月 P.30
スタートしてから 5〜6カ月 P.34	そろそろ 卒業 P.38	

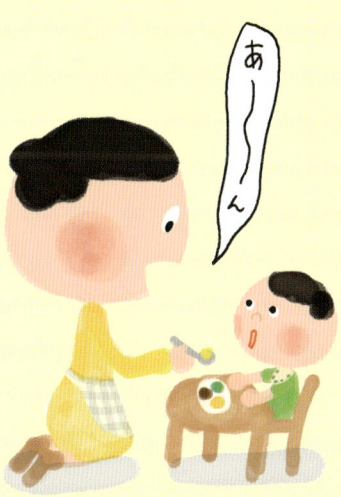

食物アレルギー
離乳食のすすめ方

食物アレルギーとわかったら、離乳食はどうしたらいいのか迷うお母さんも多いはず。基本は他の赤ちゃんと変わりません。専門の医師の指示に従ってすすめていきましょう。

食物アレルギーのある赤ちゃんも離乳食の開始は5〜6カ月頃から

食物アレルギーと診断されていても、湿疹がほとんどない状態になっていれば、主治医から指示された食物を除去したうえで、基本的に厚生労働省策定の『改訂 授乳・離乳の支援ガイド』にしたがって生後5〜6カ月頃からすすめていくことができます。お子さんの皮膚の湿疹がひどいときには、自己判断せずに専門の医師を受診して、皮膚の状態をきれいに治してから食物アレルギーの診断をしてもらうことが大切です（P.13参照）。

はじめて食べるものはひとさじから

湿疹症状で発症した赤ちゃんが離乳食を食べて即時型の症状をおこすことがあります。

はじめて食べる食材は、
- お子さんが体調のいいときに、
- 新鮮な食材を選んで、
- 充分に加熱し消化しやすくしたものを
- ひとさじずつ少量から

(肉や魚はだしなどから)
はじめていきましょう。万が一、何か症状が出ても、すぐに病院にかかることができる平日の昼間の時間帯を選んで試すようにすると安心です。不安で新しい食品を試せないこともありますが、主治医と相談しながら、お母さんの目が行き届くこの時期に、離乳食の基本に沿って月齢に合ったひと通りの食材を試しておくことが大切です。

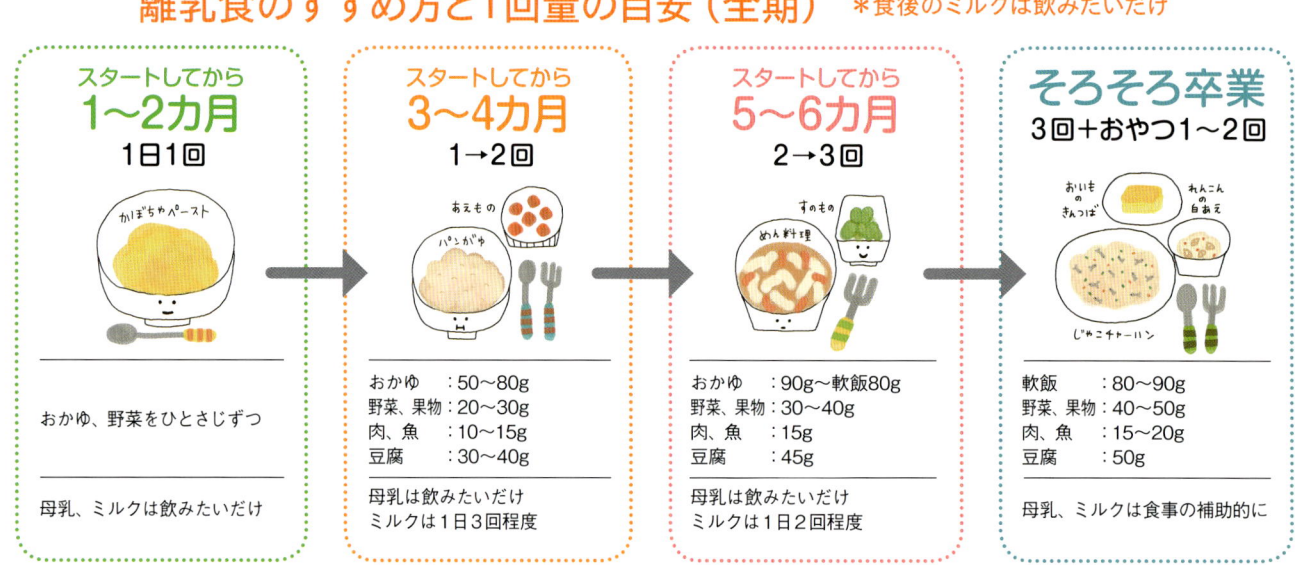

離乳食のすすめ方と1回量の目安（全期） ＊食後のミルクは飲みたいだけ

スタートしてから 1〜2カ月 1日1回	スタートしてから 3〜4カ月 1→2回	スタートしてから 5〜6カ月 2→3回	そろそろ卒業 3回＋おやつ1〜2回
おかゆ、野菜をひとさじずつ	おかゆ ：50〜80g 野菜、果物：20〜30g 肉、魚 ：10〜15g 豆腐 ：30〜40g	おかゆ ：90g〜軟飯80g 野菜、果物：30〜40g 肉、魚 ：15g 豆腐 ：45g	軟飯 ：80〜90g 野菜、果物：40〜50g 肉、魚 ：15〜20g 豆腐 ：50g
母乳、ミルクは飲みたいだけ	母乳は飲みたいだけ ミルクは1日3回程度	母乳は飲みたいだけ ミルクは1日2回程度	母乳、ミルクは食事の補助的に

離乳食 ★ 食物アレルギー離乳食のすすめ方

赤ちゃんにも安心な、素材からとるだしのとり方です。スープもだしもまとめて作っておけば、離乳食や料理にも使えて便利。

基本のだし汁&スープ

 野菜スープ
アクの強い野菜以外ならなんでもOK!

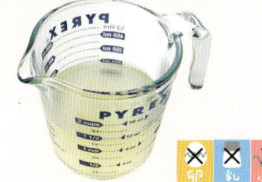

材料と作り方（200～300ml）
❶ にんじん¼本、玉ねぎ¼個、キャベツ1枚、大根20gは大きめにカットする。鍋に水800mlと野菜を入れて強火にかけ、沸騰したら弱火にして蓋をずらして煮る。

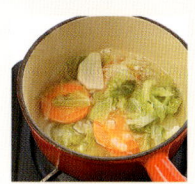

❷ 液量が⅓量になるまで煮詰め、ペーパータオルでこす。

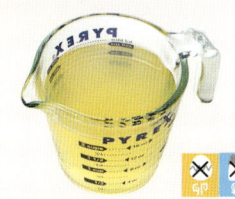 基本のだし汁
昆布は沸騰直前に取り出して

材料と作り方（700～800ml）
❶ 鍋に昆布10㎝角1枚、水800mlを加えて30分ほどおく。火にかけ、沸騰直前に昆布を取り出す。

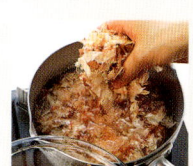

❷ かつお節1カップを加えてひと煮立ちさせ、ペーパータオルでこす。

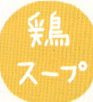 鶏スープ
ゆで鶏はそのまま刻んで離乳食に。

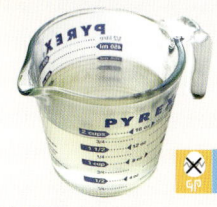

材料と作り方（600ml）
❶ 鍋に水800ml、鶏もも肉½枚（ひと口大に切る）、長ねぎの青い部分1本分、しょうが1片（薄切り）、酒大さじ1を入れて火にかけてひと煮立ちさせ、アクをすくって弱火にする。

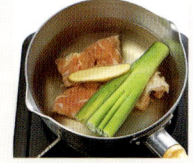

❷ アクをすくいながら10分ほどコトコト煮、火を止めてそのまま冷ます。ペーパータオルでこす。

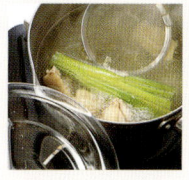

作っておくと便利！ペーストレシピ

 白あえペースト
ゆでた野菜にかけるだけでおいしい！

そろそろ卒業

材料（作りやすい分量）
みそ・砂糖各小さじ½、白練りごま小さじ1、絹ごし豆腐40g

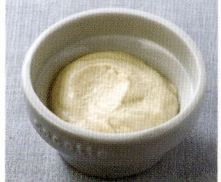

作り方
❶ すり鉢にみそ、砂糖、白練りごまを加えてよく混ぜ合わせる。
❷ 軽く水きりをした絹ごし豆腐を加えてなめらかにすり混ぜる。
※すり鉢の代わりにフードプロセッサーを使うと簡単！

● 白あえペーストを使ったレシピ
→P.41 れんこんの白あえ
→P.66 小松菜の白あえ

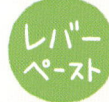 レバーペースト
自家製レバーペーストは、消化にやさしく鉄分が豊富

スタートして5～6カ月

材料（作りやすい分量）
レバー（鶏または豚）200g、セロリの葉、玉ねぎ（薄切り）各50g程度、野菜スープ100ml

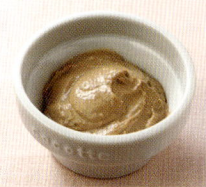

作り方
❶ 薄切りにしたレバーはよく水ですすぎ、血を洗い流して水けをふく。
❷ 鍋にレバー、ひたひたの水、セロリの葉、玉ねぎを加えてひと煮立ちさせ、弱火で2分ほど加熱したらザルにあげて湯をきる。
❸ すり鉢に❷のレバー、野菜スープを加えてよくすりのばし、仕上げに茶こしでなめらかにこす。

＊レバーはきれいに洗って血抜きをし、香味野菜と一緒にゆでて臭みを消しましょう。
＊出来たてのほうが臭みは少ないので、保存するときはすぐに冷凍して。製氷皿などに小分けでストックしておくと便利。

※すり鉢の代わりにフードプロセッサーを使うと簡単！

● レバーペーストを使ったレシピ
→P.37 スティック野菜

離乳食 スタートしてから 1〜2カ月

まずは、赤ちゃんが食べることに慣れるところから、あせらず、ゆっくりすすめていきましょう。トロトロ状のものから少しずつ飲み込む練習をしましょう。栄養はミルクだけでまだ充分です。

この時期の特徴

**食べることに慣れましょう。
お母さんも作ることに慣れましょう**

離乳食のスタートは、まず赤ちゃんがミルク以外のものを口から『食べる』ということに慣れさせてあげましょう。お母さんは離乳食の作り方に慣れることも大切です。1日1回、あせらず、ときにはお休みの日があってもよいでしょう。離乳食は、すすめ方が早いほうがいい、というものではありません。お母さんと赤ちゃんがコミュニケーションをとって、はじめて食べるものを楽しみながらすすめていきましょう。

かたさ

なめらかなトロトロ状が目安

まずはミルク以外のものを飲み込む練習をしていきます。母乳やミルクは上手に飲み込むことができますが、食べはじめの赤ちゃんには、口に入れたものをこぼさずに飲み込むこともひと仕事です。最初は、口を開いて舌の上に乗せたものをのどに運んで上手にごっくんできることを目標に、食材をよく煮て、なめらかなペーストから試していきましょう。慣れたら少しずつ粒が混じったものを試して。

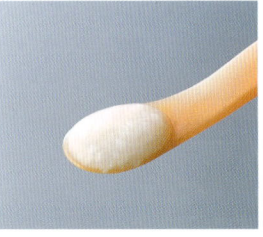

にんじんペースト
やわらかくゆでてからすりつぶしたペースト。

10倍がゆ
なめらかなペースト状にした10倍がゆ（P.27）。

すすめ方

**おかゆをひとさじからスタート。
様子を見ながら少しずつすすめて**

最初は、くせがなく消化のよいおかゆのペースト小さじ1杯を、4〜5口に分けてはじめてみましょう。1週間くらいして、おかゆも3さじ、4さじと食べられるようになったら野菜やいもなどを、はじめて食べる食材は1種類1さじずつから、おかゆに加えてみます。赤ちゃんの食べるペースに合わせて、量は1さじずつ増やしましょう。おかゆが食べられない場合は、じゃがいもやかぼちゃなど、消化がよくトロトロのペーストになりやすい食材から試すといいでしょう。

母乳は飲みたいだけあげて、
離乳食は1日1回、ひとさじから。

離乳食 ★ スタートしてから1〜2カ月

基本の10倍がゆ

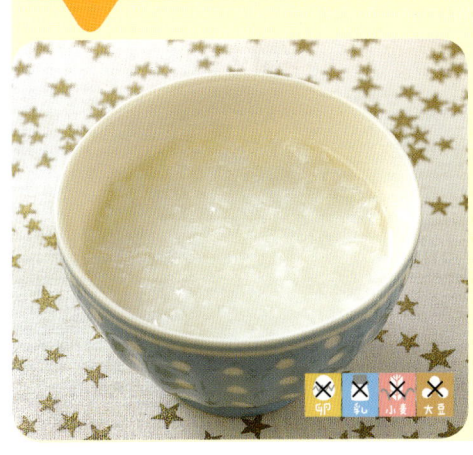

材料（作りやすい分量）

米½カップ ＋ 水1000ml

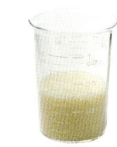

作り方

1. 米はといで10倍量の水に1時間浸水させる。
2. 鍋に①を入れ、沸騰させてから蓋をずらしてコトコト50分ほど炊き、10分蒸らす。

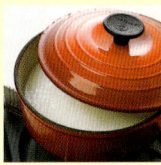

沸騰させたあとは弱火でコトコト炊きましょう。

献立のこと

はじめは献立は必要ありません。1品を上手に食べることから練習して

離乳食をはじめてすぐの時期は、献立を意識する必要はありません。気分が乗らなければ口に入れてもすぐに出してしまったり、口を開いてくれないこともしばしばです。10倍がゆからはじめて、野菜やじゃがいも、果物などをすりつぶしたものを種類を変えながら試していって。徐々に慣れてきたら、バリエーションを増やし、2種の食材を混ぜてペーストにしたり、日によって違う味のものを2品用意して食べくらべてみてもよいでしょう。

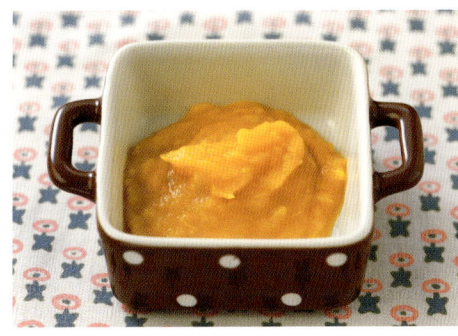

ミルクアレルギー用ミルクのこと

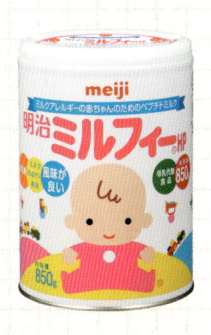 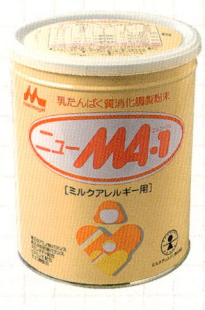

独特の風味があるので離乳食の時期から味に慣れて

牛乳（ミルク）アレルギーの赤ちゃんのために、牛乳のたんぱく質を酵素分解して作られたミルクです。分解度などがちがうミルクが数種類あるので、主治医から指示されたミルクを使いましょう。母乳からわざわざ切り替える必要はありませんが、独特の風味があるので、離乳食の時期から味に慣れておくと幼児期になってからも牛乳の代わりに利用できます。

トマトとにんじんの赤いペースト
緑黄色野菜を組み合わせてビタミンたっぷり！

材料（1回分の目安量）
にんじん ⅛本、トマト ⅒個、野菜スープ（P.25）大さじ1

作り方
1. 皮をむいたにんじんは薄切りにしてやわらかくゆで、湯をきる。
2. トマトは皮を湯むきし、種を取り除く。
3. すり鉢に❶、❷を加えてなめらかにすり合わせ、野菜スープでのばす。

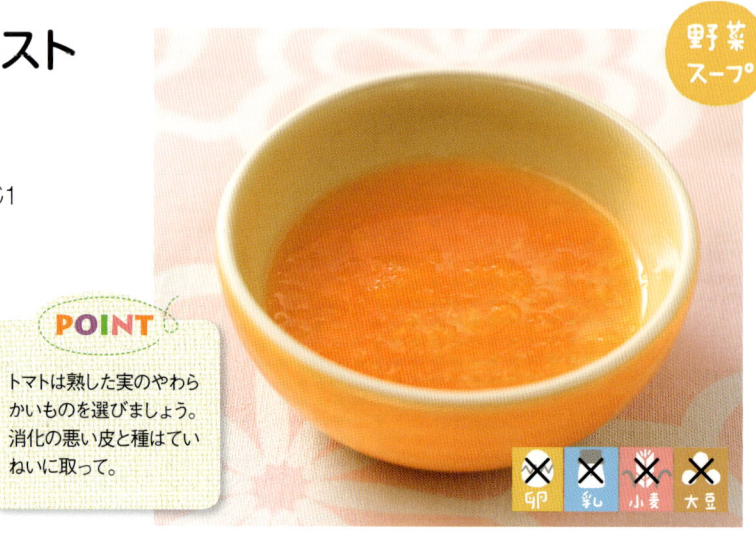

POINT トマトは熟した実のやわらかいものを選びましょう。消化の悪い皮と種はていねいに取って。

さつまいもとりんごの甘いペースト
素材のやさしい甘みがおいしい、ほっくりペースト

材料（1回分の目安量）
さつまいも ⅛本、りんご ⅛個

作り方
1. さつまいもは皮をむいてひと口大に切り、やわらかくゆでて湯をきる。
2. りんごは皮をむいてすりおろして鍋に入れ、ひと煮立ちさせて果汁を絞る。
3. すり鉢に❶、❷の果汁を加えてなめらかにすり混ぜる。

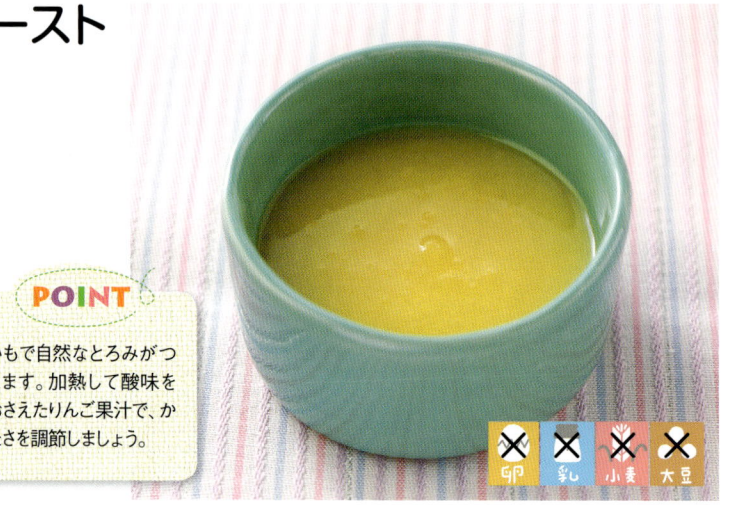

POINT いもで自然なとろみがつきます。加熱して酸味をおさえたりんご果汁で、かたさを調節しましょう。

冷凍ほうれん草を作ろう！

時間があるときに作っておける、忙しいときのお助け食材。他の青菜でも作れます。

作り方

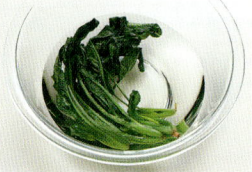

❶ほうれん草はゆでてから水にさらしてしっかりアクを抜き、水けを絞る。

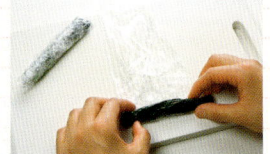

❷半分の長さに切って束ね、小分けにしてラップに包み、冷凍する。

こんな使い方

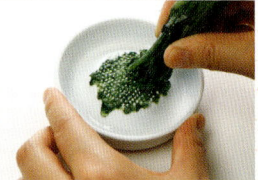

少量ずつ凍らせてあるので、割ったり包丁で切ったりして必要な量だけ使えます。

凍ったまますりおろせば手軽にペーストができます。

28

離乳食 ★ スタートしてから1〜2カ月　卵・牛乳・小麦を使わないレシピ

チンゲン菜のだしペースト

アクや繊維の少ないチンゲン菜はだし汁で煮込んでやさしい味

材料（1回分の目安量）
チンゲン菜の葉先 2枚、基本のだし汁（P.25）適量

作り方
① 鍋にチンゲン菜の葉先、ひたひたのだし汁を入れてやわらかく煮る。
② 葉先を取り出して、すり鉢でよくする。だし汁で濃度を調節する。

● 急須だしのとり方
急須にかつお節3g、昆布3cm角1枚を入れて熱湯1カップを注ぎ、しばらく置いてから器などに注ぎ入れる。離乳食など少量のだしをとるときに便利。

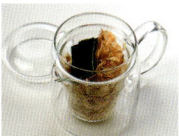

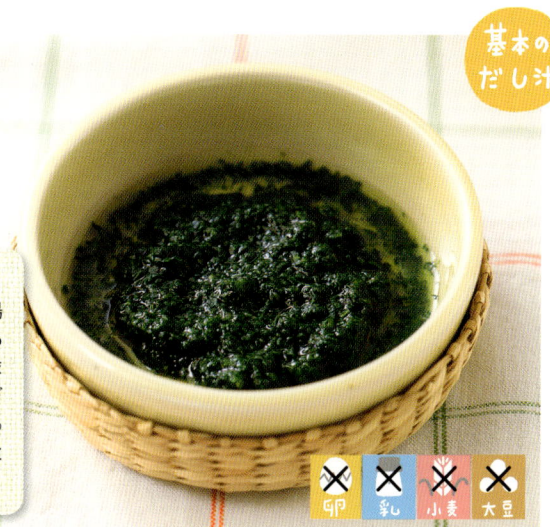

基本のだし汁

POINT
水っぽくて食べにくい場合は、片栗粉などでとろみをつけてペーストにしましょう。だしをとる時間がないときは、急須を使って、簡単に本格だしがとれます。

かぼちゃのスープペースト

野菜スープでのばしてポタージュ風のペーストに

材料（1回分の目安量）
かぼちゃ 30g、野菜スープ（P.25）大さじ2

作り方
① かぼちゃは種とワタを取り除いてから皮をむいてやわらかくゆで、湯をきる。
② すり鉢に①、野菜スープを加えてなめらかにすり合わせる。

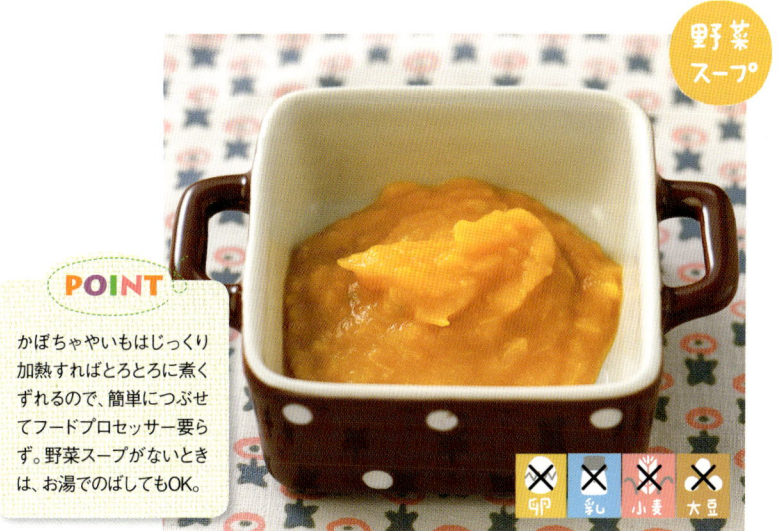

野菜スープ

POINT
かぼちゃやいもはじっくり加熱すればとろとろに煮くずれるので、簡単につぶせてフードプロセッサー要らず。野菜スープがないときは、お湯でのばしてもOK。

形態調整の道具について

食材をすりつぶす、すりおろす、などしてかたさや大きさを調整する便利な道具が売られています。揃えておくと何かと便利。

すり鉢＆すりこぎ
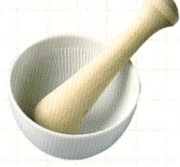
食材をやわらかくゆでてつぶしたり、繊維の多い野菜などをすりつぶすときに。

おろし器
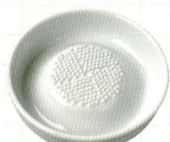
食材をピューレ状にするときに便利。野菜やささみなどは、冷凍しておろせば簡単にペーストができます。

ヌードルカッター
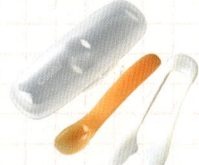
外出先で麺類を食べるときに、あると便利。赤ちゃんの口の大きさに合わせて切るのがコツ。

すり小皿＆スプーン
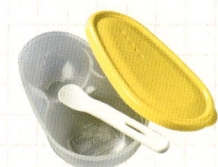
すり鉢の代わりに使えるすり小皿。軽くて小さいので、持ち歩くのも便利。

離乳食 スタートしてから 3〜4カ月

離乳食にも少しずつ慣れて、ごっくんも上手にできるようになったら、2回食に増やしましょう。赤ちゃんの成長も運動も活発な時期なので、たんぱく質も取り入れて、食材を広げながらもぐもぐの練習を。

この時期の特徴

食材を広げましょう。たんぱく質も取り入れてみましょう

ミルク以外のものに慣れてきたら1回食から2回食へ回数を増やしましょう。いすに座って『食事』の練習をはじめると食べることに興味が出て、自分から手を伸ばしてきたりします。食材も広げ、たんぱく源は、消化のよいささみや白身魚から、1品ずつ試していきましょう。味つけはまだ必要ありません。ただミルクからの栄養が主ですが、離乳食からも栄養が少しずつとれるようにしていきます。

かたさ

舌と上あごでつぶして食べられるかたさが目安

トロトロのペースト状から、やわらかな粒まじりのおかゆや豆腐ぐらいのかたさが目安。舌と上あごでつぶせるようになることが目標なので、徐々に慣らしていきます。

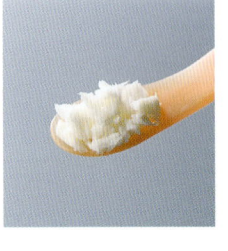

白身魚
ゆでて細かくほぐし、すりつぶしたものにとろみをつける。

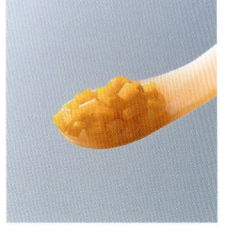

にんじん
指でつまむとすぐにつぶれるやわらかさ。やわらかくゆでてからみじん切り。

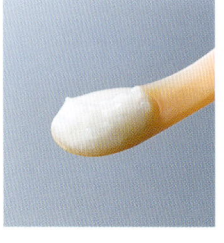

おかゆ
やわらかい粒まじりのふわふわ状。7倍がゆ(P.31)。

すすめ方

もぐもぐの練習をしながら量も増やしていきましょう

トロトロのペーストが口を閉じて上手に食べられるようになったら、粒まじりのもの、細かく刻んだものと試していきましょう。舌と上あごでつぶせるかたさのものはやわらかく煮て形を少し残してみて。いろいろな食材を試していくと、食材によっても食べやすいもの、食べにくいものが出てきます。モソモソして食べづらいものは、お子さんに合わせ、片栗粉などでとろみをつけるなど調整してあげましょう。量も少しずつ増やします。

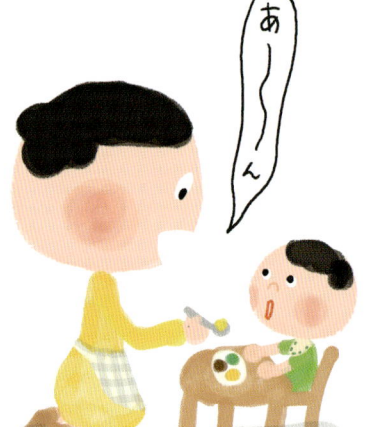

離乳食 ★ スタートしてから3〜4カ月

基本の7倍がゆ

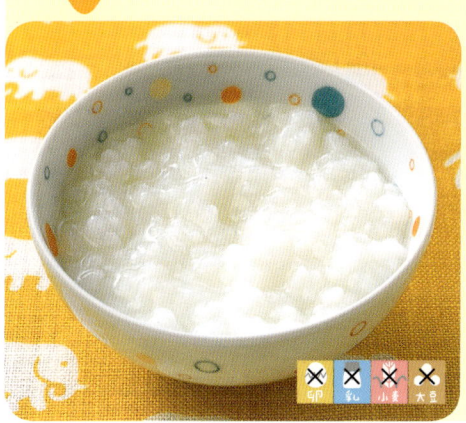

材料（作りやすい分量）

米½カップ ＋ 水700ml

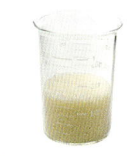 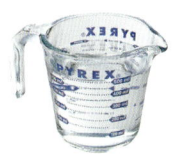 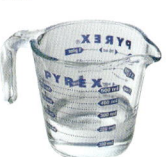

作り方
1. 米はといで7倍量の水に1時間浸水させる。
2. 鍋に①を入れ、沸騰させてから蓋をずらしてコトコト50分ほど炊き、10分蒸らす。

かたさや食感の違う食材を組み合わせてあげましょう

食材を広げながら、もぐもぐの練習をします。かたさや食感の違う食材を組み合わせてあげましょう。おかゆと一緒に野菜などの具材を煮込んで雑炊風にしてみても。おかずがそのままで食べにくい場合は、食べるときにおかゆの中に混ぜ込んだり、すりつぶしたりして食べやすくしてあげましょう。徐々に、おかゆと野菜にたんぱく質を組み合わせた献立を意識しながら、味や舌ざわりなどの違いに慣れていきましょう。

献立のこと

市販のベビーフードについて

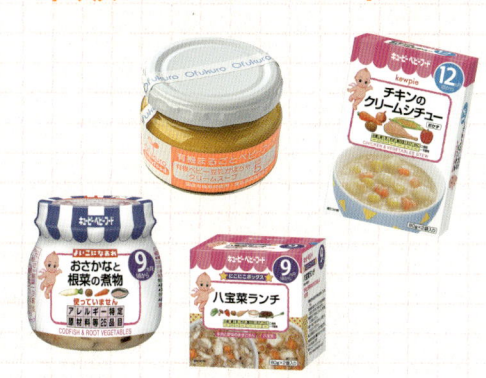

原材料を確認して、ベビーフードも利用しましょう

市販のベビーフードも、おかゆや野菜などの素材や、味つけして料理風に加工されているものなどいろいろあります。原材料に除去食物が含まれなければアレルギーのお子さんにも利用できる強い味方です。アレルギー用に食材を選んで作られている製品もあるので、お子さんに合ったものを使いましょう。離乳食スタートの時期から利用できるものもあります。

米粉のパンがゆ
米粉パンでパンがゆにも挑戦

材料（1回分の目安量）
米粉パン（P.76〜77） 15g
アレルギー用ミルク（粉） 大さじ1

作り方
① 鍋に湯70ml（分量外）、ちぎった米粉パンを入れ、ふやかしながら煮る。
② やわらかくなったらアレルギー用ミルクの粉をふり入れて混ぜ、すり鉢でなめらかにする。

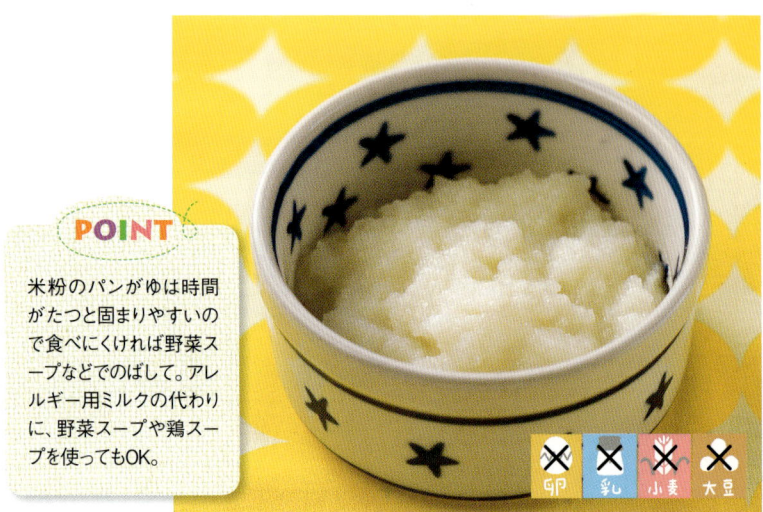

POINT
米粉のパンがゆは時間がたつと固まりやすいので食べにくければ野菜スープなどでのばして。アレルギー用ミルクの代わりに、野菜スープや鶏スープを使ってもOK。

ミネストローネ風がゆ
少しつぶつぶのおかゆに慣れてきたら取り入れて

材料（1回分の目安量）
にんじん・じゃがいも・トマト・玉ねぎ 各10g
野菜スープ（P.25） 100ml、7倍がゆ 適量

作り方
① 皮をむいたにんじん、じゃがいも、皮と種を取り除いたトマト、玉ねぎは細かく刻む。
② 鍋に①、野菜スープを加えてやわらかくなるまで煮る。
③ ②と7倍がゆを混ぜ合わせる。

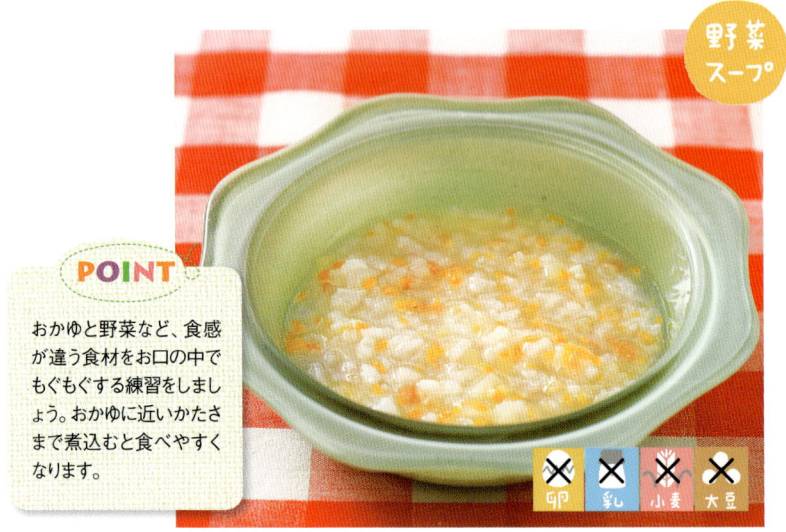

POINT
おかゆと野菜など、食感が違う食材をお口の中でもぐもぐする練習をしましょう。おかゆに近いかたさまで煮込むと食べやすくなります。

やわらかかぶとレタスの豆腐あえ
豆腐のなめらかな食感で食べやすく

材料（1回分の目安量）
かぶ ⅛個、レタス ¼枚、基本のだし汁（P.25） 適量
絹ごし豆腐 30g

作り方
① かぶは皮をむいて4等分に切り、レタスはちぎる。
② 鍋に①、ひたひたのだし汁を加えてやわらかく煮、取り出して細かく刻む。
③ すり鉢に豆腐を入れてなめらかにすり、②をあえる。

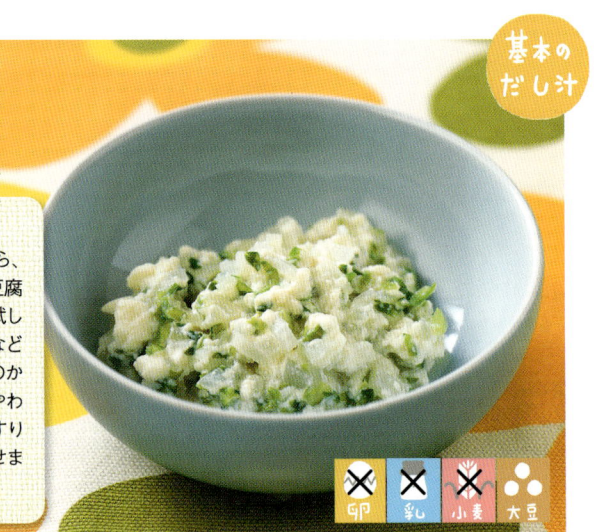

POINT
離乳食に慣れてきたら、少しずつ消化のよい豆腐などのたんぱく源も試してみましょう。レタスなどの野菜は加熱したものからスタートし、新鮮なやわらかい部分は、生もすりつぶして少しずつ試せます。

かぼちゃとささみのあえもの
肉は消化がよく脂身の少ないささみなどから

材料（1回分の目安量）
鶏ささみ ¼本、かぼちゃ 20g
野菜スープ（P.25）大さじ2、水溶き片栗粉 少々

作り方
1. 鶏ささみは筋を取り、かぼちゃは種とワタ、皮を取り除く。
2. 鍋に1、ひたひたの水を加えてかぼちゃがやわらかくなるまで煮、取り出して細かく刻む。
3. 2を鍋に戻し入れ、野菜スープを加えて煮、水溶き片栗粉でとろみをつける。

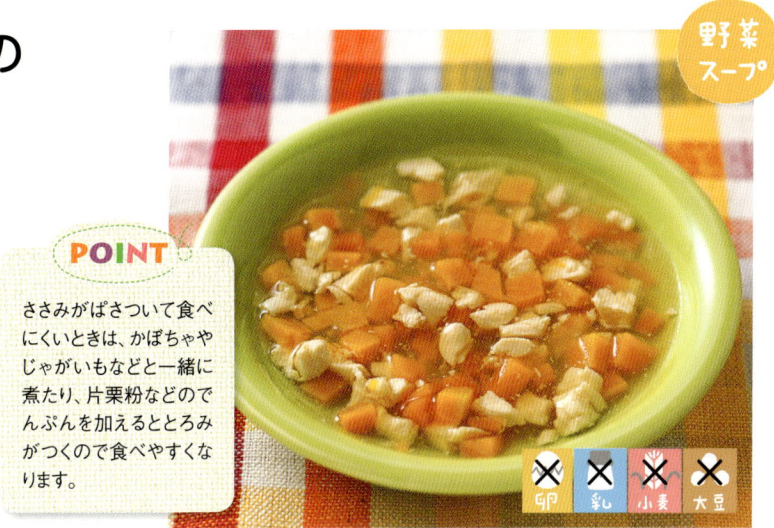

POINT ささみがぱさついて食べにくいときは、かぼちゃやじゃがいもなどと一緒に煮たり、片栗粉などのでんぷんを加えるととろみがつくので食べやすくなります。

白身魚とキャベツのあえもの
魚は脂肪の少ない白身魚などからはじめましょう

材料（1回分の目安量）
白身魚 10g、キャベツ ¼枚
グリーンピース 小さじ1
野菜スープ（P.25）大さじ1

作り方
1. 白身魚はよくゆでて皮や骨を取り除き、細かく手でほぐす。
2. キャベツはやわらかくゆでて細かく刻む。グリーンピースはゆでて皮をむき、細かく刻む。
3. ボウルに1、2を入れ、野菜スープを加えてあえる。

POINT 白身魚は火を通してほぐし、やわらかく煮たキャベツと組み合わせれば、もぐもぐの練習メニューになります。はじめはおかゆに混ぜたり、でんぷんでとろみをつけた野菜スープであえると食べやすくなります。

しらすの大根おろしあえ
しらす干しは湯通しして塩けを抜きましょう

材料（1回分の目安量）
しらす干し 小さじ3、大根おろし 大さじ2
基本のだし汁（P.25）大さじ1

作り方
1. しらす干しは茶こしに入れて湯をまわしかけて塩抜きし、細かく刻む。
2. 鍋に1、大根おろし、だし汁を入れ、やわらかくなるまで煮る。

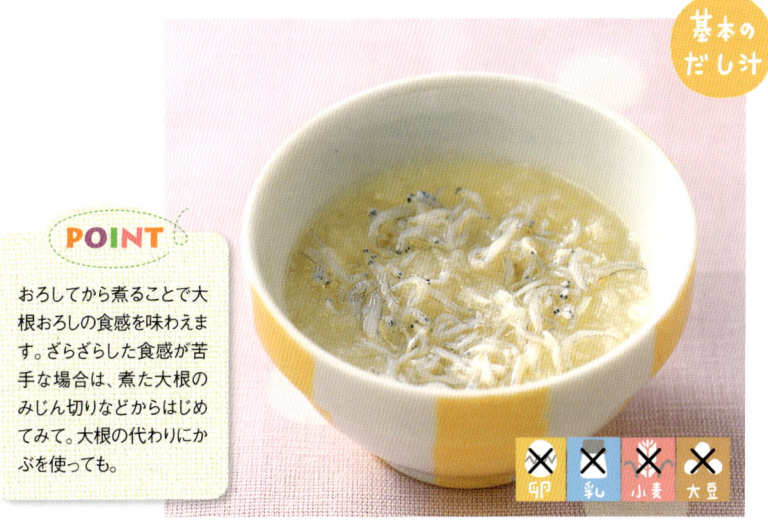

POINT おろしてから煮ることで大根おろしの食感を味わえます。ざらざらした食感が苦手な場合は、煮た大根のみじん切りなどからはじめてみて。大根の代わりにかぶを使っても。

離乳食
スタートしてから 5〜6カ月

食事に対する興味が出てくる時期です。食事の回数も3回になるので、栄養も意識しましょう。バナナくらいのかたさのものなら上手に食べられるようになります。

この時期の特徴

3回食になるので栄養バランスも考えて

この頃には、食事の回数も3回になり、食べる量も増えるので、徐々に離乳食から栄養がバランスよくとれるように意識します。家族が食べる食材を利用して主食、主菜、副菜のレパートリーを増やしましょう。座って食事をしたり決まった時間で食事をする習慣を作って。食べたいものを手で口に運んだり、味の好みや食べムラも出てくる頃です。好みに合わせてうす味で風味をつけながら、食事をすることへの興味を育ててあげましょう。

かたさ

歯ぐきでつぶして食べられるかたさが目安

舌が前後、上下、左右に動かせるようになるので、舌で食べ物を移動させながら、歯ぐきでつぶして食べられるバナナぐらいのかたさが目安です。前歯もはえてくるので、噛み切ることもできるようになります。

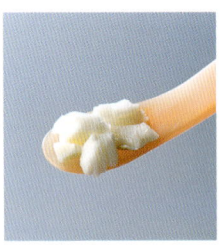
白身魚
ゆでて小さめにほぐしたふわふわ状。

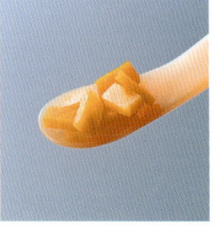
にんじん
5〜7mmの角切り。指で押しつぶせるぐらいのかたさ。

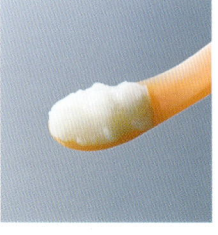
おかゆ
5倍粥。ごはんのつぶつぶが残るぐらいのかたさ（P.35）。

すすめ方

3回食に慣れるように、食事時間のリズムを意識して

3回食に移るときは、食事のリズムを意識しましょう。家族と一緒に席についてみんなで食事をする楽しさを感じることも大切です。時間になって自然にお腹がすくよう、離乳食の前は母乳やミルクも控えめにしてあげましょう。もぐもぐが上手にできず、食べすすまなかったり丸のみしてしまったりするときは、大人がお手本を見せてまねをさせてあげましょう。手づかみで食べられるものを用意してあげると、自分で食べる楽しさもふくらみます。

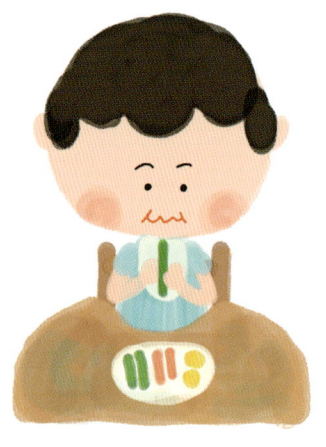

離乳食 ★ スタートしてから5〜6カ月

基本の5倍がゆ

材料（作りやすい分量）

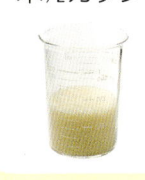

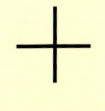

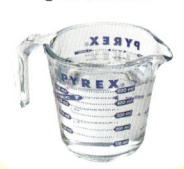

米½カップ ＋ 水500ml

作り方
1. 米はといで5倍量の水に1時間浸水させる。
2. 鍋に①を入れ、沸騰させてから蓋をずらしてコトコト50分ほど炊き、10分蒸らす。

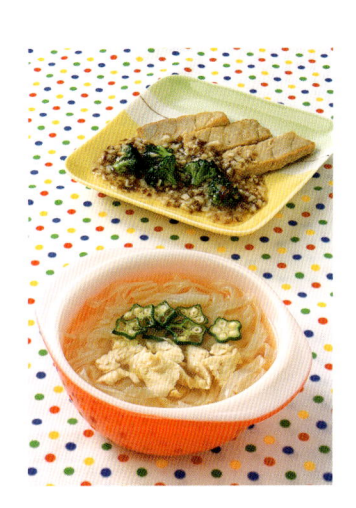

献立のこと

主食、主菜、副菜を意識して油や海藻なども少しずつ取り入れて

離乳食からとる栄養を意識して、主食、主菜、副菜を組み合わせて食べるようにしていきましょう。それぞれを組み合わせながら、徐々に量も増やしていきましょう。油や海藻なども、少量ずつ献立に取り入れていきます。ミルクばかりで食事の量がなかなか増えないときは、ミルクの時間の調節をして食事の前におなかがすくよう工夫をしてあげて。母乳やミルクだけでは不足しがちな鉄分もとれるようにレバーなどで補って。

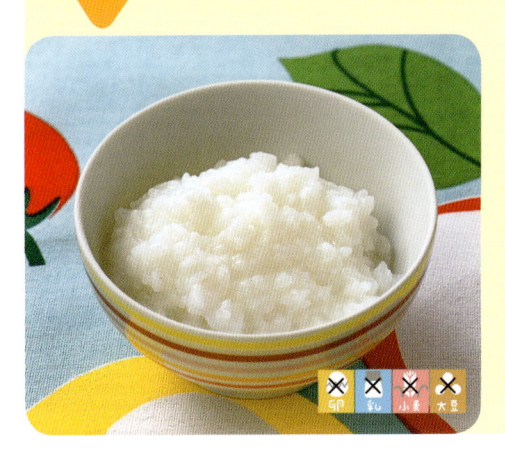

子供が苦手な食材

口の動きが未熟な子供が苦手な食材には、
- 豆や青菜など皮や繊維が口に残るもの
- ひき肉やブロッコリーなど口の中でまとまりにくいもの
- さつまいもなど水分が少ないもの

などがあります。

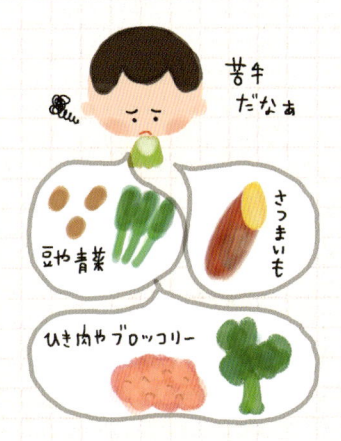

食材の食べにくい特徴を知って、繊維の少ない部分を選ぶ、あんかけでとろみをつける、スープでのばすなど、調理で工夫してあげると上手に食べられるようになります。

フォーで鶏肉のさっぱり麺

おかゆに慣れてきたら、うどんの代わりに米の麺に挑戦！

材料（1回分の目安量）

フォー（米麺）乾めん 20g、鶏ささみ ¼本
オクラ ½本、鶏スープ（P.25） 100ml
しょうゆ 数滴

作り方

① フォーはやわらかくゆでて食べやすい長さに切る。

② 鶏ささみ、オクラはゆでてそれぞれ食べやすい大きさに切る。

③ 鍋に鶏スープ、①、②を入れて火にかけ、フォーが充分だしを吸ったら、しょうゆで香りをつけ器に盛る。

POINT
米麺は太めのほうが煮るとくたくたになりやすいのでおすすめです。麺が食べにくければ、スープに少しとろみをつけてあげましょう。基本のだし汁（P.25）で煮て和風麺にしてみても。

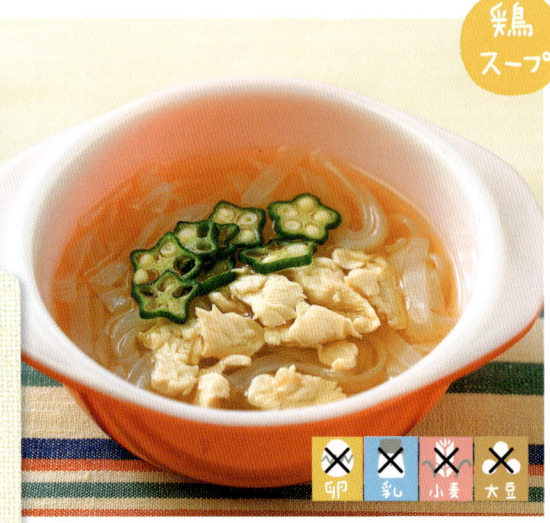

ミートボールスープ

ひき肉料理も試してみましょう

材料（1回分の目安量）

豚赤身ひき肉 15g　A（塩・片栗粉 各少々）
トマト ⅒個、小松菜 葉先2枚
野菜スープ（P.25） 200ml

作り方

① トマトは湯むきし、種を取り、小さく刻む。小松菜はゆでて刻む。

② ボウルに豚赤身ひき肉、Aをよく混ぜ合わせ、①のトマトを混ぜ合わせてひと口大に丸める。

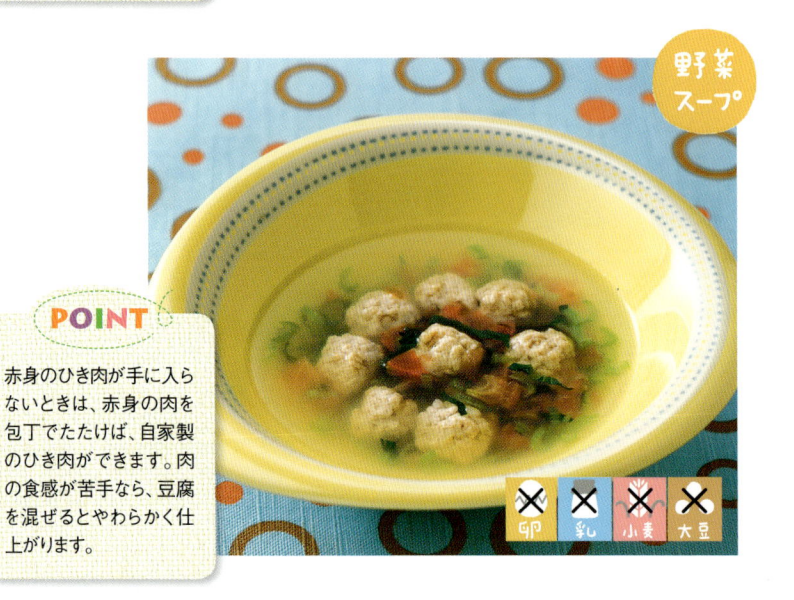

③ 鍋に野菜スープをひと煮立ちさせ、②、①の小松菜をやわらかく煮る。

POINT
赤身のひき肉が手に入らないときは、赤身の肉を包丁でたたけば、自家製のひき肉ができます。肉の食感が苦手なら、豆腐を混ぜるとやわらかく仕上がります。

軟飯に慣れてきたら、おにぎりにも挑戦！

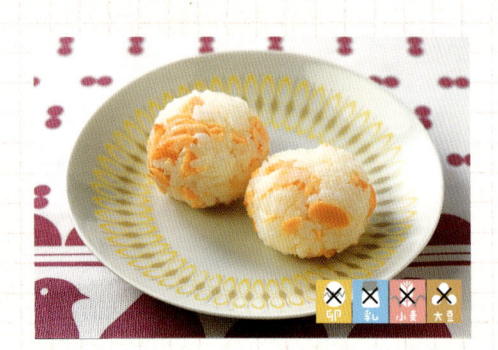

軟飯が食べられるようになってきたら、具材を混ぜておにぎりにするのもおすすめです。自分の手でつかんで食べることで、食事にもグッと興味が出てきます。

鮭おにぎり

生鮭をよく焼いて皮や骨を取り除いてほぐし、軟飯と塩ごく少々を混ぜ合わせてひと口大に丸める。混ぜる具はカルシウムの多いしらすや煮干しの粉を使っても。

離乳食 ★ スタートしてから5〜6カ月 卵・牛乳・小麦を使わないレシピ

まぐろのステーキ しいたけ&ブロッコリーあん

白身魚に慣れたら、少し脂ののった赤身の魚にもチャレンジ！

材料（1回分の目安量）

まぐろ赤身（刺身用）1切れ、油 少々、しいたけ 1枚
ブロッコリー 1房、基本のだし汁（P.25）50ml
しょうゆ 数滴、水溶き片栗粉 適量

作り方

① しいたけは石づきを取ってみじん切りにし、ブロッコリーは小さく切り分ける。
② 鍋に基本のだし汁、①を入れて煮込み、しょうゆを加えてから水溶き片栗粉でとろみをつける。
③ フライパンに油を熱してまぐろを両面よく焼き、器に盛り、②をかける。

基本のだし汁

POINT
刺身用の新鮮な魚を調理すると安心。箸でほぐせるやわらかい食材なら、細かく刻まなくてOK。とろみをつけたあんで食べやすく。まぐろはツナのスープ煮缶でアレンジしても。

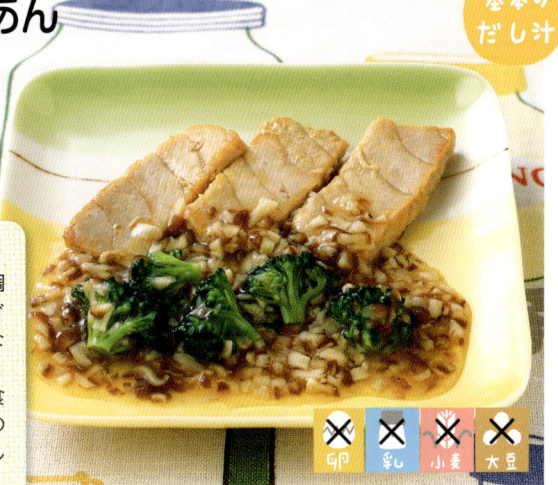

鶏むね肉とわかめの酢のもの

だしで割った酢のものなら、赤ちゃんも食べやすい

材料（1回分の目安量）

鶏むね肉 15g、片栗粉 小さじ2
わかめ（水で戻したもの）10g
A [基本のだし汁（P.25）大さじ1、酢 小さじ⅓
    しょうゆ 数滴、砂糖 少々]

作り方

① 鶏むね肉は皮を取り除いて薄くそぎ切りにし、片栗粉をまぶしてよくゆで、冷水にとって水けをきる。
② わかめは水で戻して湯通ししてから筋を取って小さく刻む。
③ ボウルに①、②を入れ、Aであえる。

基本のだし汁

POINT
だしで割ることで酸味がやわらぐので酢のものも試してみて。海藻も、小さく刻めば徐々に取り入れられます。鶏肉は片栗粉をまぶすとぱさつかず食べやすくなります。

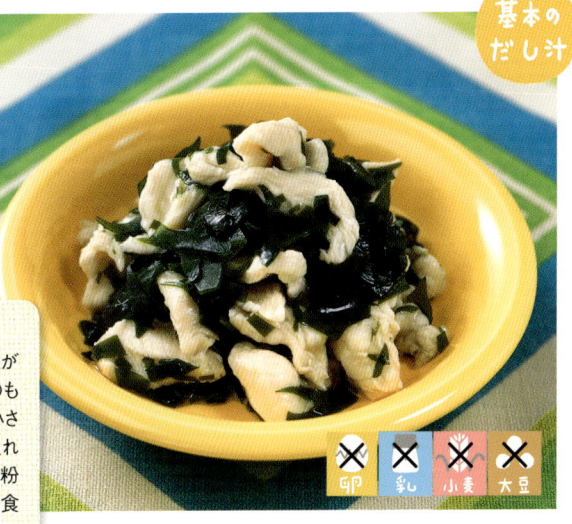

手づかみメニューで自分からすすんで食べることを覚えましょう

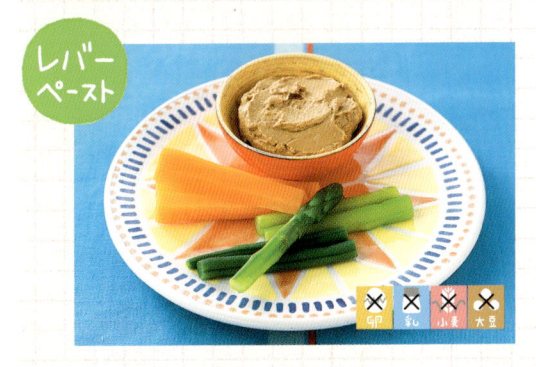

レバーペースト

野菜をやわらかくゆでて持ちやすい大きさに切って歯ごたえも楽しんで。そろそろ栄養にも意識を向けて、自家製レバーペーストを添えれば鉄分が補えます。

スティック野菜

根元を切り落として皮をむいたアスパラガス、筋を取ったさやいんげん、棒状に切ったにんじんをゆでてザルにあげて冷ます。塩ごく少々を加えたレバーペースト（P.25）を盛り合わせる。

離乳食

そろそろ卒業

離乳食もいよいよ卒業間近です。大人の食事に近づきますが、まだ、かたさや味つけには充分配慮します。手づかみ食べから、スプーンやフォークで食べる練習をはじめましょう。

この時期の特徴

食事の量が増え、3回食＋おやつで食事からの栄養が中心に

舌や口の動きが上手になって、1回量も増え、3回の食事とおやつで充分栄養がとれるようになれば、離乳食もそろそろ卒業です。ミルクはあくまでも補助的に、自然におなかがすいて食事をするリズムをつけてあげましょう。フォークやスプーンなども自分で使えるようになり、ひと口の量も調整できるよう練習していきます。大人からの取り分けをしたり、徐々に家族と同じメニューを楽しみましょう。

かたさ

大人の食事より少しやわらかめのかたさに

歯もはえてきて、ほとんど大人と同じような口の動きができるようになります。食事は歯ぐきで噛めるかたさを目安にして。大人の食事より、ややわらかめが目安。

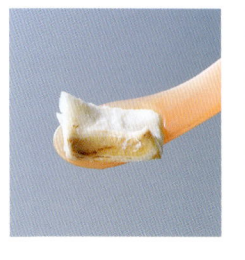

白身魚
ゆでて、大きめにほぐしたもの。

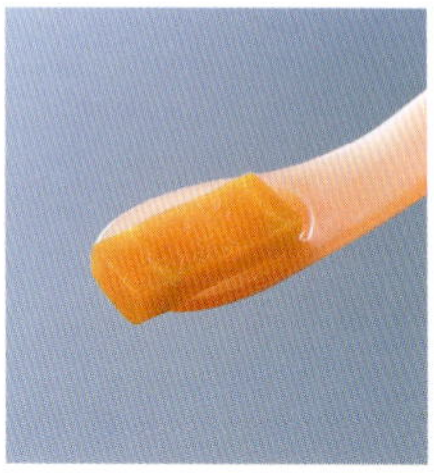

にんじん
1cm角の棒状に。スプーンでつぶせるかたさが目安。

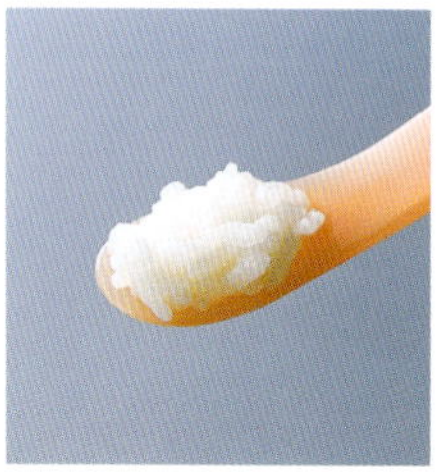

軟飯
大人のごはんより少しやわらかめ（P.39）。

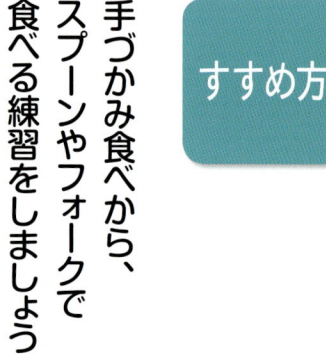

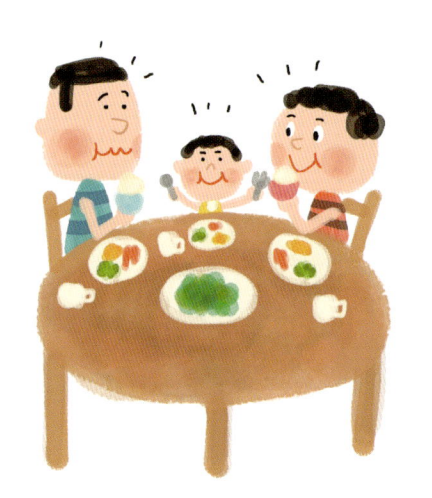

すすめ方

手づかみ食べから、スプーンやフォークで食べる練習をしましょう

やわらかいものや食べやすいものはあらかじめ細かく切ったりせず、もぐもぐと噛んで飲み込む練習をしましょう。スプーンやフォークの練習はあまり無理強いせず、最初は手に持ってみるだけでもいいでしょう。興味が出てきたらどんな風に使うものか大人がお手本を見せて、スプーンに少量ごはんをのせてあげるとまねをして自分で口まで運ぼうとします。上手にできたらたくさんほめて自信をつけてあげましょう。

基本の軟飯

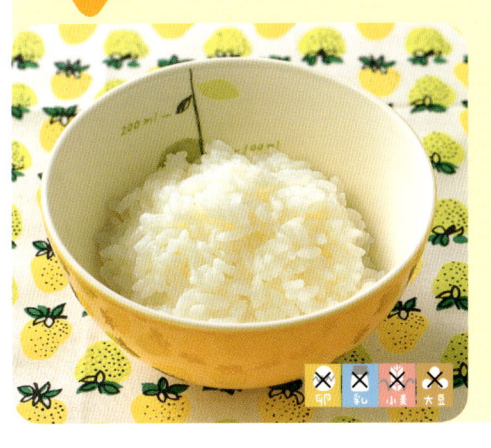

材料(作りやすい分量)

大人用のごはん⅓カップ、水大さじ2

作り方

耐熱容器に大人用のごはんを入れ、水をまわしかけてラップをし、電子レンジ(600W)で2分加熱しラップをとって混ぜながら冷ます。

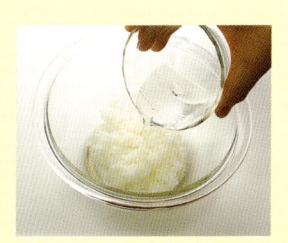

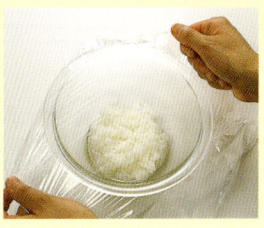

献立のこと

主食＋主菜＋副菜のバランスを考えて。いろいろな味つけに挑戦してみましょう

主食、主菜、副菜を組み合わせてバランスよく食べましょう。1回の食事量が少ないときにはおやつで必要なエネルギーを補います。かたいものや消化のよくないもの、刺激が強いもの以外は大人と同じものを食べられるようになってきます。味つけが濃いものはだし汁でうすめて煮返すなどして食べやすくしてあげましょう。好き嫌いなどが出てきたら、いろいろな調味料を少量使って味つけを変えて試してみましょう。

大人の食事からの取り分けについて

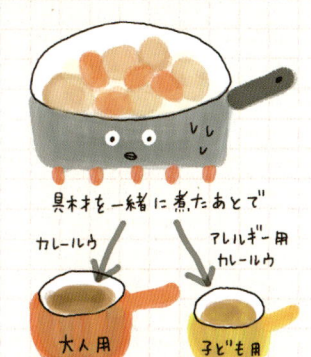

除去食物が入っていないかどうかをきちんと意識して

お子さんの分だけ作っていた料理から、大人の食事の取り分けができるようになってきます。大人の食事に除去食物が入っていないかどうかをきちんと意識し、調理の途中での混入にも注意します。一緒に下ごしらえだけして味つけを別々にしたり、味の濃い料理はだし汁で煮返すなど工夫して、徐々に家族と同じ食事を楽しんでいきましょう。

フォーで焼きうどん風

フォーは食べやすく切りましょう

材料（1回分の目安量）
フォー（米麺）乾めん 30g、油 少々
ツナスープ煮缶詰 20g
基本のだし汁（P.25）50ml、しょうゆ 少々
刻みのり ひとつまみ

作り方
❶ フォーはやわらかくゆでて食べやすい長さに切る。
❷ フライパンに油を熱して❶、汁けをきったツナ、だし汁を加えて炒め合わせる。
❸ ❷に水分が少なくなってきたらしょうゆで香りをつけて器に盛り、刻みのりを散らす。

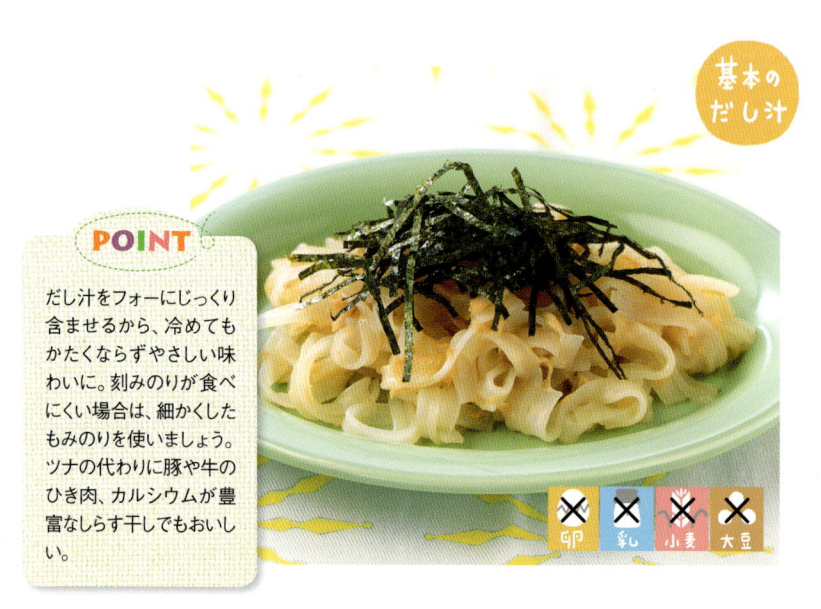

POINT
だし汁をフォーにじっくり含ませるから、冷めてもかたくならずやさしい味わいに。刻みのりが食べにくい場合は、細かくしたもみのりを使いましょう。ツナの代わりに豚や牛のひき肉、カルシウムが豊富なしらす干しでもおいしい。

（基本のだし汁）

フォーでミートソース風

フォーで洋風メニューも楽しんで

材料（1回分の目安量）
フォー（米麺）乾めん 30g、油 少々、豚赤身ひき肉 20g
トマト ¼個、野菜スープ（P.25）100ml
塩・しょうゆ・砂糖・水溶き片栗粉 各少々

作り方
❶ フライパンに油を熱して豚ひき肉、湯むきして刻んだトマトを炒める。ひき肉の色が変わったら野菜スープを加えて塩、しょうゆ、砂糖で調味し、水溶き片栗粉でとろみをつける。
❷ フォーはゆでて食べやすい長さに切り、分量外の野菜スープ大さじ1、塩極少々であえる。
❸ 器に❷を盛り、❶をかける。

POINT
フォーを使ってやさしい味のミートソースも作ってみましょう。麺がかたくて食べにくければミートソースをスープでのばしてスープパスタ風にしても。フォー以外にも、きびやひえなどの雑穀で作られた麺も利用できます。

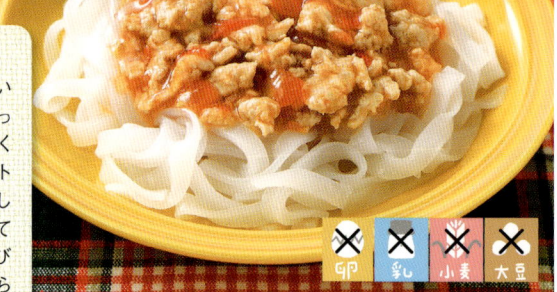

（野菜スープ）

じゃこチャーハン

だしの味わいがじんわりしみた薄味チャーハン！

材料（1回分の目安量）
軟飯 80g、ちりめんじゃこ 小さじ1
油 少々、基本のだし汁（P.25）大さじ2
長ねぎ（みじん切り）小さじ1、塩・しょうゆ 各少々

作り方
❶ ちりめんじゃこは湯通しして塩抜きをする。
❷ フライパンに油を熱し、軟飯、だし汁、長ねぎ、❶を炒め合わせる。
❸ 塩、しょうゆを加えて味をととのえ、器に盛る。

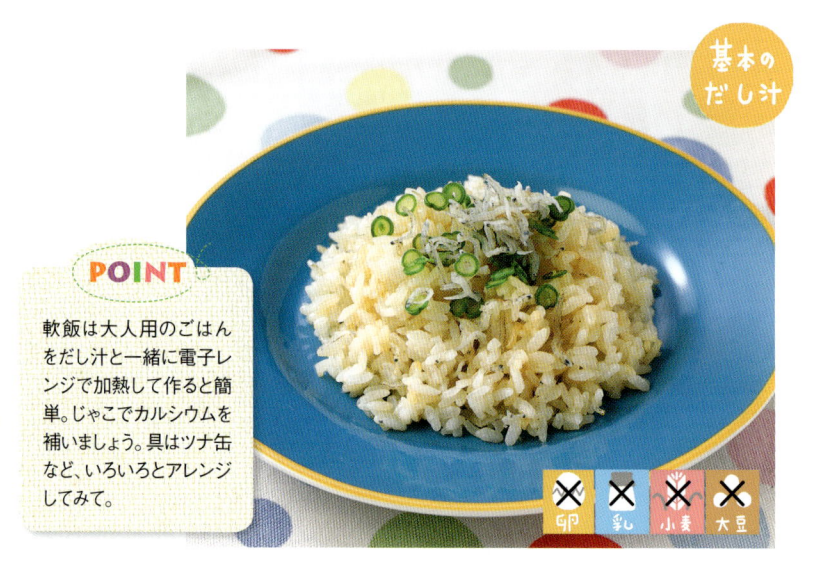

POINT
軟飯は大人用のごはんをだし汁と一緒に電子レンジで加熱して作ると簡単。じゃこでカルシウムを補いましょう。具はツナ缶など、いろいろとアレンジしてみて。

（基本のだし汁）

※しょうゆ、みそは、お子さんに使えるものを使用してください。

離乳食 ★ そろそろ卒業　卵・牛乳・小麦を使わないレシピ

れんこんの白あえ
ゆでたれんこんのしゃきしゃきとした食感を味わって

材料（1回分の目安量）
れんこん 30g、白あえペースト（P.25）小さじ2

作り方
① れんこんは皮をむきひと口大の薄切りにしてやわらかくゆでてザルにあげる。
② れんこんが冷めたら白あえペーストであえて器に盛る。

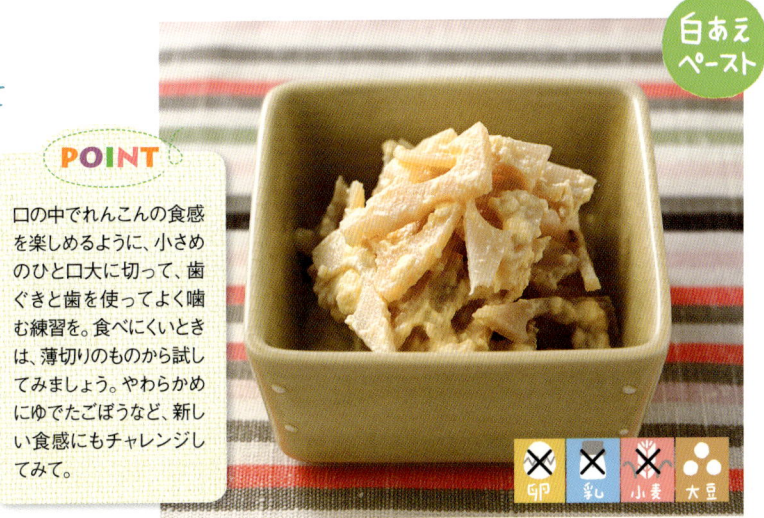

POINT
口の中でれんこんの食感を楽しめるように、小さめのひと口大に切って、歯ぐきと歯を使ってよく噛む練習を。食べにくいときは、薄切りのものから試してみましょう。やわらかめにゆでたごぼうなど、新しい食感にもチャレンジしてみて。

白あえペースト

にんじんのカリカリフライ
離乳食卒業近くになれば、揚げものにも挑戦

材料（1回分の目安量）
にんじん 20g、タピオカ粉・水 各大さじ2
揚げ油適量

作り方
① にんじんは細切りにする。
② ボウルにタピオカ粉と水を混ぜ合わせ①を加えてさっくり混ぜ合わせる。
③ 揚げ油を170℃に熱し、②をひと口大にまとめてカラッと揚げる。

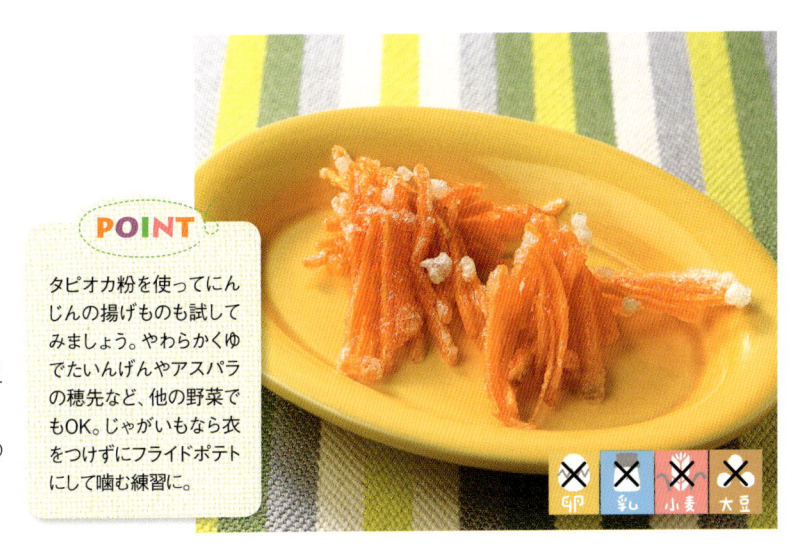

POINT
タピオカ粉を使ってにんじんの揚げものも試してみましょう。やわらかくゆでたいんげんやアスパラの穂先など、他の野菜でもOK。じゃがいもなら衣をつけずにフライドポテトにして噛む練習に。

バナナとさつまいものきんつば風
自分でもって食べられるおやつ

材料（1回分の目安量）
さつまいも 30g、バナナ ¾本、米粉・水 各大さじ1

作り方
① さつまいもは皮をむいてやわらかくゆで、熱いうちにつぶす。
② ①にバナナを加えてよく混ぜ合わせ、ひと口大の四角にまとめる。
③ ②に米粉と水を混ぜ合わせたものをからめて温めたフライパンで表面を焼く。

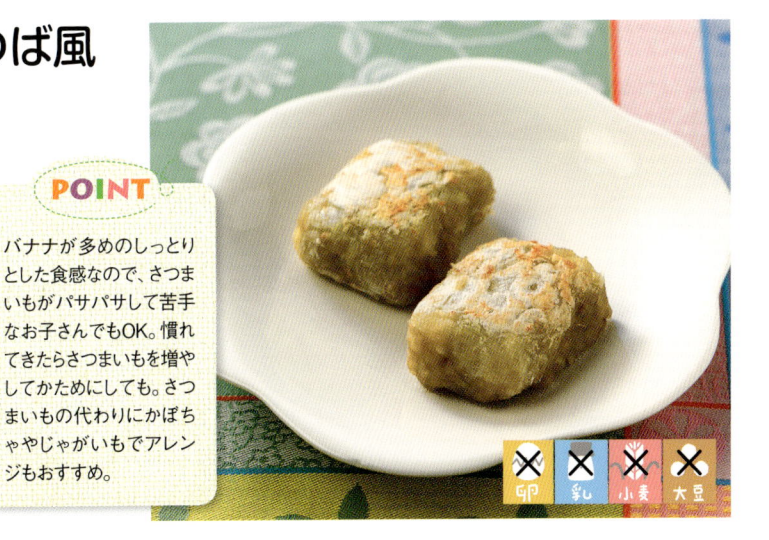

POINT
バナナが多めのしっとりとした食感なので、さつまいもがパサパサして苦手なお子さんでもOK。慣れてきたらさつまいもを増やしてかためにしても。さつまいもの代わりにかぼちゃやじゃがいもでアレンジもおすすめ。

食物日誌について

乳児期に赤ちゃんの湿疹がなかなか良くならず食物アレルギーが疑われるときは、食物日誌をつけてみましょう。
医師に正しい診断をしてもらうために役立ちます。

医師が原因食物を診断する参考資料

"食物アレルギーの関与する乳児アトピー性皮膚炎"では初期の診断時に湿疹の原因を特定するため、食物日誌を利用して、お子さんが食べたものや母乳が症状に影響しているか、除去試験をしてお子さんの症状が改善するかなどを確認します。

食物日誌にお子さん(授乳中のお母さん)がその日食べたものとお子さんの症状を記録し、何をどのくらい食べると症状が出るのか、食べてから症状が出るまでの時間などを整理しておくことで、医師が原因食物を診断するときの参考になります。原因食物が特定されて皮膚の症状が落ち着いたあとや、即時型症状だけの場合は、つける必要はありません。

＊食物日誌の書き方＊

- いつ、
- どんなものを、
- どのくらい食べて、
- どこに、
- どんな症状が出たか

を記録します。

症状の原因が食べもの以外の可能性もあるので、体調が悪かった、汗をかいた、外で犬と遊んだ、砂遊びをした、など日常生活で症状に影響するようなことがあればそれも書いておきます。スキンケアや内服も症状に影響することがあるので、記録します。

お子さんが食べたものは、間食なども記録しておきましょう。

母乳栄養中の場合には、お母さんの食べたもの(左)
お子さんが食べたもの(右)を並べて記録しておきます。

母乳を飲んだ時間も書いておきましょう。

＊ 症状が出たときには症状が出てからさかのぼってわかる範囲で材料や量などもくわしく記入します。加工食品を食べたときには、原材料などのラベルを貼りつけておきましょう。

スキンケアをしなかったときや、体調が悪いとき、環境の変化が症状に影響することがあります。スキンケアや日常生活についても記録をしておきましょう。

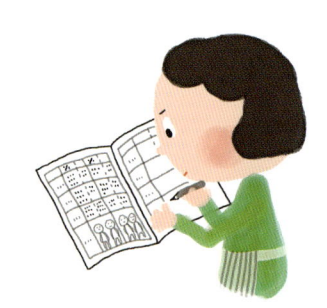

どの部分にどのような症状が出たかを記録します。

＊ 食べてどのくらいたってから症状が出たか、または症状が出た時間などわかる範囲で書いておきます。可能なときは、デジタルカメラなどで、症状を記録しておきましょう。

正しいスキンケア

食物アレルギーに伴うアトピー性皮膚炎の場合は、正しいスキンケアを覚えることが大切です。

軟膏の塗り方

① 入浴やシャワー浴のあと、速やかに塗りましょう。

入浴やシャワー浴のあと、皮膚が乾燥しないうちに速やかに塗りましょう。湿疹の軽い部分から塗り、ジクジクしているところは最後に塗ります。

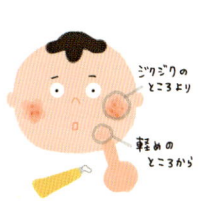

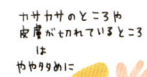

② 湿疹の軽い部分は少量で、乾燥の強い部分は多めに。

湿疹の軽い部分には少量の軟膏を薄くのばすように、乾燥の強い部分や皮膚が切れている部分にはやや多めに塗りましょう。

③ 原則として1日2回入浴し、入浴後に塗りましょう。

皮膚の状態によって軟膏を塗る回数は変わってきますが、1日2回の入浴後に塗りましょう。

＊軟膏（特にステロイド入り）の使用や中止は自分で判断せず、医師に相談すること。

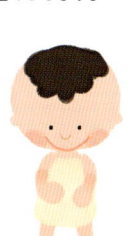

入浴とシャワー浴のこと

① お湯の温度は36〜37℃のぬるめにしましょう。

体が温まるとかゆみが強くなるのでぬるめに。また、熱すぎるお湯はジクジクしている場合はしみてしまいます。

② 水圧は低めにしましょう。

水圧が高いとかゆみが強くなり、ジクジクしていると痛いので、水圧は低めにしましょう。

③ 手のひらで石けんを泡立てて2度洗いしましょう。

石けんをメレンゲ状にクリーミーに泡立てて手でやさしく洗いましょう。1度目は軟膏を、2度目は皮膚の汚れを落とすつもりで洗います。石けんは充分に流しましょう。

④ 頭→顔→体の順によく洗って充分に洗い流しましょう。

頭、顔、体の順に洗います。このとき、お子さんの意見を聞いてシャワーを嫌いにならないように工夫しましょう。

スキンケアQ&A

Q. 入浴剤は使っていいの？
A. 保湿効果は数時間しか続かず、接触皮膚炎を起こすことがあるのであまりおすすめしません。

Q. 熱があるときはどうしたらいい？
A. 風邪をひいただけで湿疹は悪化する場合があります。浴槽につからず、シャワー浴をしてみましょう。そのあとは軟膏を塗りましょう。

Q. 海水浴は出来る？
A. 真昼の暑いときをできるだけさけて、泳いだあとは塩水を洗い流し、軟膏を塗りましょう。日焼けをしないように日焼け止めも塗りましょう。

Q. どんな石けんがいいの？
A. 極端に刺激が少ないものを選ぶとかえって汚れが落ちません。刺激が強い薬用石鹸や香りの強い石けん以外の100〜300円ぐらいの普通の石けんで充分です。

Q. 髪の毛は短い方がいいの？
A. 髪が長いと、顔、首、耳への湿疹の刺激になるので、定期的に散髪をして短くするか、すっきりとまとめておきましょう。

Q. いつもの湿疹と違うみたいですが？
A. いつもの湿疹よりも悪化しているようであれば、細菌やウィルスなどの感染も考えられるので、速やかに医療機関を受診しましょう。

Q. 運動したあとはどうしたらいい？
A. 運動したあとや汗をかいたあとは、なるべく早く石けんで顔や手を洗って軟膏を塗りましょう。

✳ 食物アレルギーQ&A ❷ ✳

Q. 授乳中、子どもがアレルギーなら、母親も同じものを除去すべき?

A. 除去するかどうかは主治医の指示にしたがいましょう。お子さんにアレルギーがある食品でも、お母さんが食べてお子さんに影響が出ない場合も多いです。お母さんの除去が必要な場合は、主治医から指示された最小限の除去をし、食べられるものは食べてバランスのよい食事を心がけましょう。

Q. 同じものを2回続けて食べたらいけないの?

A. 同じものを続けて食べても問題ありません。食品を、必ず一定の間隔をあけて食べるということも必要ありません。好きな魚ばかりを毎食のように食べるなど、極端に偏ったとり方をしないよう気をつけることが大切です。

Q. アレルギー用ミルクって何歳まで飲めるの?

A. 離乳後も飲み続けてかまいません。離乳後は牛乳の替わりに1日コップ1〜2杯を目安にとると、牛乳の2/3程度のカルシウムをとることができます。料理やお菓子に利用したり、1歳過ぎれば甘みや味をつけて飲んだりしてもいいでしょう(P.140参照)。

Q. 妊娠中です。子どもがアレルギーにならないために、卵や牛乳はとらないほうがいい?

A. 自己判断で除去せずバランスのとれた食事をしましょう。妊娠中のお母さんが除去をしても、お子さんの食物アレルギーを予防することは難しいと言われています。不要な除去をすることで偏った食事になるなど、かえって悪影響が出る可能性もあります。お母さんが妊娠中ストレスをためず健康に過ごすことが大切です。

Q. 離乳食はなるべく遅らせたほうがいい?

A. 食物アレルギーがあっても、基本にそってすすめれば特に遅らせる必要はありません。5〜6カ月から始めることができます。極端に早く離乳食を始めたり、まだ離乳期のお子さんが充分消化することができないような食品を食べさせたり、体調の悪いときに無理に離乳食をすすめたりしないよう注意することが大切です。

Q. 離乳食は毎回手作りするべき?

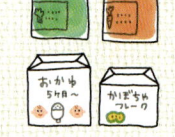

A. 食物アレルギーだからといって毎回手作りする必要はありません。離乳食は、煮込むのに時間がかかったり、すりつぶしたり刻むのにも手がかかるので、時間があるときにまとめて作って、1回分ずつ冷凍しておくと使いやすく便利です。市販のベビーフードなども上手に利用しましょう。

Part *3

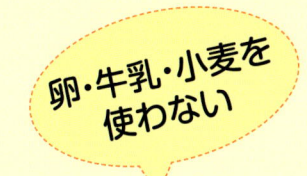

（卵・牛乳・小麦を使わない）

子供たちも大喜び！定番おかず

- おいしく食べられるレシピのすすめ P.46
- ハンバーグ P.48
- グラタン P.50
- コロッケ P.51
- ぎょうざ P.52
- えびフライ P.54
- カレーライス P.55

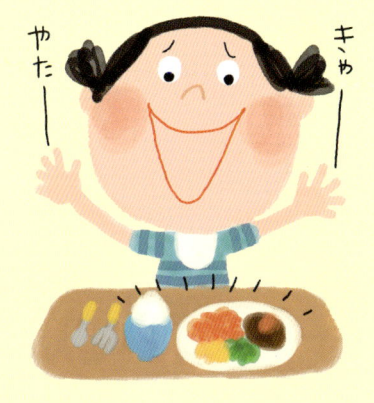

除去があってもなくても
おいしく食べられるレシピのすすめ

食物アレルギーがあると、食べるものが限られてしまい料理が難しそう、おいしくなさそう、などと思っていませんか？ 子供が好きな定番おかずだって工夫次第でおいしく作れます。

食物アレルギーだとお子さんが喜ぶメニューが作れないと思っていませんか？

食物アレルギーのために食べられないメニューが多い、と感じてしまうことがありますが、工夫次第でお子さんが好きな定番おかずもおいしく作ることができます。お子さんと一緒にレシピを見ながら、食べたいメニューを選んでみては。定番おかずならアレルギーのお子さんだけでなく、家族やお友だちもみんなでおいしく食べられるので、毎日の食事が楽しくなって食べることがもっと大好きになるはずです。

アレルギーでも工夫しだいでおいしい定番おかずは食べられます

「この料理はこの材料とこの作り方じゃないとできない」と考えないで、代わりの食材を使ったり、別の作り方をしたりと、思い切って発想を変えることが大切です。レシピ通りに作らなくても、レシピを参考にアレンジしてもOK。お子さんに合わせた食材を使って、定番おかずにチャレンジしてみて。お子さんの喜ぶ顔を見たら、料理が苦手なお母さんも「たまには作ってみようかな」という気持ちになれるかも。

卵・牛乳・小麦を使った 子どもが好きな定番おかず

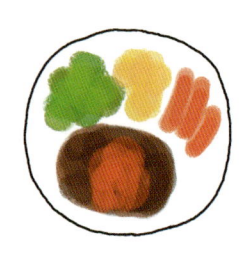

ハンバーグ
ハンバーグはつなぎに卵や牛乳、パン粉を使います。→ 工夫1

グラタン 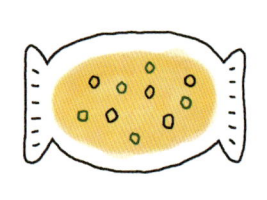
ホワイトソースは小麦粉をバターで炒めて、牛乳やクリームでのばして作ります。→ 工夫2

カレーライス 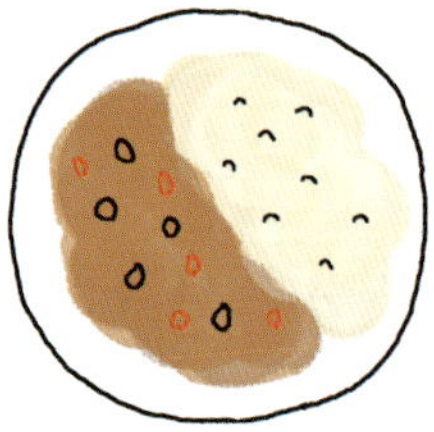
カレーライスはルウに小麦粉やバター、まろやかさを出すために牛乳などが使われています。→ 工夫2

ぎょうざ 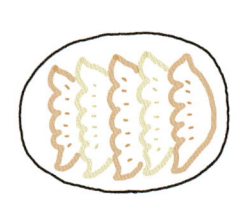
ぎょうざの皮は小麦粉を使って作られています。→ 工夫3

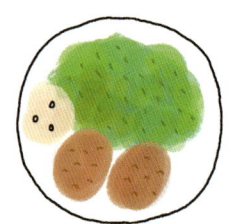

コロッケ 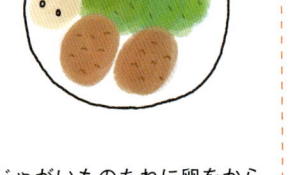
じゃがいものたねに卵をからめて小麦粉をまぶしてパン粉をつけて作ります。→ 工夫4

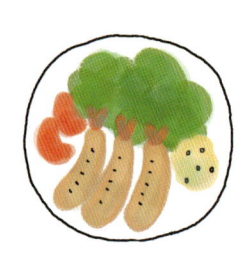

えびフライ
えびフライには、小麦粉、卵、パン粉を使います。→ 工夫4

卵・牛乳・小麦を使わない 定番おかずをおいしく作るコツ

工夫1
卵、牛乳、小麦なしのつなぎがほしい。

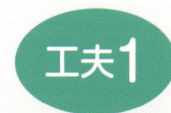

⬇

小麦粉、卵、パン粉の代わりに米粉、片栗粉、いも、れんこんなどを利用

肉料理や、コロッケなどの材料をやわらかくまとめるつなぎには、米粉や片栗粉などの粉類、豆腐、すりおろしたいも類、れんこんが代用できます。粉のつなぎでぱさつくときは、材料にスープを足したり、ソースで煮込んだりするとふっくら仕上がります。

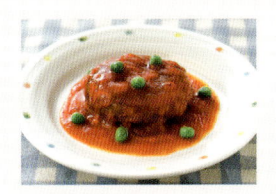

→P.48 ふっくらハンバーグ

工夫2
小麦粉や牛乳なしでルウを作りたい。

⬇

米粉と豆乳でホワイトソースを作ったり、かぼちゃや片栗粉でとろみをつけましょう

小麦粉と牛乳のルウの代わりには、米粉と豆乳でホワイトソースを作ったり、かぼちゃや片栗粉などのでんぷんで、ソースにとろみをつけることができます。マーガリンやみそなどを利用するとコクが出てグッとおいしくなります。

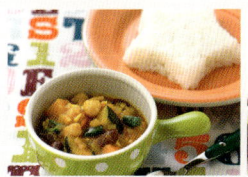

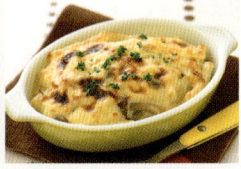

→P.55 まめ豆カレー　→P.50 米粉の豆乳グラタン

工夫3
小麦が使えないけどぎょうざを作りたい。

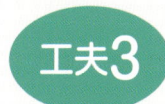

⬇

ぎょうざの皮の代わりに、米粉、大根の薄切りなど工夫して

市販のぎょうざの皮を使わなくても、米粉で皮を作ったり、大根の薄切りなど野菜を皮の代わりにしたり、水で溶いたタピオカ粉の生地にたねをからめて蒸して、衣をまとった蒸しぎょうざ風にしたり、簡単にいろいろなアレンジができます。

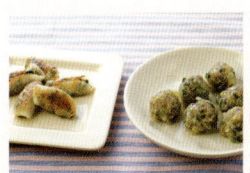

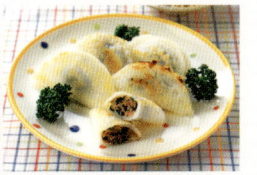

→P.53 大根ぎょうざ、なんちゃって翡翠ぎょうざ　→P.52 超簡単焼きぎょうざ

工夫4
卵、小麦以外で衣をつけたい。

⬇

コーンフレークやコーングリッツなどを使って香ばしい衣に

揚げものの衣にはパン粉の代わりに、コーンフレークを細かく砕いて使ったり、コーングリッツ（P.138参照）を使っても、香ばしい衣ができます。細かく切った春雨や、アーモンドスライスを衣にして変わり揚げにしても楽しめます。

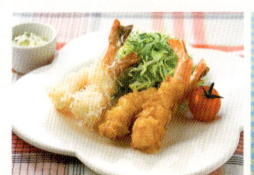

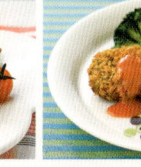

→P.54 えびフライ2種　→P.51 かぼちゃのコロッケ

ハンバーグ2種

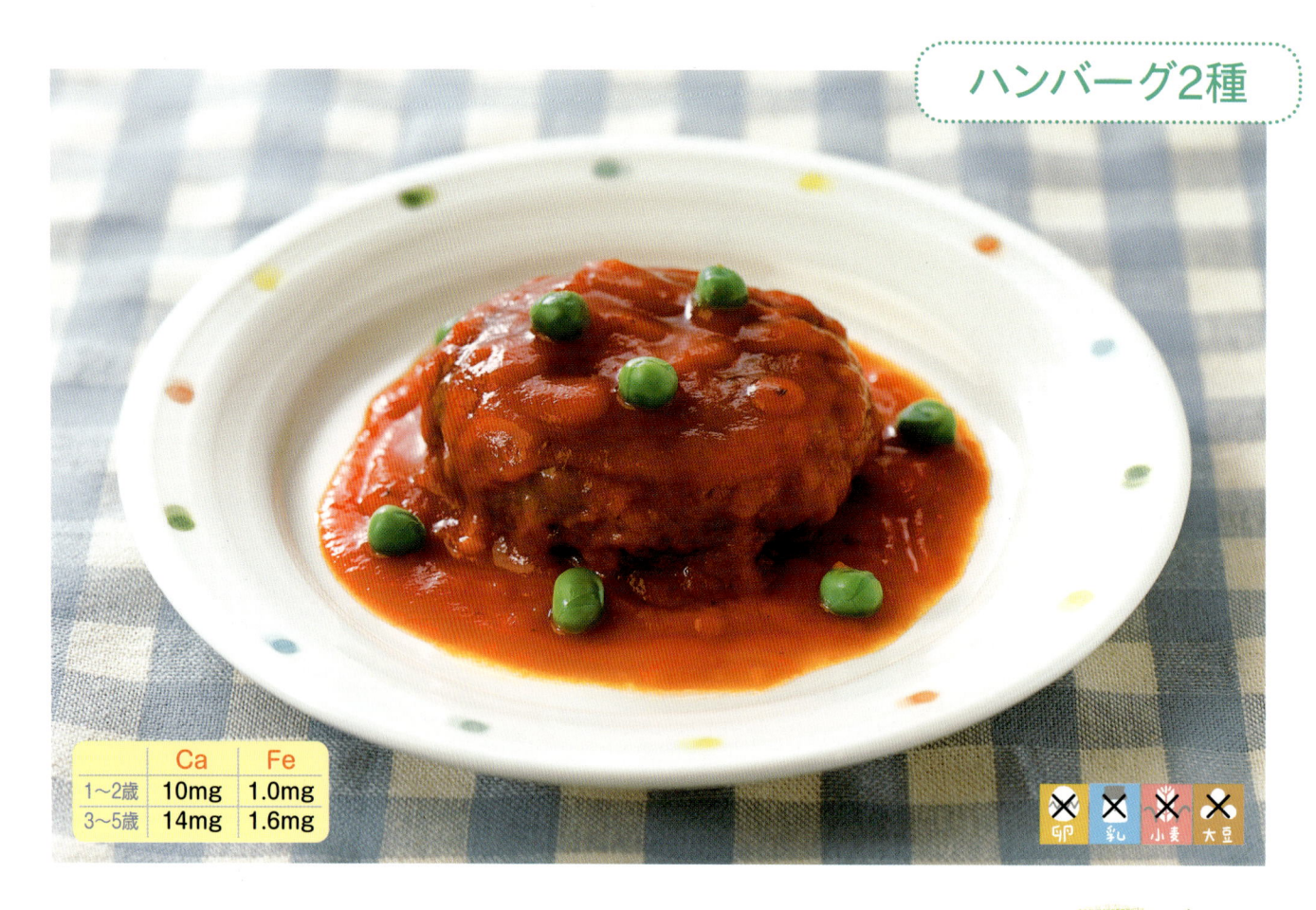

	Ca	Fe
1〜2歳	10mg	1.0mg
3〜5歳	14mg	1.6mg

お友だちを呼んで、一緒に楽しめる定番メニュー

ふっくらハンバーグ

材料（1人分）

牛ひき肉 100g
玉ねぎ 25g
米粉 小さじ2
塩・こしょう 各少々
タピオカ粉・油 各小さじ1
トマトジュース 80ml
トマトケチャップ・ウスターソース
　各大さじ1
グリーンピース 適量

作り方

1. 玉ねぎはみじん切りにし、牛ひき肉、米粉、塩、こしょうと合わせてよく練り合わせる。
2. ①を小判型に丸め、タピオカ粉をまぶす。
3. フライパンで油を熱し、②を焼く。表面に焼き色がついたら蓋をして弱火にし、中まで火を通す。
4. ③にトマトジュース、トマトケチャップ、ウスターソースを加えて3〜4分煮込む。器に盛り、グリーンピースを散らす。

POINT
じっくりトマトソースで煮込んで洋食屋さんの味わいに。

つなぎにパン粉や牛乳、卵を使わなくても米粉を使ってやわらかいハンバーグの完成。煮込まないときは、少し水を加えて蒸し焼きにするとふっくら仕上がります。

代わりにこんな食材

米粉の代わりに、豆腐やすりおろしたじゃがいも、れんこんをつなぎにしたり、みじん切りにした玉ねぎを多めに混ぜてもやわらかく仕上がります。

	エネルギー	たんぱく質	脂質
1〜2歳なら 1人分の⅓量	120kcal	7.0g	6.4g
3〜5歳なら 1人分の½量	180kcal	10.5g	9.6g

※しょうゆ、みそは、お子さんに使えるものを使用してください。

卵・牛乳・小麦を使わない定番おかず＊ふっくらハンバーグ／たかきびバーグ

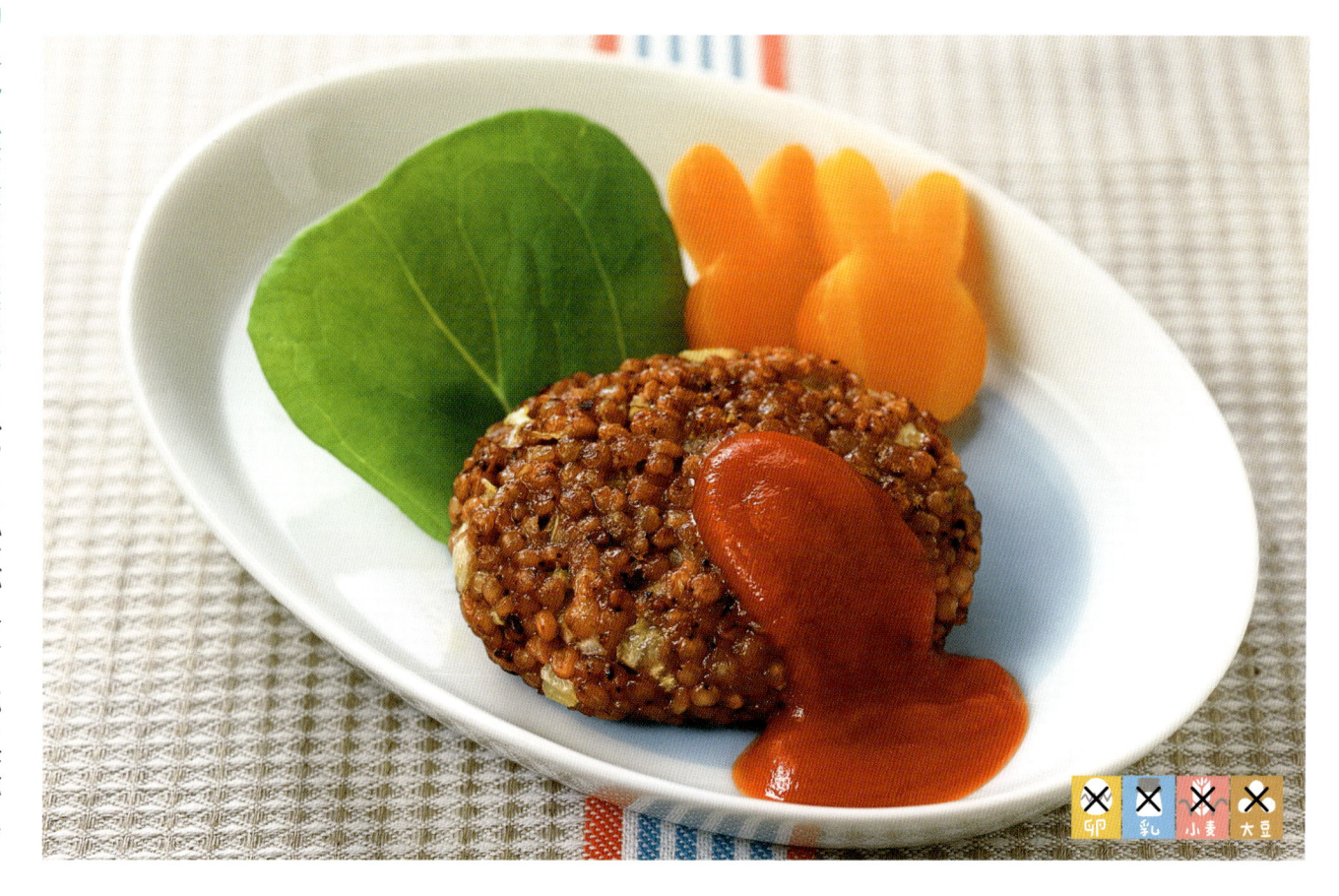

ひき肉のような弾力とコクがあっておいしい！
たかきびバーグ

材料（1人分）
たかきび（炊いたもの）100g
　（炊く前は45g）
玉ねぎ 20g
タピオカ粉 大さじ1
塩 少々
油 小さじ1
トマトケチャップ 大さじ1
サラダ菜・ゆでたにんじん 適量

作り方
1. 玉ねぎはみじん切りにし、たかきび、タピオカ粉、塩を合わせて混ぜ合わせる。
2. ❶は小判型に丸めてから、油を熱したフライパンで両面をこんがりと焼く。
3. ❷を器に盛り、トマトケチャップ、サラダ菜、型抜きしてゆでたにんじんなどを添える。

POINT
肉が食べられないお子さんも大満足！

たかきびは、穀類の一種で、米に比べるとミネラルやビタミンなどの栄養も豊富です。モチモチとしたたかきびは、肉の食感に似ているので、ハンバーグ風に調理できます。まとめて炊いたら冷凍しておくと便利。

調理のコツ
たかきびは炊飯器で普通に炊けます。

たかきびはさっと洗って水けをよくきり、たかきび1合に対して水1.5合、塩ひとつまみを加えて、炊飯器で白米と同様に炊きます。手のひらに油を塗るとベタつかず、きれいに丸めることができます。

	エネルギー	たんぱく質	脂質
1〜2歳なら 1人分の⅓量	87kcal	1.6g	1.7g
3〜5歳なら 1人分の½量	130kcal	2.4g	2.6g

グラタン

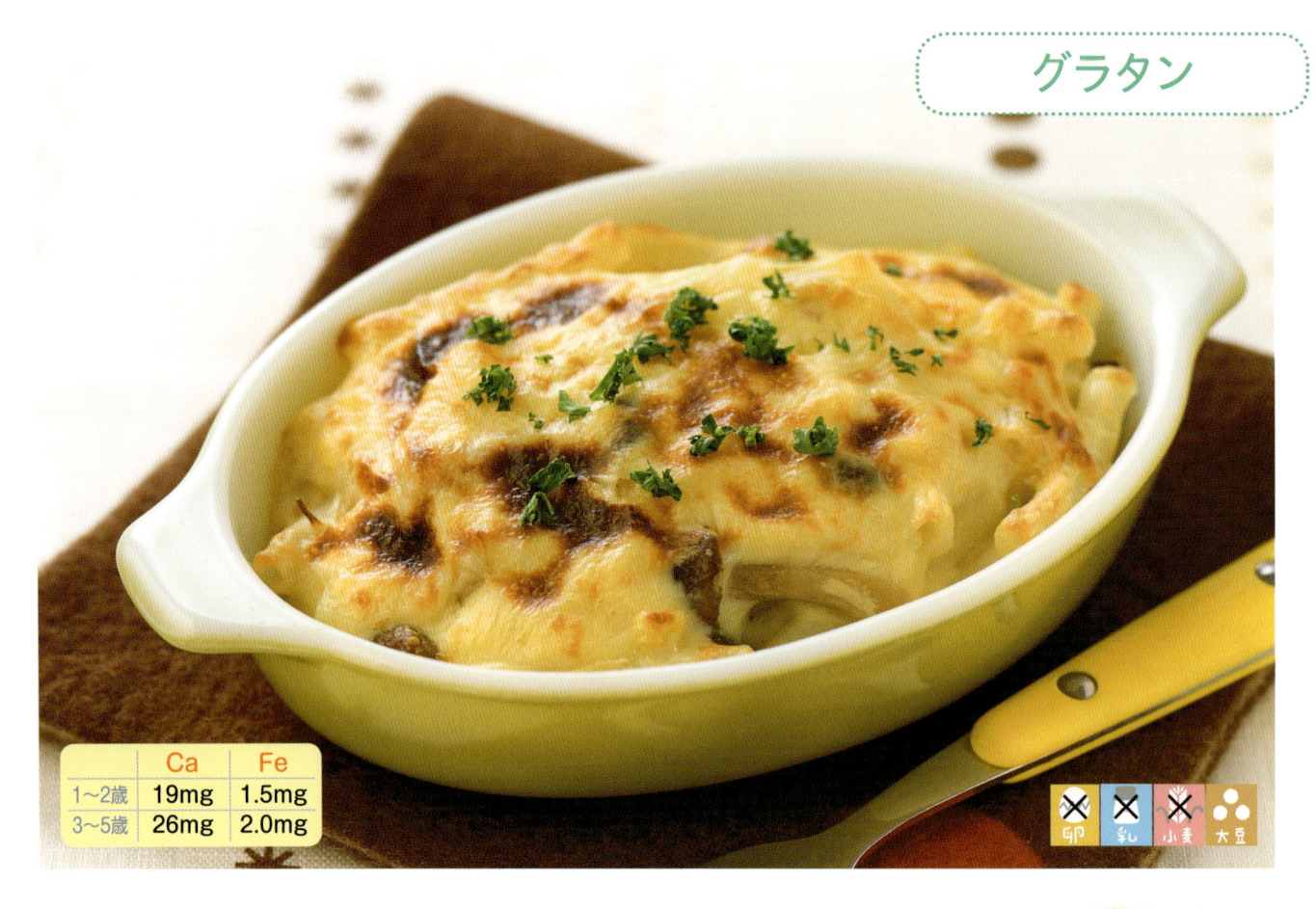

	Ca	Fe
1〜2歳	19mg	1.5mg
3〜5歳	26mg	2.0mg

とろ〜り、やさしい味のヘルシーグラタン

米粉の豆乳グラタン

材料（1人分）

豆乳 170ml
米粉 大さじ3
ライスマカロニ 50g
玉ねぎ ⅙個
しめじ・えのきだけ 各¼パック
塩・油 各少々

作り方

1. 鍋に豆乳と米粉を入れ、なじませてから火にかけ、弱火であたためてとろみがつくまでかき混ぜる。
2. 熱湯を沸かしてライスマカロニをゆでる。
3. 玉ねぎは薄切り、しめじ、えのきはほぐす。油をひいたフライパンで材料を炒め、塩で味をととのえる。
4. ❸のフライパンに❷と❶の¾量を入れ、しっかりからめる。
5. 油を薄く塗った耐熱容器に❹を入れ、残りの❶をかける。
6. オーブントースターで表面に焦げ色がつくまで焼く。

POINT

鶏肉やソーセージをプラスしても

米粉と豆乳でふんわりやさしい味わいのグラタンの完成。玉ねぎやきのこを入れると素材のだしが出て、甘みが引き立ちます。鶏肉やソーセージなどを入れても。トースターがなければ魚用グリルでもOK。

代わりにこんな食材

ライスマカロニの代わりに、フォーを切って使ったり、じゃがいもやかぼちゃで野菜グラタンにしても。薄切りの餅を入れれば、チーズのような伸びる食感も楽しめます。

	エネルギー	たんぱく質	脂質
1〜2歳なら 1人分の⅓量	209kcal	6.4g	4.3g
3〜5歳なら 1人分の⅔量	279kcal	8.6g	5.8g

※しょうゆ、みそは、お子さんに使えるものを使用してください。

コロッケ2種

オーロラソース風

大豆はオーロラソースに使用しています。

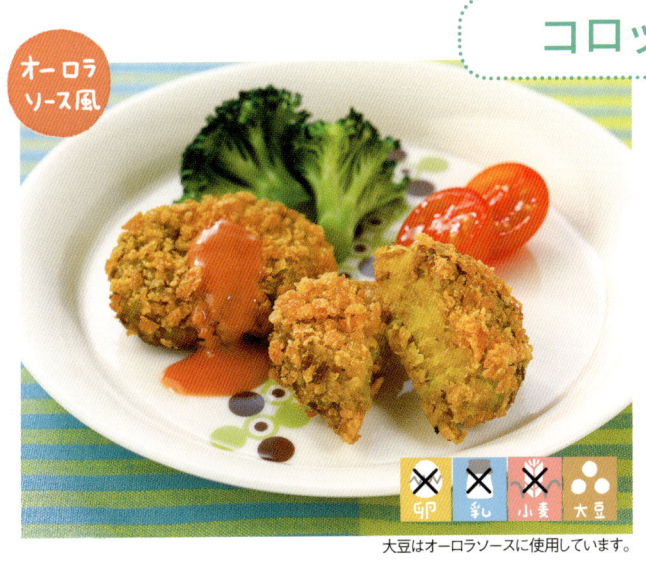

かぼちゃの甘みとホクホク感がおいしい！
かぼちゃのコロッケ

材料（1人分）

- かぼちゃ 100g
- 玉ねぎ 10g
- 牛ひき肉 30g
- A（水・タピオカ粉 各小さじ2）
- コーンフレーク 20g
- 揚げ油 適量
- ブロッコリー・プチトマト 適量
- オーロラソース風（P.60）適量

作り方

1. かぼちゃは皮と種を取り除き、ラップで包んで電子レンジ（600W）で3分加熱する。熱いうちにつぶしておく。玉ねぎはみじん切りにする。
2. フライパンで牛ひき肉を炒め、玉ねぎを加えて炒め合わせる。
3. ①のかぼちゃに②を混ぜ合わせて小判型に丸める。
4. ③に合わせたA、細かく砕いたコーンフレークの順に衣をまぶし、170℃に熱した揚げ油でカラッと揚げる。
5. 器に④を盛り、ゆでたブロッコリー、プチトマトを添え、ソースをかける。

POINT　肉そぼろを使えば、さらに簡単！
かぼちゃの自然な甘みがおいしいコロッケ。混ぜる具は、ストックしておいた肉そぼろ（P.109）を使えばさらに簡単。かぼちゃの代わりにじゃがいもや、さつまいもでもおいしい。

	エネルギー	たんぱく質	脂質
1〜2歳なら 1人分の⅓量	130kcal	3.1g	6.4g
3〜5歳なら 1人分の½量	194kcal	4.6g	9.6g

じゃがいもが食べられなくても、虎豆でコロッケ！
焼きコロッケ

材料（1人分）

- ゆで虎豆 100g
- コーンフレーク（または玄米フレーク）10g
- 油 小さじ2
- 豚ひき肉 25g
- セロリ 15g
- 塩・こしょう 各少々
- 山いものすりおろし 大さじ1
- タピオカ粉 小さじ2
- キャベツ 大1枚
- 中濃ソース 適量

作り方

1. ゆで虎豆は水けをきり、フードプロセッサーでなめらかにしておく。コーンフレークはポリ袋に入れて砕き、細かくして虎豆と混ぜておく。
2. フライパンに油小さじ1を熱し、豚ひき肉とみじん切りにしたセロリを入れてパラパラになるまで炒める。
3. ①に②を混ぜ、塩、こしょうで味をととのえる。山いものすりおろしとタピオカ粉を混ぜてバットに移し、冷ましておく。
4. ③を丸め、残りの油を熱したフライパンで途中返しながら、両面がカリッとするまで焼く。
5. ④を皿に盛り、せん切りにしたキャベツを添え、ソースをかける。

POINT　ホクホクおいしい虎豆を使って
じゃがいもの代わりに虎豆を使ったコロッケも子供が大好きな味。パン粉の代わりにコーンフレークを砕いて生地に混ぜ込んで焼くだけだから簡単。さっくりとした食感が楽しめます。

	エネルギー	たんぱく質	脂質
1〜2歳なら 1人分の⅓量	125kcal	5.5g	4.6g
3〜5歳なら 1人分の½量	187kcal	8.2g	6.9g

中華風タレ

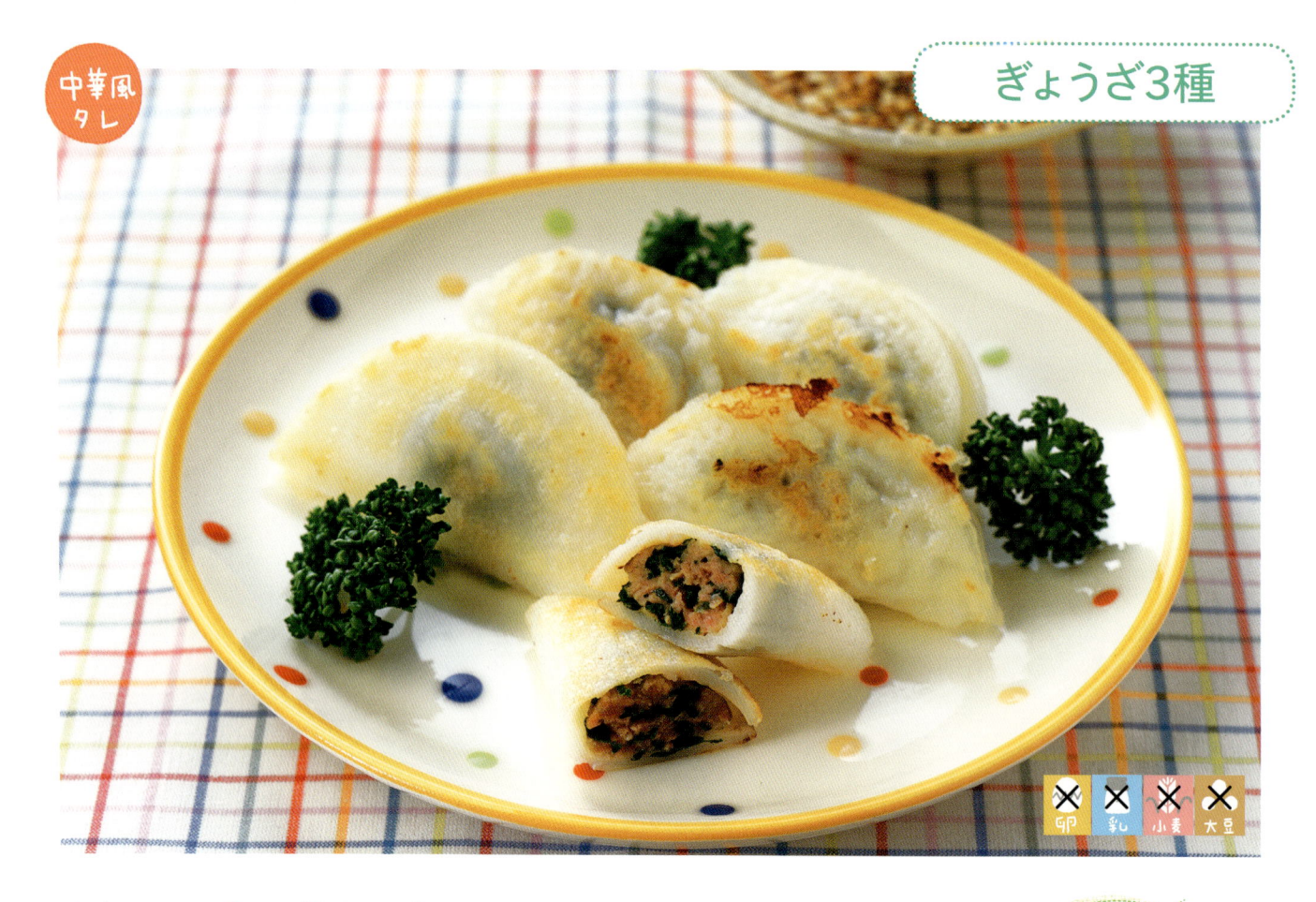

ぎょうざ3種

皮をフライパンで焼きながらだから簡単！
超簡単焼きぎょうざ

材料（5個分）
＊肉だね＊
豚ひき肉 60g
A [にら 10g
    にんにく ¼片]
B [塩・砂糖 各少々
    しょうゆ・タピオカ粉 各小さじ1]
水 大さじ1

＊生地＊
米粉 ½カップ、塩 少々、水 130ml

ごま油 少々、油 小さじ2
パセリ・中華風タレ（P.60）各適量

作り方

① 肉だねを作る。豚ひき肉、みじん切りにしたAとBをよく混ぜる。分量の水を加え、ねっとりするくらいまでよく混ぜる。パサパサするようならごま油、水少々（分量外）を足す。

② 生地を作る。ボウルに米粉と塩を入れ、分量の水を少しずつ入れて混ぜる（粉が水を吸ってベタッとしやすいので、焼く直前に混ぜる）。

③ フライパンに油を薄くひき、生地をスプーンですくって4〜5cmの楕円形に広げて焼く（円形のセルクル※を使うときれいに焼ける）。

④ ①を③の生地の半分より手前にのせる。

⑤ 生地を向こう側から手前に半分に折ってかぶせて焼き、焼き色がついたら裏返してパリパリとこんがり焼きめがつくまで両面を焼く。器に盛り、パセリを添え中華風タレを添える。

POINT
フライパンで皮を焼き、具をのせて食べるアイデアぎょうざ
フライパンの上に米粉で作った生地を広げて焼き、そのまま具をのせて肉だねを包むアイデアぎょうざ。皮がもっちりおいしい。

代わりにこんな食材
皮がくせのない味なので、どんな具にも合います。具をアレンジして小豆あんや、バナナを包んでおやつにしても。

	エネルギー	たんぱく質	脂質
1〜2歳なら 1.5個	139kcal	4.8g	5.3g
3〜5歳なら 2.5個	232kcal	8.0g	8.9g

※ セルクルとは、ケーキ、クッキーなど、菓子や料理を作るときに使用する型で、底のないもの。

※しょうゆ、みそは、お子さんに使えるものを使用してください。

アレンジ

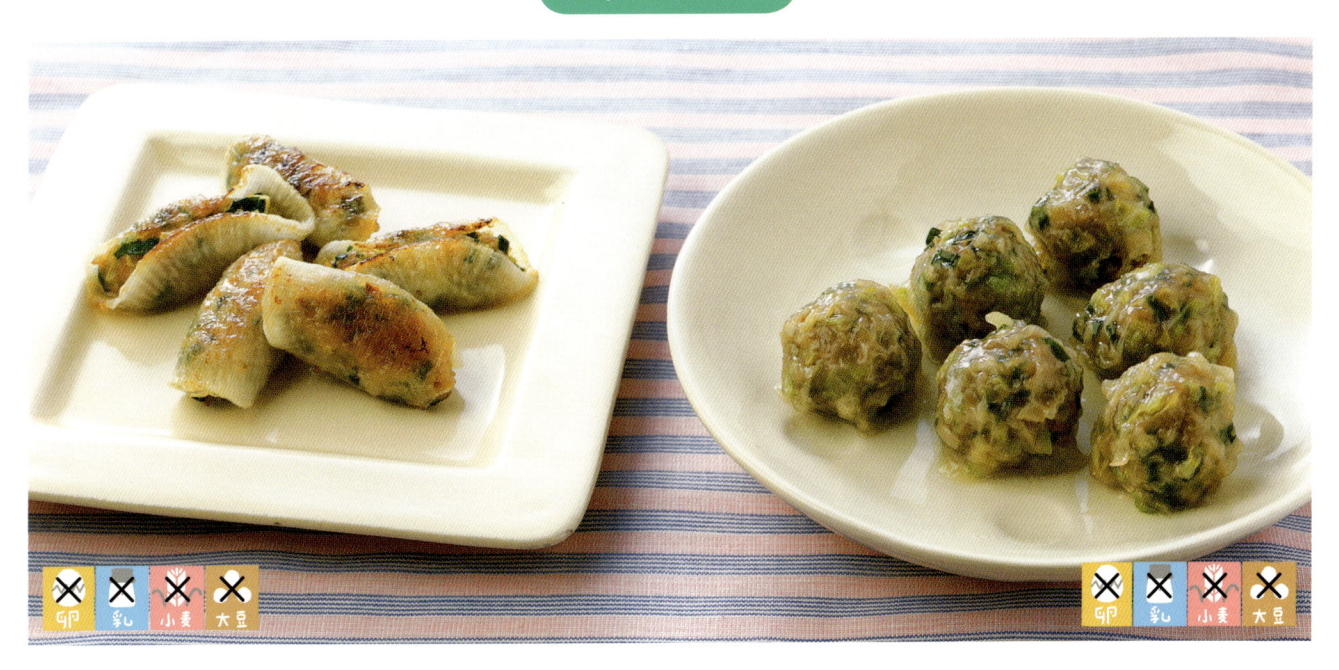

薄切り大根を皮の代わりに使って
大根ぎょうざ

材料（5個分）
大根（薄切り）5枚、塩 少々
＊肉だね＊
豚ひき肉 40g
A（むきえび・白菜 各20g、にら 15g）
片栗粉またはタピオカ粉・油 各小さじ2

作り方
① ごく薄く輪切りにした大根に塩をかけしんなりさせる。
② 肉だねを作る。豚ひき肉とみじん切りにしたAをよく混ぜ合わせる。
③ 水けをふいた①に片栗粉またはタピオカ粉をまぶし、②をのせてはさむ。
④ 油をひいたフライパンで③を焼く。

POINT　薄切り大根にだしがしみ込んでやさしい味わい
大根に粉をまぶすとき、茶こしを使うとまんべんなくつけることができます。具から出ただしが大根にしみ込んで、やさしい味わいに。かわいい形なので、ピックをさしてお弁当に入れても。

	エネルギー	たんぱく質	脂質
1～2歳なら 3個	128kcal	7.0g	8.5g
3～5歳なら 4個	171kcal	9.3g	11.4g

ツルッと口当たりがいいから、お子さんも食べやすい！
なんちゃって翡翠ぎょうざ

材料（6個分）
＊肉だね＊
合びき肉 60g
A（キャベツ・にら 各20g、長ねぎ 15g）
塩 少々
タピオカ粉 大さじ1、しょうゆ 適量

作り方
① 肉だねを作る。合びき肉とみじん切りにしたA、塩を入れてよく混ぜ合わせる。
② ①はタピオカ粉を入れたバットへ形をととのえて入れ、しっかりと粉を全体につける。
③ オーブンシートに②をのせて蒸気のあがった蒸し器に入れ、10分ほど加熱する。お好みでしょうゆを添える。

POINT　タピオカ粉の衣で透明感のある仕上がりに
ぎょうざの皮で具を"包む"のではなく、タピオカ粉をたっぷりつけて蒸すことでツヤツヤつるんとした皮のぎょうざが完成。皮が透き通っているので具が見えて食欲がアップします。

	エネルギー	たんぱく質	脂質
1～2歳なら 4個	118kcal	8.0g	6.1g
3～5歳なら 5個	148kcal	10.0g	7.7g

タルタル
ソース風

えびフライ

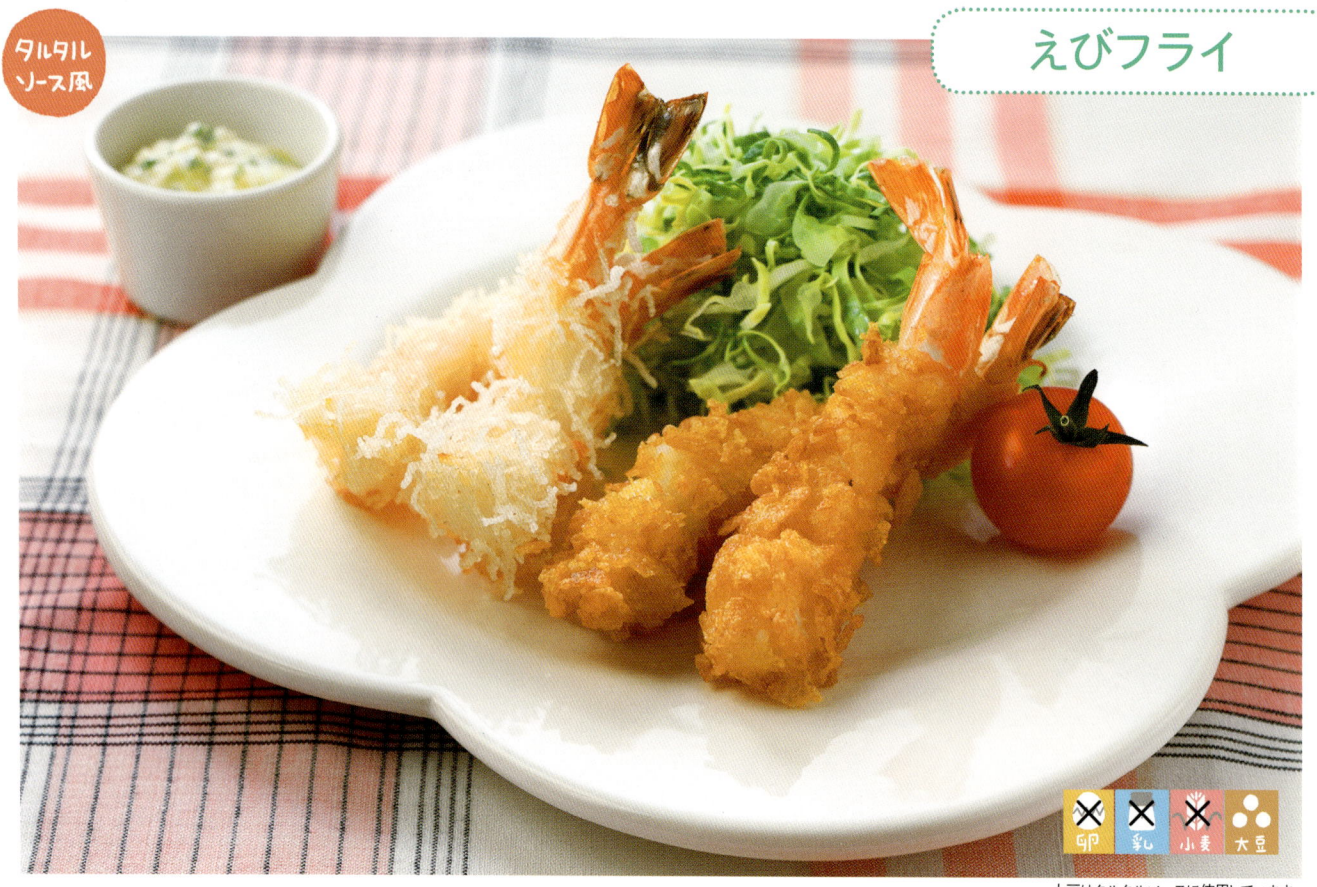

大豆はタルタルソースに使用しています。

タルタルソース風をたっぷりつけて召し上がれ
えびフライ2種

材料（1人分）
ブラックタイガー 2尾
塩 少々
米粉 小さじ1
A（タピオカ粉・水 各小さじ1）
コーンフレーク・緑豆春雨 各大さじ2
揚げ油 適量
キャベツ ½枚
プチトマト 1個
タルタルソース風（P.60）適量

作り方
❶ ブラックタイガーは殻と背わたを取り除き、塩をふる。春雨は戻さず短く切っておく。

❷ 1尾ずつ米粉、A、コーンフレークまたは春雨の順に衣をまぶし、170℃に熱した揚げ油でカラッと揚げる。

❸ 器に❷、せん切りにしたキャベツ、プチトマトを盛り、タルタルソース風を添える。

POINT
コーンフレークの衣と、春雨の衣はお好みで
子供が大好きなえびフライ。コーンフレークの衣と、春雨の衣はお好みで。春雨を衣にするときは短く切っておくことがポイントです。

代わりにこんな食材
具材は白身魚や、鶏ささみでもおいしい。コーンフレークの衣は冷めてもかたくならないので、お弁当にもおすすめのメニューです。

● コーンフレークの場合

	エネルギー	たんぱく質	脂質
1～2歳なら **1.5本**	130kcal	9.0g	5.5g
3～5歳なら **2本**	173kcal	12.0g	7.4g

※しょうゆ、みそは、お子さんに使えるものを使用してください。

カレーライス

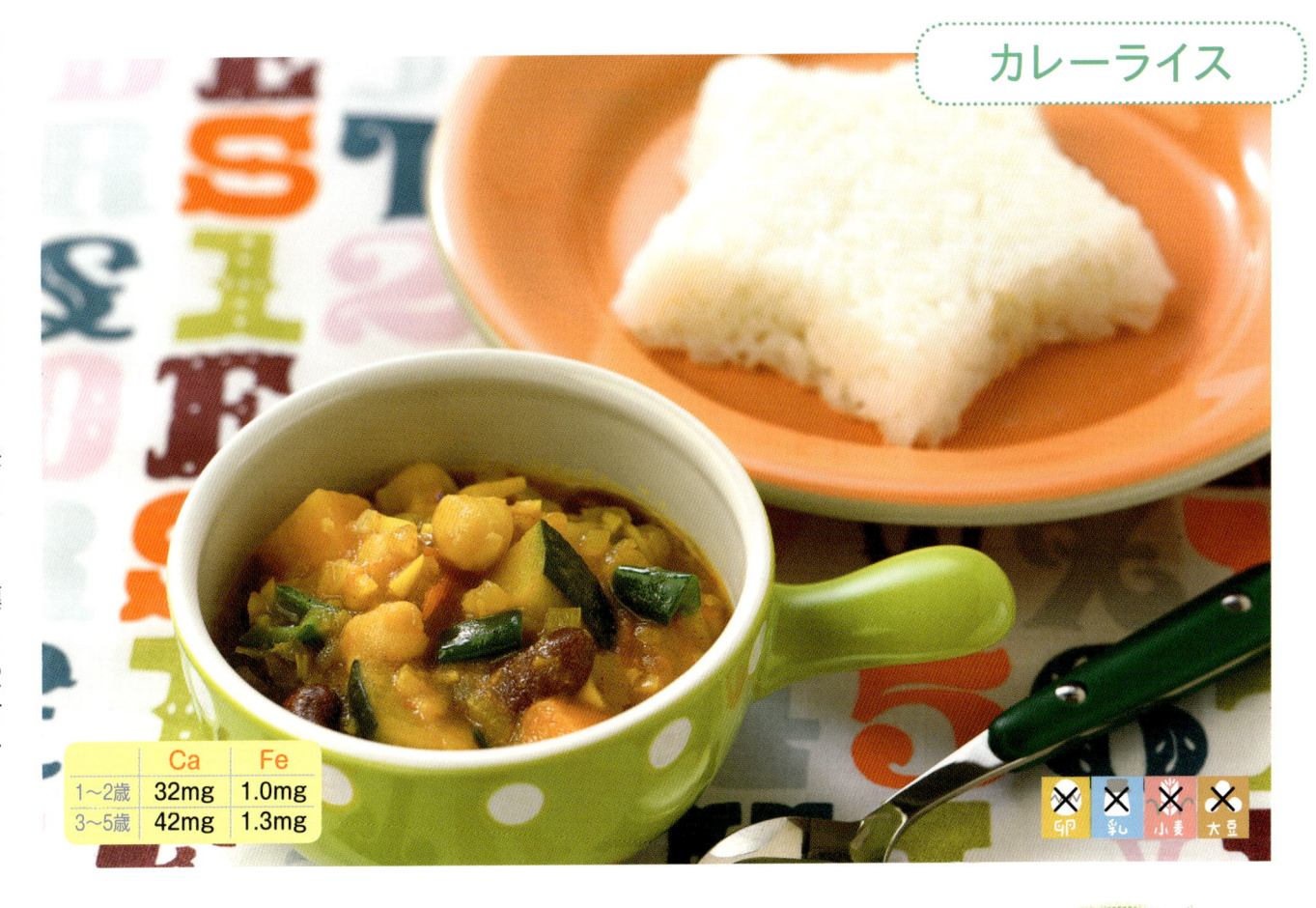

	Ca	Fe
1〜2歳	32mg	1.0mg
3〜5歳	42mg	1.3mg

カレー粉とかぼちゃでほんのりやさしい甘みととろみがつきます
まめ豆カレー

材料（1人分）
ひよこ豆水煮・金時豆水煮 各30g
玉ねぎ ¼個　トマト ⅓個　かぼちゃ 20g
ピーマン ¼個　にんじん 20g
油 少々
にんにく ¼片
洋風だし（P.139） ⅓個
水 150ml
カレー粉（または、アレルギー用のカレールウ）
　小さじ⅔
タピオカ粉（カレールウを使用時は不要）
　小さじ1（水小さじ1）
トマトケチャップ 少々

作り方
① 玉ねぎは薄切り、トマトはざく切り、かぼちゃ、ピーマンは3〜4cmの角切り、にんじんは小さめの乱切りにする。
② 鍋に油、みじん切りにしたにんにくを入れ、弱火で炒め、香りが出てきたら、①の玉ねぎを入れよく炒める。
③ 残りの①の野菜、水けをきったひよこ豆、金時豆を入れ、さらに炒める。洋風だしと分量の水を入れてやわらかくなるまで煮込む。
④ やわらかくなったら火を止め、カレー粉を入れ、ひと煮立ちさせる。水で溶いたタピオカ粉を入れ、とろみをつけ、トマトケチャップで味をととのえる。

	エネルギー	たんぱく質	脂質
1〜2歳なら 1人分の½量	107kcal	3.7g	2.8g
3〜5歳なら 1人分の⅔量	143kcal	4.9g	3.8g

POINT
カレールウがなくても、本格カレー！
かぼちゃを入れることで、甘みととろみがついたカレーが作れます。かぼちゃの代わりにかぼちゃ粉を使えば、より手軽に。はちみつを入れて甘さを加えても。

代わりにこんな食材
アレルギー用のカレールウを利用してももちろんOK。時間がないときはアレルギー用レトルトカレーに具だけ加えて作っても。

✱ 食物アレルギーQ&A ❸ ✱

Q. 食物除去をしていると成長に影響する?

A. 主食（ごはん）、主菜（肉や魚、大豆製品など）、副菜（野菜、いも類など）をバランスよく食べていれば、食事の影響で成長に問題が生じることは基本的にありません。P.58～59を参考に食事の組み合わせを考えましょう。1回の食事でバランスがとれないときには、1日3食の中でバランスをとるようにします。

Q. 牛乳除去をしているとカルシウムが不足しそうで心配…。

A. カルシウムの多い小魚や豆腐などの大豆製品、小松菜、ひじき、さつまいもなどの食材を取り入れましょう。魚類、干ししいたけなどに多く含まれるビタミンDはカルシウムの吸収を助け、骨を強くするはたらきがあります。また、主治医から指示されたアレルギー用ミルクの利用でもカルシウムを補うことができます（P.59参照）。

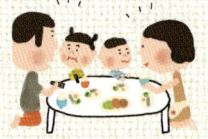

Q. 偏食がひどいけどだいじょうぶ?

A. 一時的な偏食は、幼児期にはありがちです。家族やきょうだいと一緒に食べるなどして食事に興味をもたせてあげるのも1つの改善方法です。食事を強制すると逆効果になってしまう場合もあります。食べられるものの中でできるだけ多くの食材を取り入れ、バランスよく食べることに少しずつ慣らしていきましょう。

Q. 野菜を全く食べないけどどうすればよい?

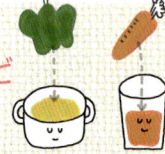

A. 野菜を小さく刻んでハンバーグやお好み焼き、チャーハンなどに入れたり、野菜スープをミキサーにかけてポタージュスープにするなど、見た目や味で野菜とわからないように工夫するところからはじめてみましょう。野菜ジュースをゼリーやシャーベットにしてみてもよいでしょう。

Q. 目の届かないところで本人が除去食物を口にしないか心配…。

A. 大人の目が届かないところで食べ物を口にする年齢になったら、どんな食品に除去食物が含まれていて、今はどういう症状が出るから食べられないのか、また、食べる前には大人に聞いてから食べるように説明します。また、将来は食べられる可能性があることを話し、お子さんが過度の恐怖心を持たないようにしましょう。

Q. 園や学校での給食対応はどうする?

A. 主治医に食物アレルギーの除去食物の診断書を書いてもらいましょう。それをもとに園や学校の先生に給食について相談しましょう。

Part*4

卵・牛乳・小麦を使わない

1～2歳、3～5歳のおいしい幼児食レシピ

- 幼児食のポイント　P.58
- 献立　朝・昼・夜　P.62
- おいしい主食レシピ　P.68
- おいしい主菜レシピ　P.86
- おいしい副菜レシピ　P.96
- おいしい汁ものレシピ　P.104
- おやつのポイント　P.114
- おいしいおやつレシピ　P.116

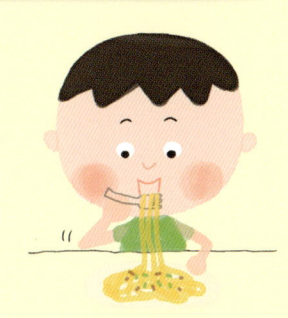

食物アレルギー
幼児食のポイント

食物アレルギーがあってもお子さんが喜ぶ味つけのお料理はたくさんできます。バランスよく食べる方法がわかれば栄養のかたよりも心配ありません。

離乳期に除去していた食物でも食べられるようになっていることも

離乳食の間に除去していた食物も、この時期になると食べられるようになっている可能性があるので、負荷試験を受けるなどして調べてみましょう（P.15参照）。最小限の食物だけを除去するようにします。

離乳食を卒業すると徐々に大人と同じ味つけのものを一緒に食べられるようになっていきます。離乳食の間は、味つけもほとんどなく素材の味が中心でしたが、味や食感のバリエーションも広がります。食物アレルギーがあると和食が中心になったりして献立のマンネリ化で悩みがちですが、洋風、中華風、いろいろな味つけの料理を楽しむことができます。

食事のバランスと1回の食事目安量（1〜5歳）

ごはんなどの「主食」、肉や魚、大豆製品などたんぱく質が豊富な「主菜」、いも類や野菜、海藻などの「副菜」をバランスよく食べれば栄養が極端にかたよることは基本的にはありません。

肉、魚、豆腐、(卵・乳製品)などの
主菜
たんぱく質
目安量／約30〜40g
（魚の切り身½切れが約40g）

いも類、野菜、海藻などの
副菜
ビタミン
ミネラル
食物繊維
目安量／大人の量の⅓〜½程度

ごはんなどの
主食
炭水化物
目安量／約80〜150g
（子供茶碗1杯が約100g）
＊ごはん100g／168kcal
＊ごはん150g／252kcal

＊ 小さい子供のうちは胃が小さいため3回の食事だけでは1日に必要なエネルギーなどが充分にとれない場合があります。お菓子や果物などのおやつも重要な栄養源になります。P.114〜121を参考にしておやつも上手に取り入れましょう。

58

幼児食 ★ 食物アレルギー幼児食のポイント

1日に必要な栄養素の量

3回の食事とおやつ（おやつの回数は、1～2歳は2回、3～5歳は1回が目安）で、1日に必要な栄養素をとります。紹介しているレシピのエネルギーやたんぱく質などを参考に献立を組み合わせましょう。

日本人の食事摂取基準 <2010年度版>

	1～2歳 男子	1～2歳 女子	3～5歳 男子	3～5歳 女子
エネルギー（推定エネルギー必要量）	1000kcal	900kcal	1300kcal	1250kcal
たんぱく質（エネルギー比15%とした場合）	38g	34g	49g	47g
カルシウム 推奨量	400mg	400mg	600mg	550mg
鉄 推奨量	4.0mg	4.5mg	5.5mg	5.5mg

＊ 幼児期は、身体の大きさによっても個人差があるので、あくまでも目安として上の表を参考にしてください。

気をつけて摂取したい栄養素

歯や骨を作るカルシウムを積極的に！

牛乳を除去していると手軽にカルシウムをとることが難しいので、不足しないように気をつけましょう。

カルシウム100mgの目安

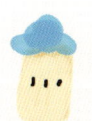

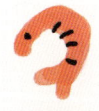

- 牛乳　コップ½杯（90ml）
- アレルギー用ミルク　コップ1杯（180ml）
- 調整豆乳　コップ2杯弱（320ml）
- ゆでしらす　⅔カップ（50g）
- 桜えび（干）　大さじ1～2杯（5g）
- ひじきの煮もの　小鉢1皿（29g）
- 切り干し大根の煮もの　小鉢½皿（19g）
- 小松菜（生）　2株（60g）

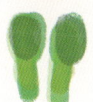

＊ ゆでしらすは塩分が多いので、湯通しして塩抜きしたり、1回量が多くなりすぎないようにしましょう。

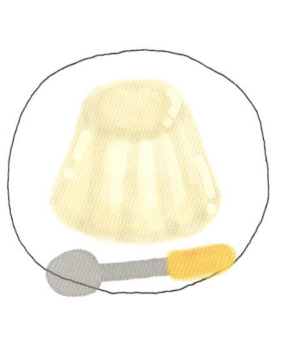

アレルギー用ミルクを利用してカルシウムアップ

P.27、P.140に紹介しているアレルギー用ミルクは、お料理やおやつにも使えます。温めると独特の香りが強くなるので、ゼリーやシャーベットなど、冷やして使うほうが香りが気になりません。果物などをつぶして混ぜると風味がよくなります。（P.62～63レシピ参照）

ビタミンDにも気をつけて！

ビタミンDには、カルシウムの吸収を助けたり骨を強くするはたらきがあるので、ビタミンDを多く含んでいる魚なども献立に取り入れましょう。魚を除去しているときには、干ししいたけやきくらげなどでビタミンDを補います。ビタミンDは、日光に当たることで身体の中でも作られます。

メニューのバリエーションが広がる！

卵・牛乳・小麦を使わない

手作りソース＆タレレシピ

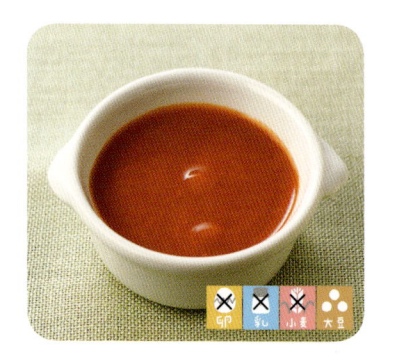

オーロラソース風
材料と作り方
トマトケチャップ・豆乳各大さじ1、中濃ソース小さじ2をよく混ぜ合わせる。

こんな料理に
フライやコロッケにピッタリ。
- P.51 かぼちゃのコロッケ
- P.94 えび＆鯛の春雨揚げ団子

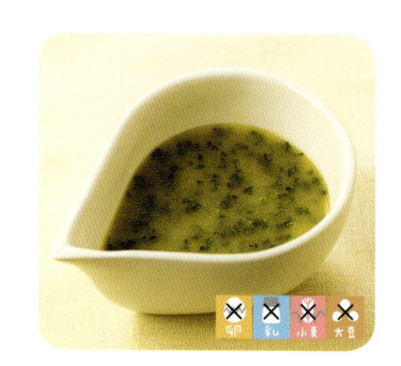

手作りフレンチドレッシング
材料と作り方
油大さじ4、りんご酢大さじ2、レモン汁小さじ2、砂糖・塩各小さじ⅔、パセリのみじん切り小さじ1をなめらかになるまでよく混ぜ合わせる。

こんな料理に
生野菜にかけて。野菜とゆでた肉に加えてマリネにしても。

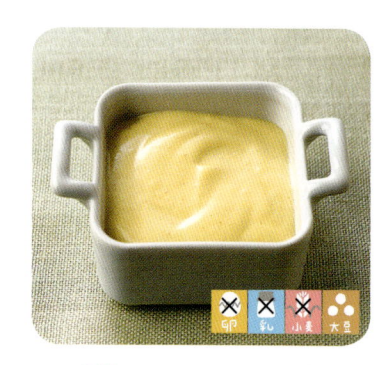

手作りマヨネーズ風
材料と作り方
水きりした絹ごし豆腐30g、マスタード・りんご酢・油各小さじ2、白みそ小さじ1、塩少々をなめらかになるまで混ぜ合わせる。

こんな料理に
マヨネーズの代わりにサラダやフライに添えて。
- P.78 米粉パンのツナサンドイッチ
- P.84 米粉のお好み焼き風
- P.130 ブロッコリーのツリーサラダ
- P.132 ポテトサラダ

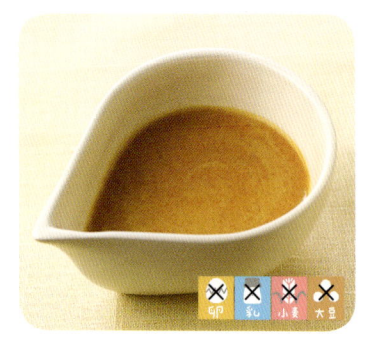

ごまドレッシング
材料と作り方
白練りごま小さじ2、玉ねぎ⅛個、にんじん⅛本、にんにく¼片、油60ml、酢25ml、しょうゆ30ml、砂糖10gをなめらかになるまでよく混ぜ合わせる。

こんな料理に
サラダやあえものに。米粉パンとの相性は抜群。
- P.78 蒸し鶏とせん切り野菜のサンドイッチ
- P.128 アスパラガスのごまドレッシングかけ

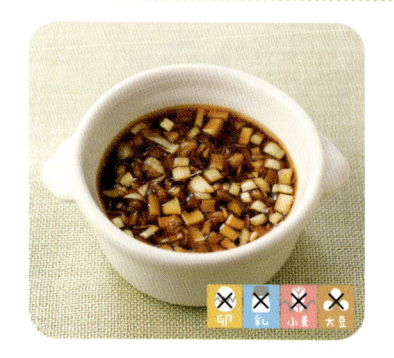

中華風ダレ
材料と作り方
しょうゆ大さじ2、長ねぎのみじん切り・砂糖・すだち汁（またはレモンなどの柑橘系）各小さじ2、おろししょうが少々を混ぜ合わせる。

こんな料理に
中華風のおかず全般に。ぎょうざやしゅうまい、冷やし中華のタレ、あえもののタレに。
- P.52 超簡単焼きぎょうざ
- P.83 春雨冷やし中華

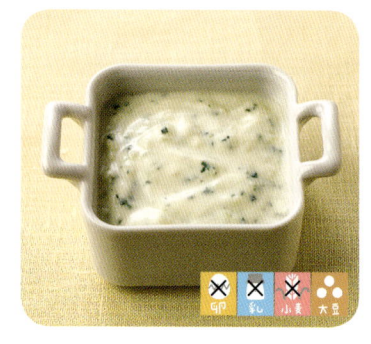

タルタルソース風
材料と作り方
水きりした絹ごし豆腐大さじ2、玉ねぎのみじん切り・セロリのみじん切り・豆乳・オリーブ油各小さじ2、レモン汁小さじ1、塩小さじ⅔、パセリのみじん切り適量をなめらかになるまで混ぜ合わせる。

こんな料理に
フライに添えたり、野菜のディップとしても。
- P.54 えびフライ2種

※しょうゆ、みそは、お子さんに使えるものを使用してください。　※材料は全て作りやすい分量です。

卵・牛乳・小麦を使わない手作りソース&タレレシピ

市販の調味料が使えないからといって、和食ばかりでメニューがマンネリになっていませんか？
卵、牛乳、小麦を使わずにおいしく食べられる手作りソースとタレを紹介します。

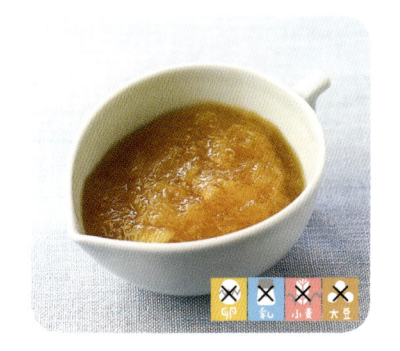

和風おろしあん

材料と作り方
かぶ小2個をすりおろしてだし汁100mlで煮、酒・みりん・しょうゆ各小さじ2で味つけをし、タピオカ粉（または片栗粉）小さじ1と水小さじ2を合わせた水溶き粉でとろみをつける。

こんな料理に
ゆでた肉や魚、豆腐にかけてもおいしい。
● P.88 豚しゃぶ肉のかぶおろしあん

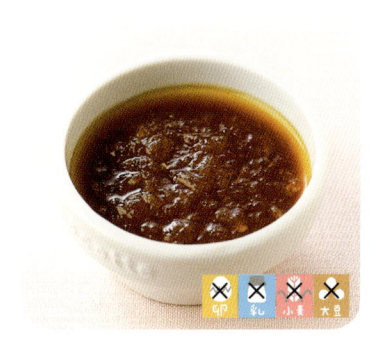

焼き肉風ダレ

材料と作り方
玉ねぎ½個、しょうが½片をすりおろし、しょうゆ30ml、みりん45mlをよく混ぜ合わせる。

こんな料理に
焼き肉のタレとしてはもちろん、炒めものの味つけ、揚げものの下味にも。

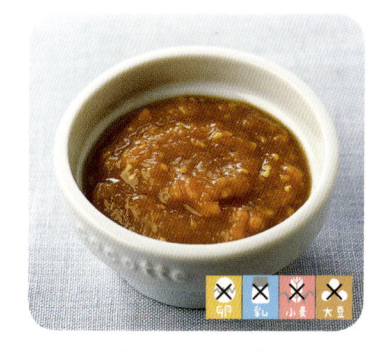

甘辛みそダレ

材料と作り方
合わせみそ大さじ6、白炒りごま適量、みりん大さじ1、砂糖・酒各小さじ1をよく混ぜ合わせる。

こんな料理に
炒めものやふろふき大根に。
● P.91 豚肉とキャベツのみそ炒め

香辛料について

マスタードやこしょう、ハーブなどは味のアクセントになるぐらいの量ならお子さんに使ってもOK。除去食物が含まれていないか原材料表示はしっかり確認して。

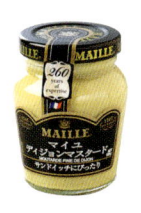

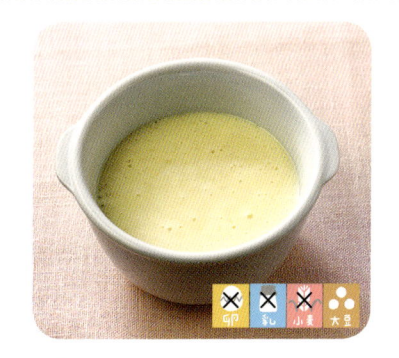

豆乳のレンジホワイトソース

材料と作り方
耐熱容器に豆乳100ml、米粉大さじ1、塩小さじ½、砂糖少々を入れてよく混ぜ合わせる。ラップをして電子レンジ（600W）で1分50秒加熱する。

こんな料理に
グラタン風の料理やシチューに。玉ねぎのみじん切りやマーガリンなどを加えてもおいしい！

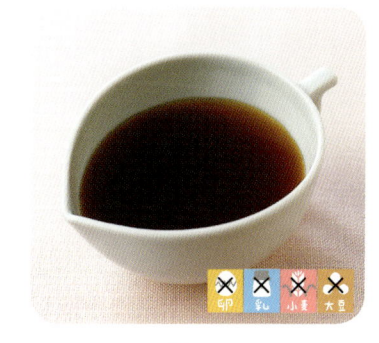

万能つゆ

材料と作り方
酒25ml、みりん50mlを鍋に入れて火にかけ、煮切ってからだし汁200ml、しょうゆ50mlを加える。

こんな料理に
煮もの全般に。天つゆとしてもおすすめ。
● P.99 ひじきと高野豆腐の煮もの
● P.102 いろいろかき揚げ

卵・牛乳・小麦を使わない

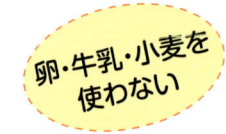

献立＊朝

カンタン献立

朝、時間がないときにおすすめの保存食を利用した和のバランス朝食

朝はお子さんが自分で食べられるおにぎりや蒸しパンに、汁ものやサラダなど、簡単で食べやすいメニューを組み合わせてみましょう。

- **[主食]** 焼きおにぎり ▶P.72
- **[汁もの]** おでんだね入り切り干し大根のみそ汁　**白身おでんだね**
  切り干し大根のみそ汁（P.106）に白身で手作りおでんだね（P.108）を入れて温める。青ねぎの小口切りを散らす。
- **[副菜]** いろいろ野菜の浅漬け ▶P.73
- **[飲みもの]** りんごミルク
  アレルギー用ミルクを湯で溶き、煮りんご（P.121）の細かく切ったものを混ぜ合わせる。

POINT

おにぎりは、お子さんが自分で食べられるので、忙しい朝には大助かりな1品。

朝、時間がないときは冷凍の焼きおにぎりと、おでんだねを入れた切り干し大根のみそ汁、常備菜の浅漬けで手軽に主食、主菜、副菜を組み合わせて。煮りんごを混ぜて飲みやすくしたアレルギー用ミルクでカルシウムを補いましょう。

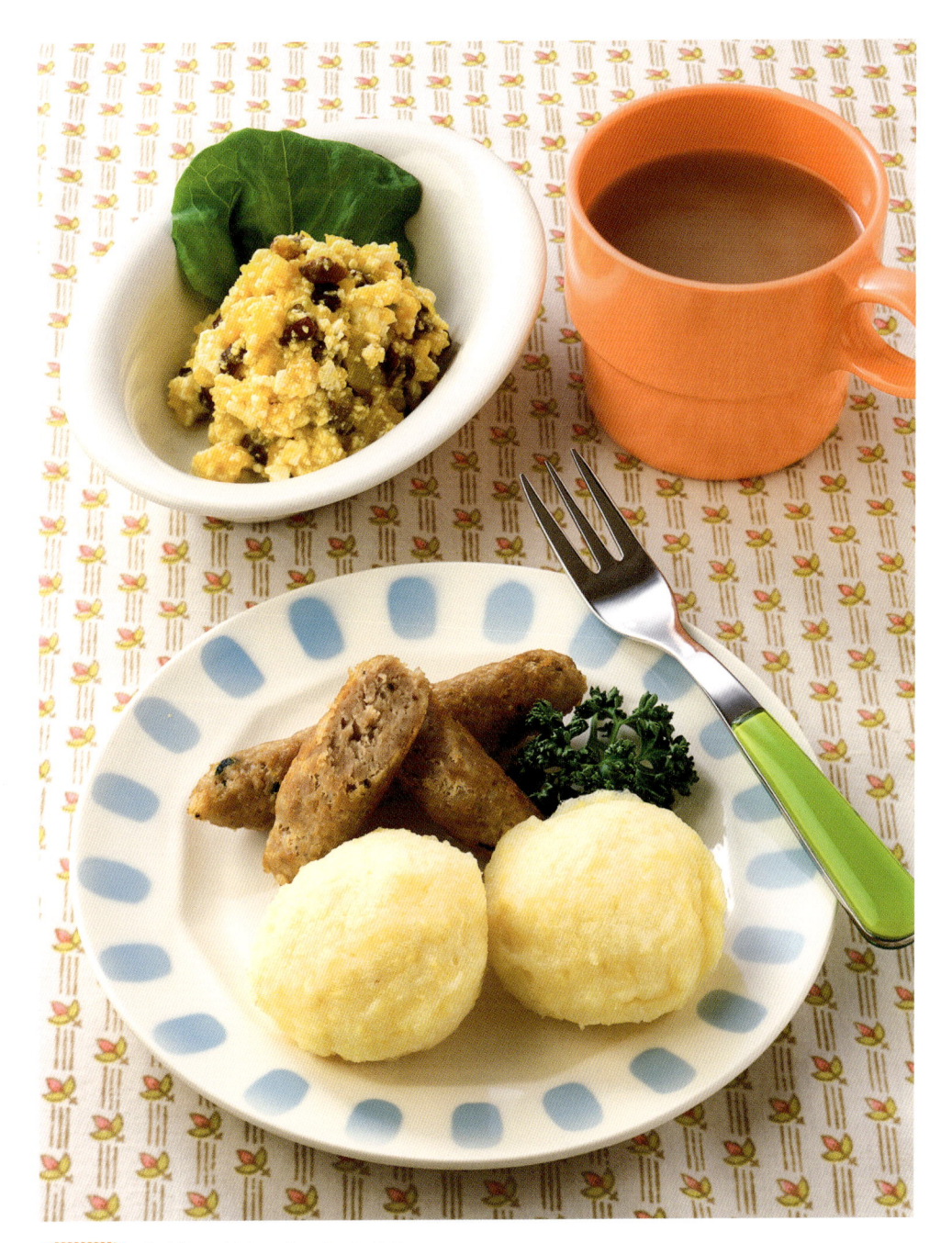

幼児食★卵・牛乳・小麦を使わない献立＊朝

じっくり献立

少し時間がある朝は、お子さんが喜ぶ蒸しパンにポークソーセージやサラダを添えて。

主食	米粉の蒸しパン ▶ P.75
主菜	ポークソーセージソテー ▶ P.110 （ポークソーセージ）
副菜	かぼちゃの煮ものサラダ ▶ P.98
飲みもの	ココアミルク

アレルギー用ミルクを湯で溶き、ココアパウダー、砂糖、バニラエッセンスを混ぜ合わせる。

午前のおやつ
せんべいやゼリーなど、買い置きできるものでおやつの楽しみを味わって。朝食があまり食べられないお子さんは、午前中のおやつに、バナナなど簡単でも栄養を補うものを。

POINT
電子レンジでできる蒸しパンをメインに
主食には短時間でできる蒸しパンを作って、できたてのおいしさを楽しみましょう。主菜にはポークソーセージソテー、副菜にはかぼちゃの煮ものサラダを組み合わせれば、洋風の満足朝食の完成。アレルギー用ミルクは、やさしい味のココアドリンクにすると味やにおいが気になりません。

カンタン献立

献立 ✱ 昼

卵・牛乳・小麦を使わない

ごはんに炒めものをのせれば
丼メニューで簡単。野菜の副菜を添えて。

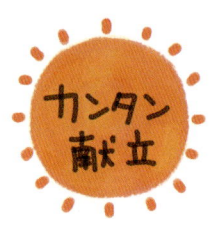

昼は主食とおかずを組み合わせたワンプレートディッシュが簡単でおいしい。じっくり作れるときは、副菜もしっかり手をかけて。

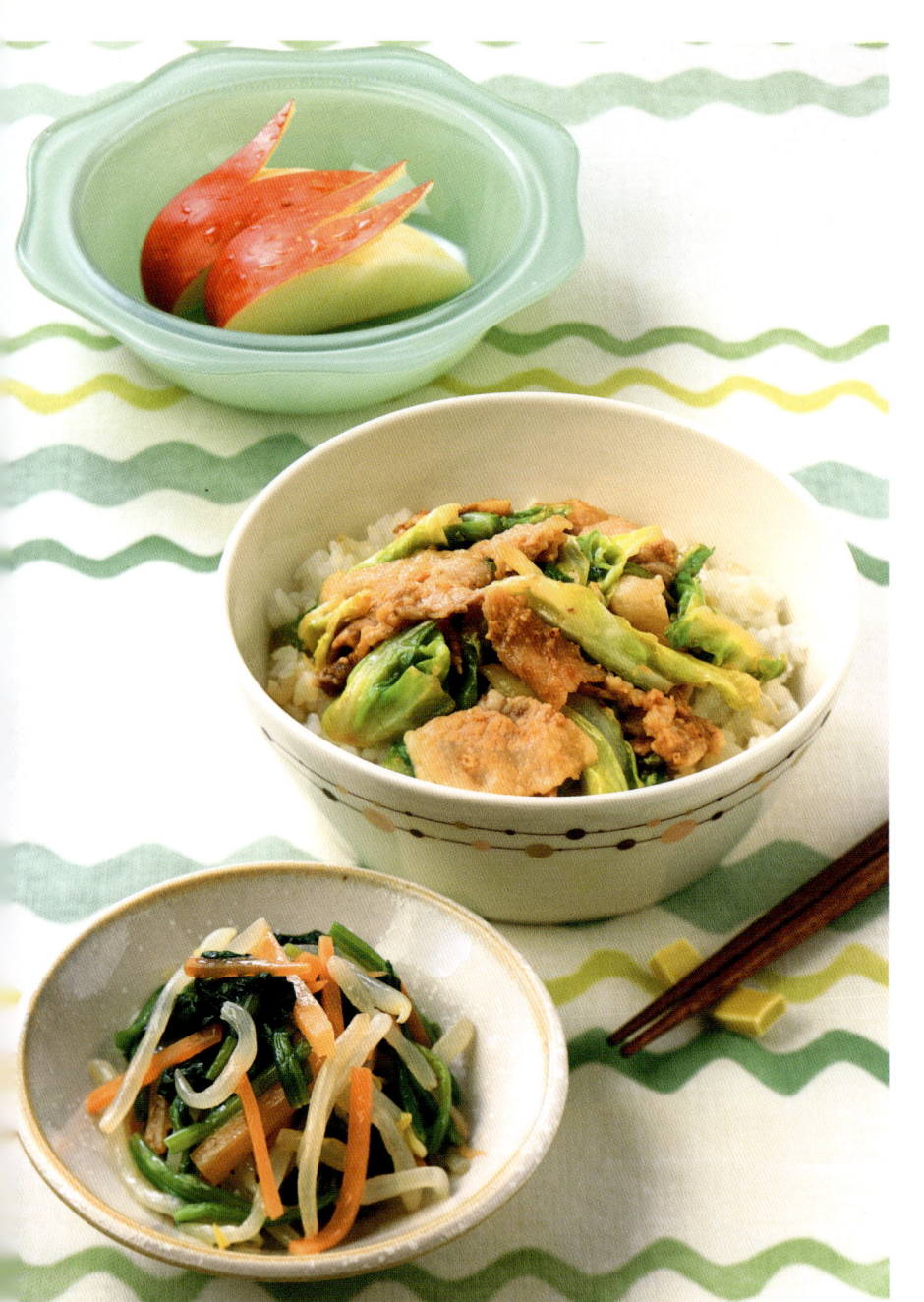

主食 ＋ 主菜 **豚肉とキャベツのみそ炒め丼**
ごはんに豚肉とキャベツのみそ炒め（P.91）をのせる。

副菜 **いろいろナムル** ▶ P.96

デザート **りんご**

POINT

ごはんにおかずをのせるだけの
バランスワンプレートメニュー

豚肉とキャベツのみそ炒め丼は甘辛みそダレで具を炒める簡単レシピ。ごはんのすすむおいしい1品です。ナムルなど簡単にできる野菜料理と果物で食物繊維やビタミンを補いましょう。

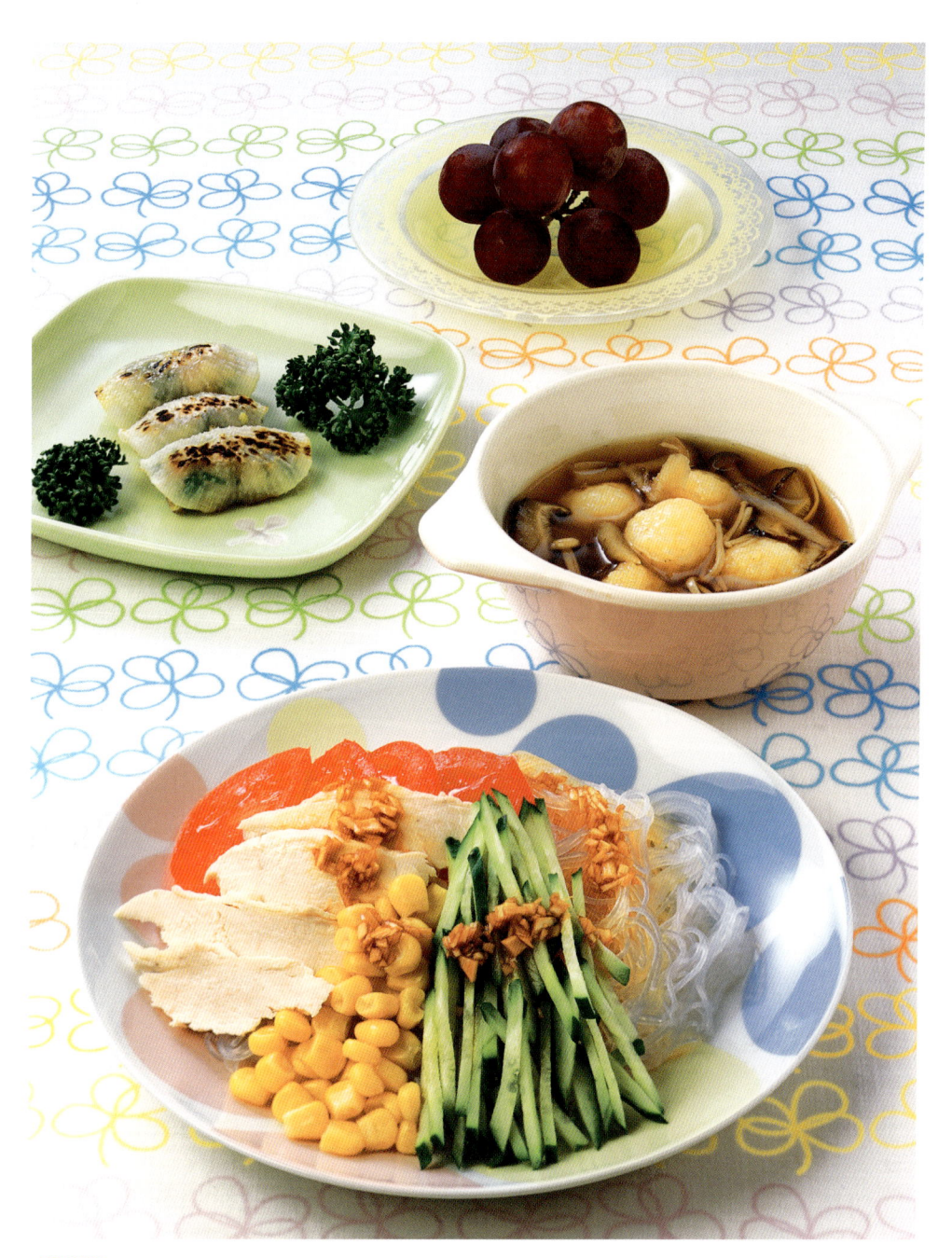

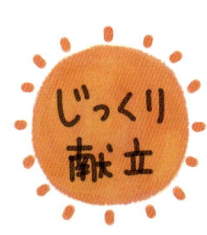

幼児食 ★ 卵・牛乳・小麦を使わない献立 ＊ 昼

じっくり献立

時間があるお昼には、ちょっと豪華な冷やし中華を。
おうちで中華風ランチを楽しんで。

[主食] ＋ [主菜] 春雨冷やし中華 ▶ P.83
[主菜] 大根ぎょうざ ▶ P.53
[汁もの] ごはんで団子汁 ▶ P.105
[デザート] ぶどう

午後のおやつ

午後、時間がとれるときには、お子さんと一緒におやつ作りを楽しんでも。みたらし団子（P.121）を一緒にこねたり、ホットプレートでパンケーキ（P.117）を焼いたりすれば、おやつの楽しみも倍増します！

POINT

春雨はエネルギーが少なめなので、他のおかずでエネルギーを補って

春雨は主食としてはエネルギーが少なめなので、ごはんを使った団子汁でエネルギーを補って。ひと口大のかわいい大根ぎょうざを合わせれば、おうちで中華風のランチが楽しめます。季節のフルーツを添えましょう。

卵・牛乳・小麦を使わない

カンタン献立

献立＊夜

夕食は家族で食卓を囲んで楽しく食べたいもの。組み合わせを意識して、今日1日の栄養バランスを整えて。

家族全員で楽しめる和食の簡単献立。肉そぼろをごはんにのせれば、お子さんも大満足。

[主食] 肉そぼろごはん
ごはんに肉そぼろ（P.109）をかける。

肉そぼろ

[汁もの] 根菜汁 ▶P.104
[主菜] ＋ [副菜] たらの煮もの 炊き合わせ風 ▶P.89
[副菜] 小松菜の白あえ
ゆでた小松菜を3cmの長さに切り、白あえペースト（P.25）をかける。

POINT

鍋に材料を入れて煮るだけのおかずは手軽！

メインのおかずは主菜とつけあわせを1つのお鍋で作れます。具だくさんの根菜汁も、具材を切って入れたらあとは鍋におまかせでOK。ゆでた野菜に白あえペーストをかけるだけで不足しやすい野菜料理もすぐできます。ごはんをおにぎりにしてあげれば、自分で持って食べることができるので、家族全員で一緒に食事を楽しむことができます。

66

幼児食★ 卵・牛乳・小麦を使わない献立＊夜

じっくり献立

ミートボール入りのパスタで主食＋主菜に。みんなで食べられるおうちイタリアンを楽しんで。

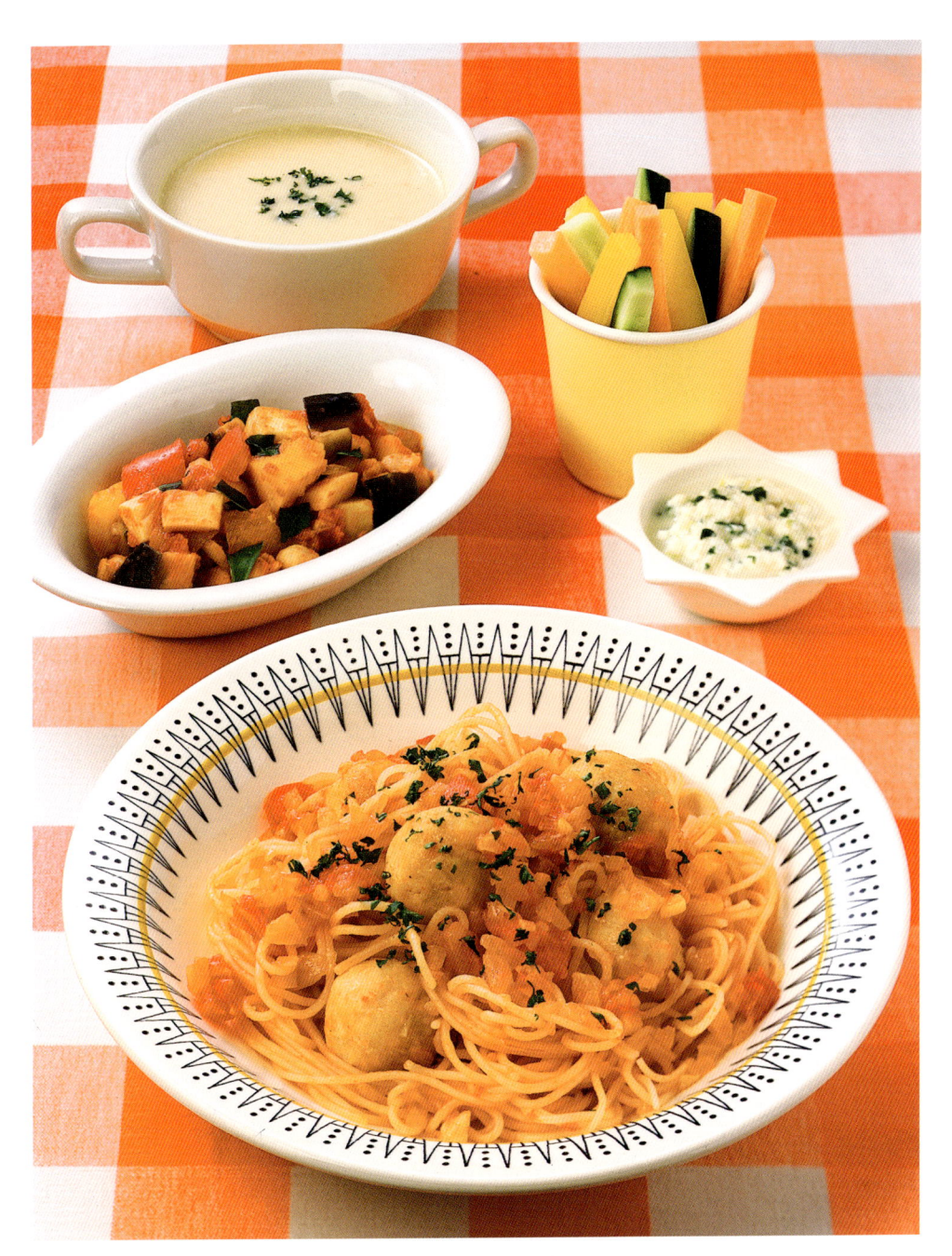

- 主食 ＋ 主菜　トマトソースミートボールパスタ ▶P.80
- 汁もの　白いんげん豆のポタージュ ▶P.107
- 副菜　豆入りラタトゥイユ ▶P.100
- 副々菜　野菜スティック・タルタルソース風添え

きゅうり、にんじん、黄パプリカをスティック状に切り、タルタルソース風（P.60）につけていただく。

POINT

麺を変えるだけでパスタ料理が家族一緒に楽しめる！

小麦アレルギーでも、麺だけを変えれば、家族みんなで同じメニューが楽しめます。ラタトゥイユ、スティック野菜で野菜もたっぷり。自分で食べられるスティック野菜を手に持たせてあげたら、お母さんもおいしいイタリアンディナーをゆっくり楽しんで。

67

おいしい主食レシピ

卵・牛乳・小麦を使わない

ごはん

卵、牛乳、小麦を使わなくてもおいしい主食ができます。ごはん、パン、麺などバラエティー豊かな主食メニューを楽しみましょう。

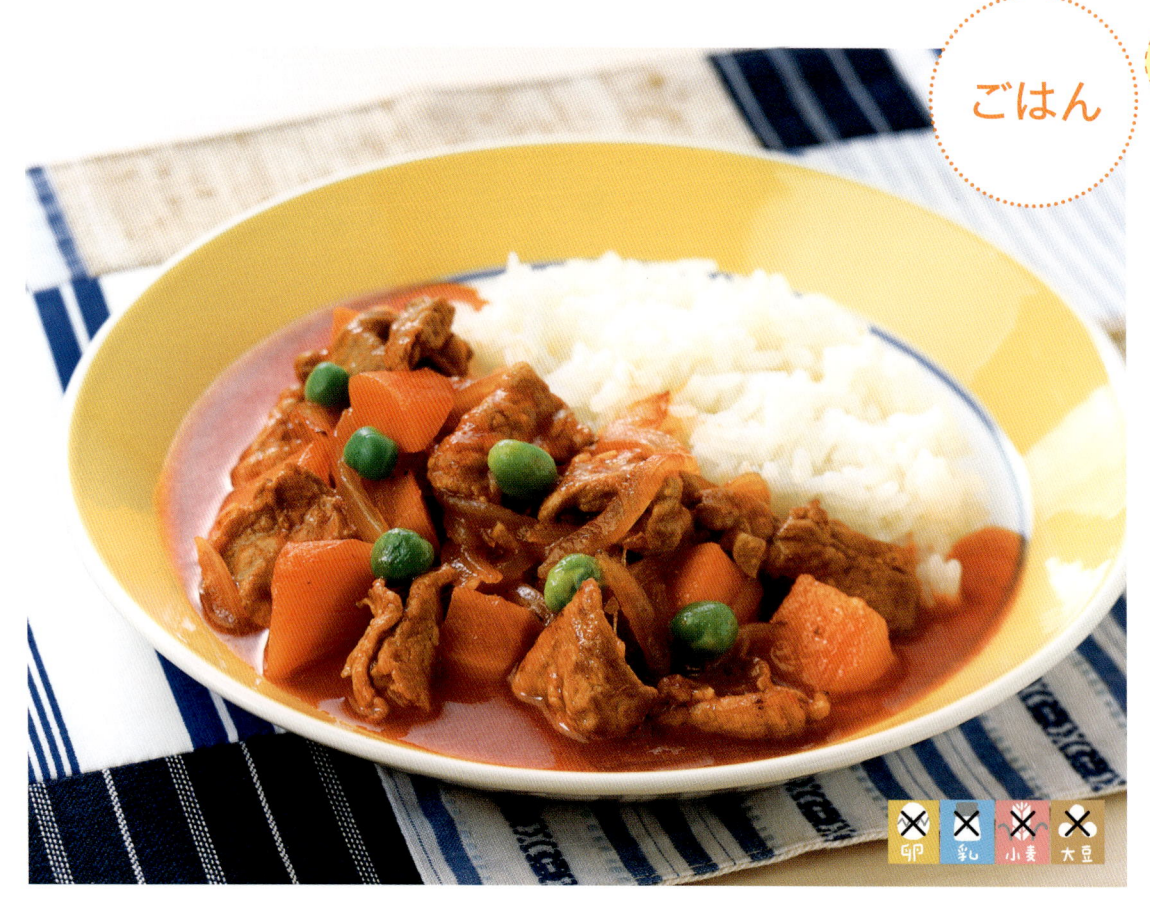

ルウを使わなくても本格的な洋食屋の味！
手作りハヤシライス

材料（1人分）
玉ねぎ 80g
豚もも肉 80g
にんじん 60g
にんにく ¼片
油 小さじ2
水 200ml
A ┌ トマトジュース 100ml
　├ しょうゆ 少々
　└ トマトケチャップ・ソース 各小さじ1
米粉 小さじ4
グリーンピース 10g
ごはん 1人分

作り方
① 玉ねぎは薄切り、豚肉はひと口大、にんじんは小さめの乱切り、にんにくはみじん切りにする。
② 鍋に油を入れ、にんにく、玉ねぎを甘い香りがするまでよく炒める。
③ ①の豚肉を②に入れて炒め、にんじんを入れ、蓋をしてやわらかくなるまで蒸し煮にする。
④ ③に分量の水を入れ、10分ほど煮込み、Aを入れてさらに煮込む。野菜がやわらかくなったら、米粉を全体にふり入れ、とろみをつける。
⑤ 器にごはんを盛り、④をかけて、グリーンピースを散らす。

代わりにこんな食材
豚肉の代わりに牛肉を使ってもOK。彩りにはコーンをのせてもきれい。

POINT 家にある調味料で手軽にハヤシライスができます
ハヤシライスのルウを使用しなくても、トマトジュース、しょうゆ、ケチャップなど家にある調味料でおいしいハヤシライスが手軽に作れます。とろみは米粉でつけて。

	エネルギー	たんぱく質	脂質
1～2歳なら ごはん100g+1人分の⅓量	278kcal	9.8g	4.4g
3～5歳なら ごはん150g+1人分の½量	416kcal	14.7g	6.6g

※しょうゆ、みそは、お子さんに使えるものを使用してください。

＊チャーハン2種＊

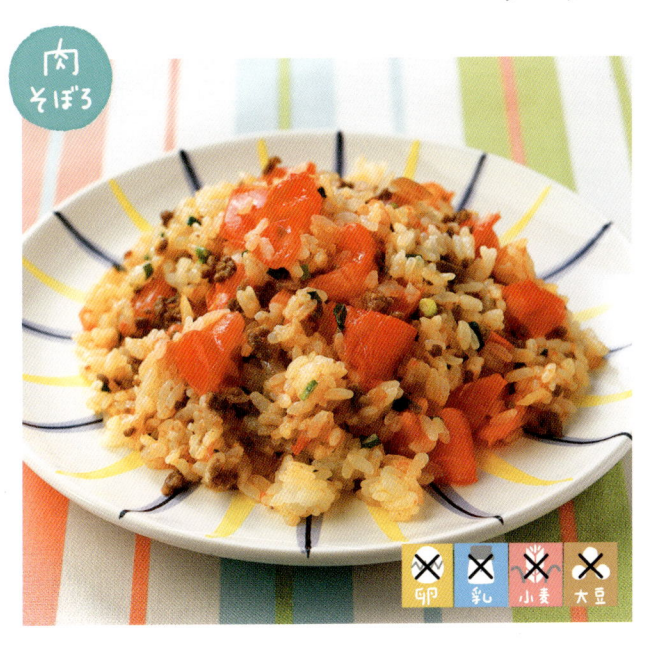

幼児食★卵・牛乳・小麦を使わない主食＊ごはん 手作りハヤシライス／えびと小松菜のチャーハン／ひき肉とトマトのチャーハン

肉そぼろ

	Ca	Fe
1〜2歳	95mg	1.5mg
3〜5歳	143mg	2.3mg

さっぱりとしたリゾット風
ひき肉とトマトのチャーハン

材料（1人分）
- 肉そぼろ（P.109） 70g
- トマト 1個
- 油 大さじ1
- にんにく 1片
- 万能ねぎ 1本
- ごはん 200g
- 塩 少々

作り方
1. トマトは食べやすい大きさにざく切りにする。にんにくはみじん切りにする。万能ねぎは小口切りにする。
2. フライパンに油を熱し、❶のにんにくを香りが出るまで炒めてから肉そぼろを加えて炒める。
3. ❷に❶のトマト、ごはん、万能ねぎを順に加えて炒め合わせ、塩で味をととのえる。

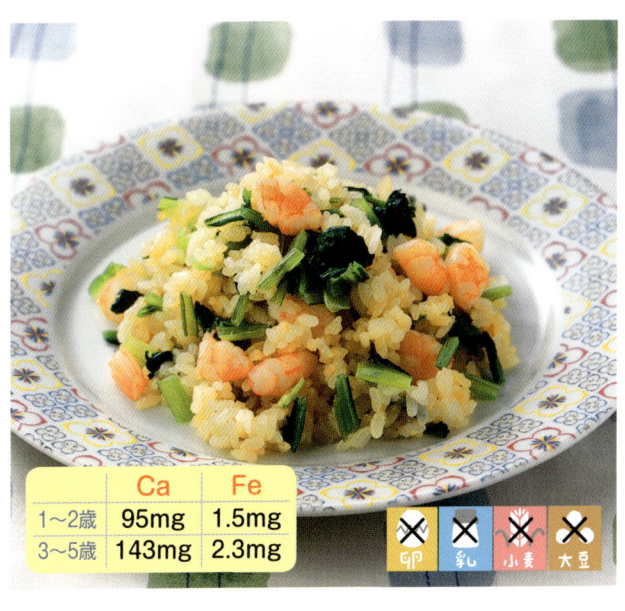

POINT　トマトの水分が出てリゾット風の仕上がりに
パラッと仕上げたければ、代わりにドライトマトを使うと水分が出ません。肉そぼろを常備していなければ、牛や豚のひき肉やもも肉などでもおいしくできます。

	エネルギー	たんぱく質	脂質
1〜2歳なら 1人分の½量	305kcal	7.4g	10.6g
3〜5歳なら 1人分の¾量	457kcal	11.1g	16.0g

ごま油の香りが食欲をそそる！
えびと小松菜のチャーハン

材料（1人分）
- 小松菜 80g
- ボイルえび 40g
- しょうが 5g
- ごはん 200g
- ごま油 大さじ1
- 塩・しょうゆ 各少々

作り方
1. 小松菜は塩ゆでして水けを絞り、1cm幅のざく切りにする。ボイルえびは尾を取り除き、食べやすいように小さめのひと口大に切る。しょうがはみじん切りにする。
2. フライパンにごま油を熱し、❶、ごはんを炒め合わせ、塩、しょうゆで味をととのえる。

POINT　小松菜でカルシウムアップ！
小松菜はカルシウムが豊富。野菜が苦手な場合は小松菜を小さくみじん切りに。桜えびやちりめんじゃこ、ごまを使うとカルシウムがさらにアップします。具を豚肉やレタスなどにアレンジして卵を入れずにおいしいチャーハンを楽しんで。

	エネルギー	たんぱく質	脂質
1〜2歳なら 1人分の½量	248kcal	7.5g	6.4g
3〜5歳なら 1人分の¾量	373kcal	11.2g	9.7g

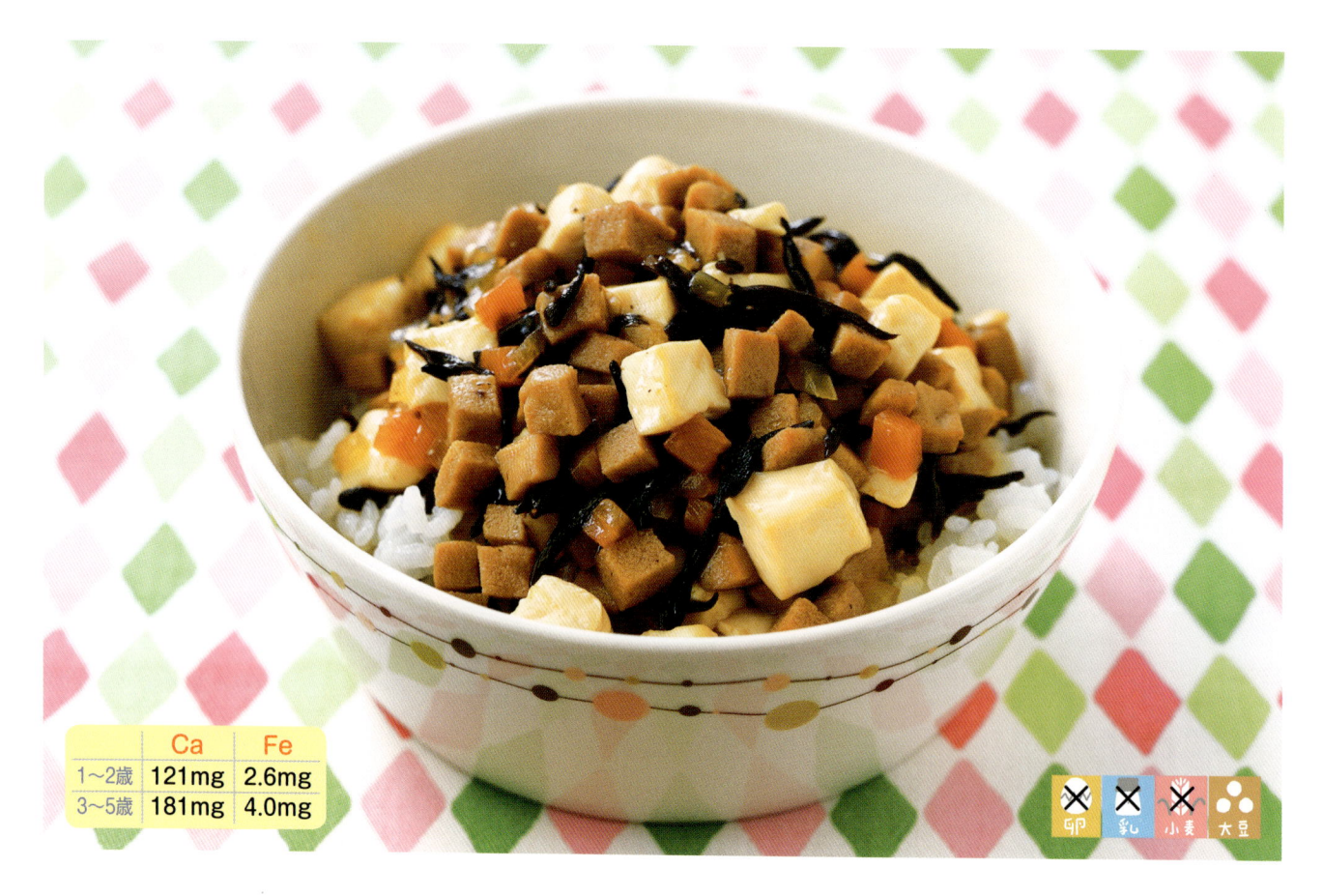

	Ca	Fe
1〜2歳	121mg	2.6mg
3〜5歳	181mg	4.0mg

カルシウムたっぷりのヘルシーごはん
ひじきと豆腐のお手軽丼

材料（1人分）
玉ねぎ 30g
絹ごし豆腐 1/3丁（100g）
ひじきと高野豆腐の煮もの（P.99）
　　1人分（120g程度）
しょうゆ 小さじ2
水溶き片栗粉 大さじ2
ごはん 1人分

作り方
① 玉ねぎはみじん切りにする。豆腐は水けをきってさいの目に切る。
② ひじきと高野豆腐の煮ものに①、しょうゆを加え、さらに煮る。水溶き片栗粉を加えてとろみをつける。
③ 器にごはんを盛り、②をかける。

POINT
カルシウムとたんぱく質がたっぷりとれる！
この1品で、たんぱく質とカルシウムがしっかりとれます。常備菜のひじきと高野豆腐の煮ものをごはんにかけるだけでもOK。2種類の豆腐の食感が楽しめます。

代わりにこんな食材
豆腐の代わりに、大豆水煮や鶏肉を入れてもおいしい。

	エネルギー	たんぱく質	脂質
1〜2歳なら ごはん100g+1人分の1/2量	278kcal	10.0g	4.5g
3〜5歳なら ごはん150g+1人分の3/4量	417kcal	15.1g	6.8g

※しょうゆ、みそは、お子さんに使えるものを使用してください。

幼児食 ★ 卵・牛乳・小麦を使わない主食 ＊ごはん　ひじきと豆腐のお手軽丼／鯛めし

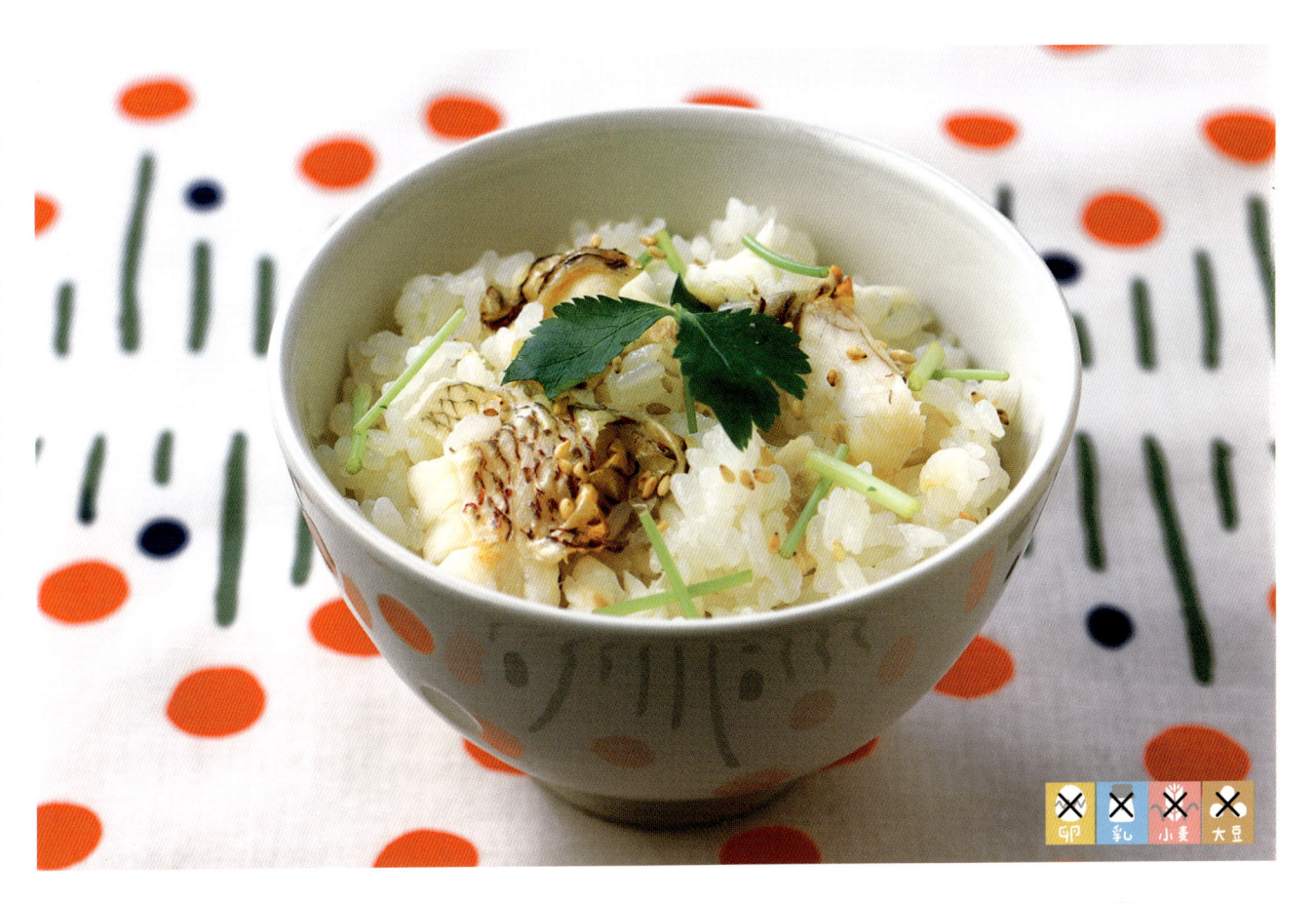

豪華でぜいたくなごはんは、お祝い事にも
鯛めし

材料（作りやすい分量：2人分）
米 1合
鯛（骨つきの切り身） 1切れ
水 200ml
塩 少々
酒 大さじ1
昆布（5cm角） 1枚
三つ葉 適量
白炒りごま 適量

作り方
① 米は水で洗い、ザルにあげて30〜40分ほどおく。
② 鯛は熱湯にさっとくぐらせて冷水にとり、水けをきる。または、オーブントースターで表面をカリッと焼いておく。
③ 炊飯器に①、分量の水、塩、酒を入れてかき混ぜ、昆布、②の鯛をのせて白米用の炊飯キーで炊く。
④ 炊きあがったら昆布と鯛を取り出す。鯛は骨をていねいに取り除いて身をほぐしてごはんに戻し、やさしくかき混ぜる。
⑤ ④を茶碗に盛り、ざく切りにした三つ葉、白炒りごまをかける。

POINT
鯛は熱湯に通したり、表面を焼いて臭みをとって
鯛は、火に通しておくことで臭みをとります。焼くと香ばしさも出ます。骨つきならだしがよく出ますが、骨なしの切り身を使うと骨を取る手間が省けます。

代わりにこんな食材
鮭やそのときの旬の魚を使っても。

	エネルギー	たんぱく質	脂質
1〜2歳なら 1人分の⅓量	221kcal	8.5g	2.0g
3〜5歳なら 1人分の½量	332kcal	12.8g	3.0g

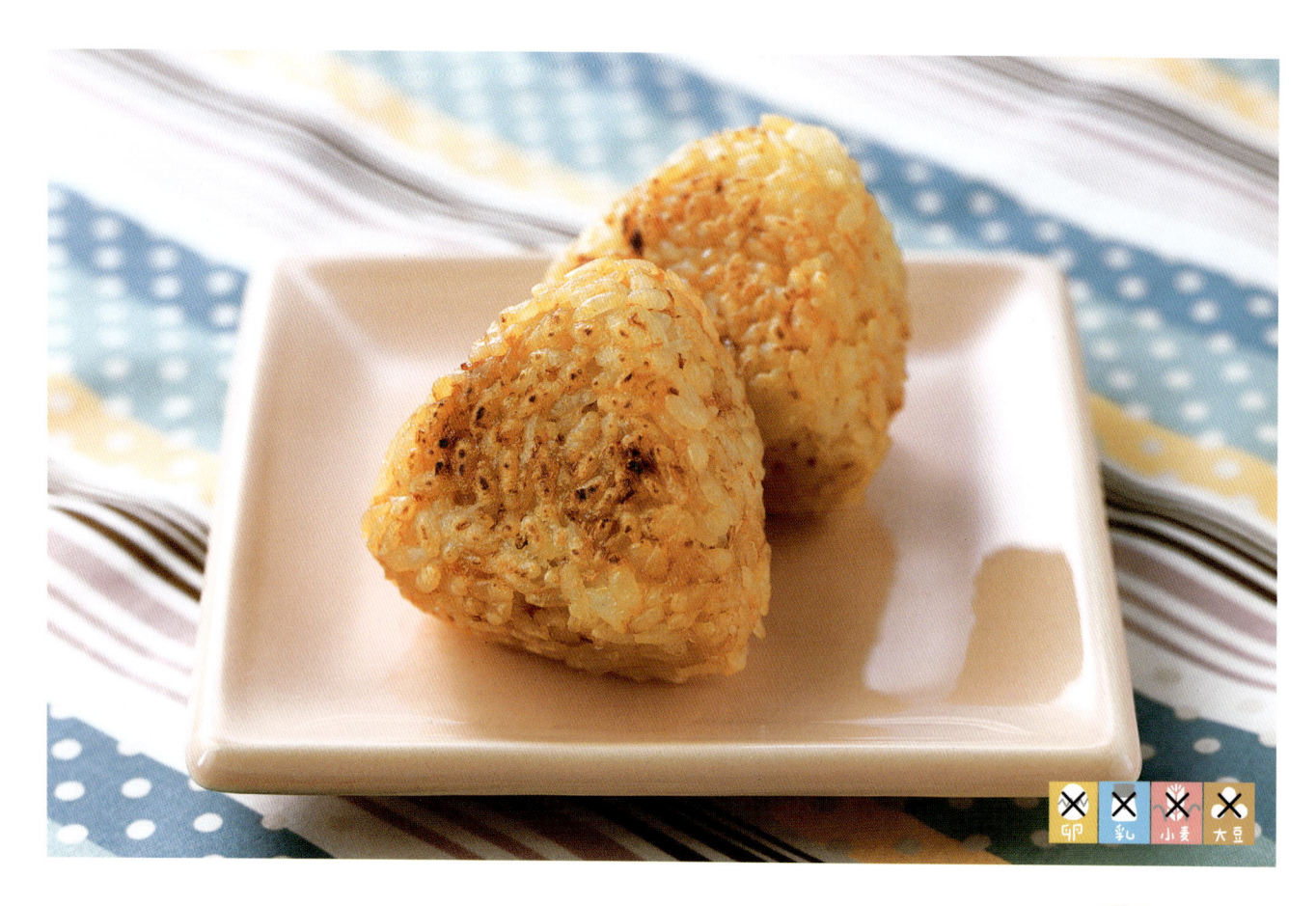

一度にたくさん作って冷凍しておくと便利！
焼きおにぎり

材料（1人分）
ごはん 200g
かつお節 3g
しょうゆ 大さじ1
おろししょうが 少々

作り方
1. かつお節、しょうゆ、おろししょうがを混ぜ、ごはんにあえて混ぜ合わせる。
2. おにぎりにしてトースターで焼く。

POINT
焼きおにぎりはまとめて冷凍保存がおすすめ

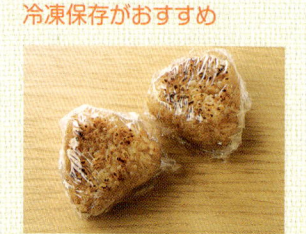

お子さんが自分で手に持って食べられるので、一度にたくさん作って冷凍しておくと忙しい朝には解凍するだけで便利。

代わりにこんな食材
具はしらす干しやごまを入れればカルシウムアップ。お子さんが好きな具ならなんでもOK。

こんなアイデア！
おかずがすすまないお子さんも、おにぎりにすると食べられることも多いもの。作り置きしてある食材を混ぜておにぎりにしてみて。間食にもおすすめです。

● **ごまじゃこ、ひじき、白身そぼろおにぎり**

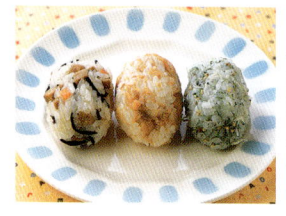

ごはんにごまじゃこふりかけ（P.73）、ひじきと高野豆腐の煮もの（P.99）、白身魚のそぼろ（P.109）をそれぞれ加えて混ぜ合わせ、おにぎりにする。

	エネルギー	たんぱく質	脂質
1～2歳なら 1人分の½量	180kcal	4.4g	0.4g
3～5歳なら 1人分の¾量	270kcal	6.5g	0.5g

※しょうゆ、みそは、お子さんに使えるものを使用してください。

幼児食★卵・牛乳・小麦を使わない主食＊ごはん　焼きおにぎり／ごはんのおともに

ごはんのおともに

ごはんのおともがあると、忙しい朝などには助かります。時間のあるときに作ってみては？
ごはんがすすまないお子さんもこれがあれば食べてくれそう。

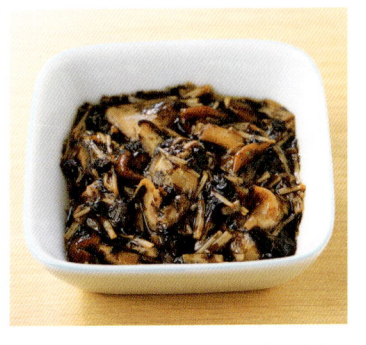

のりときのこの佃煮

えのきだけ（2cm幅）¼パック分、しいたけ（薄切り）1枚分、焼きのり（ちぎる）1枚、なめこ¼袋、だし汁100ml、しょうゆ・みりん各大さじ1を鍋に入れて煮込みます。のりの代わりに昆布でも。甘辛い味つけでごはんがすすみます。

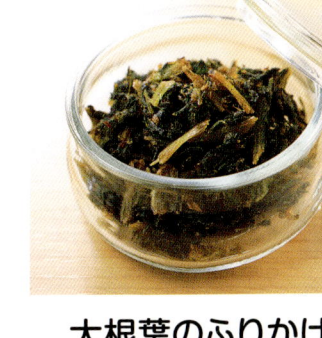

大根葉のふりかけ

大根の葉100gは刻み、ごま油小さじ1で炒める。煮干し粉大さじ1、砂糖小さじ2、しょうゆ大さじ1で味つけしてしっとりふりかけに。大根の葉は乾燥を使ってもOK。カルシウムが豊富です。

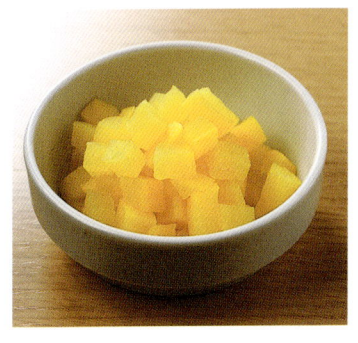

たくあん（市販）

市販品でも原材料に除去食物が含まれていなければ使えます。お漬物類には乳酸菌が入っているものもありますが、乳酸菌は牛乳とは関係ありません。刻んでおくと便利。

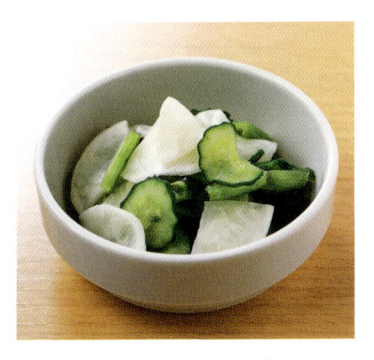

いろいろ野菜の浅漬け

かぶ、きゅうりをポリ袋に入れて昆布茶、塩を加えてもみ、味をなじませます。にんじん、大根、キャベツ、セロリなどの野菜でもおいしい。

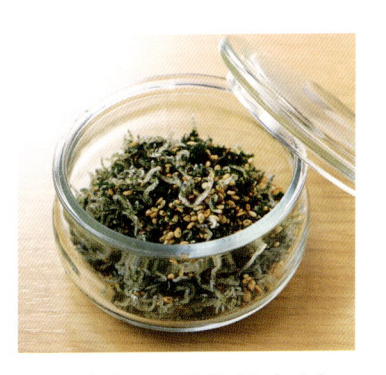

ごまじゃこふりかけ

白炒りごま大さじ1、ちりめんじゃこ大さじ3、青のり小さじ2を混ぜ合わせるだけ！カルシウム豊富なごまとちりめんじゃこを使った自家製のふりかけ。食卓に常備しておくと手軽にカルシウム補給ができます。

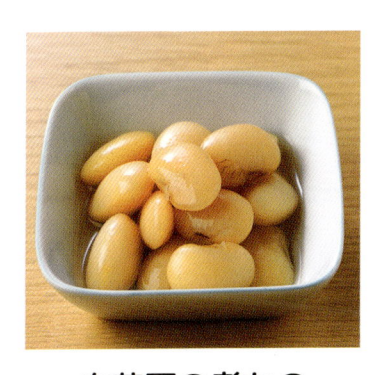

白花豆の煮もの

鍋にゆで白花豆100g、かぶるくらいの水、砂糖70g、塩小さじ⅛を加えて10分ほど煮、火を止め、味をなじませます。お豆のふっくらした味がごはんに合います。おやつにも。

パン

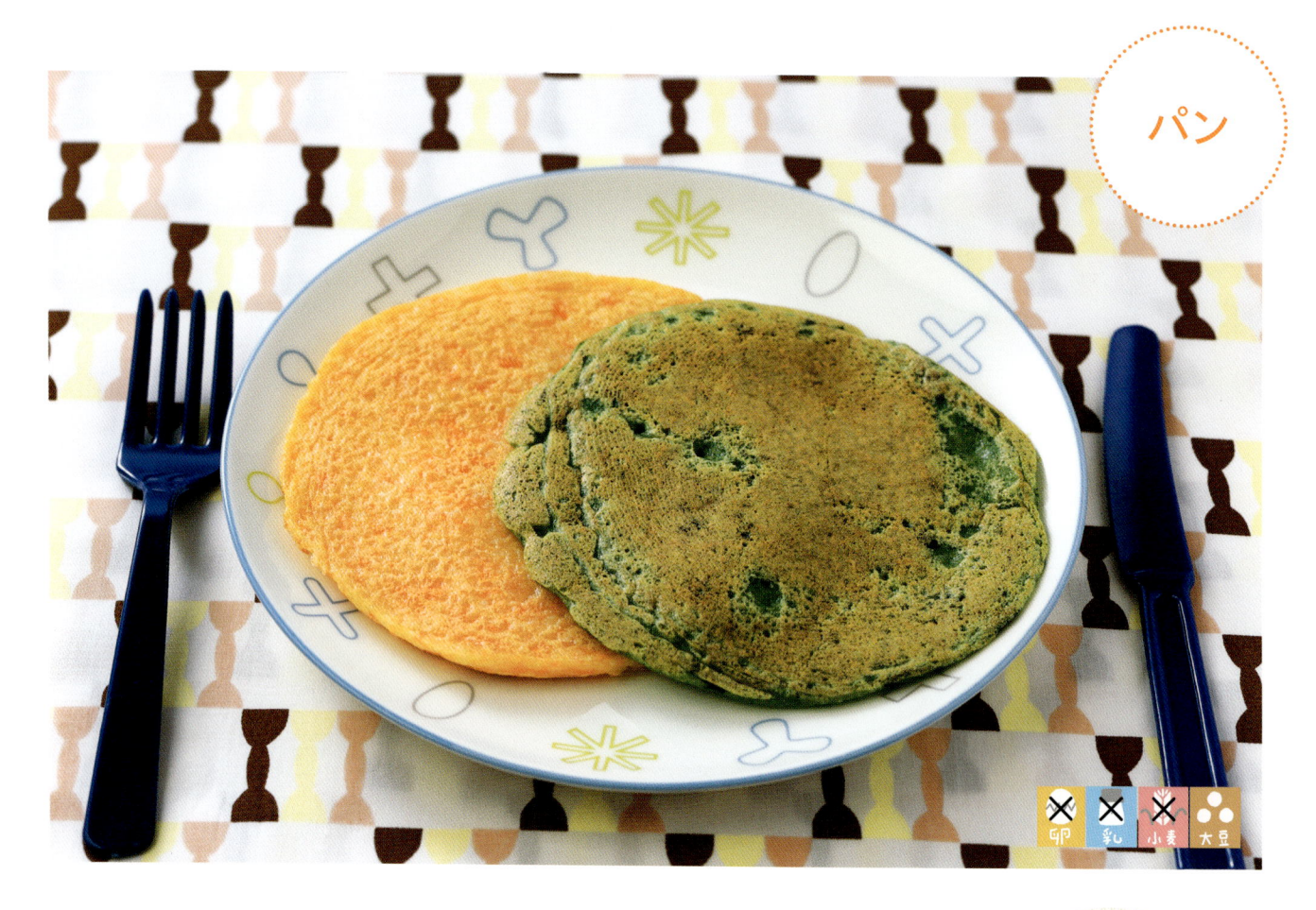

野菜が苦手なお子さんにも食べやすい、彩り鮮やかなパンケーキ
ほうれん草とにんじんのパンケーキ

材料（直径10cm2枚分）
ほうれん草・にんじん 各30g
山いも 80g
油 適量
A ┌ 米粉 大さじ6
　├ ベーキングパウダー 小さじ1
　├ 塩 ひとつまみ
　├ メープルシロップ 大さじ1
　└ 豆乳 30ml

作り方
❶ ほうれん草とにんじんをすりおろす。
❷ 山いもはすりおろし、Aとよく混ぜ合わせて2等分にする。
❸ ❷にそれぞれ❶のすりおろしほうれん草、にんじんペーストを加えてよく混ぜ合わせる。
❹ フライパンに油を熱し、それぞれ❸の両面を焼く。

POINT
冷凍ほうれん草を使うと便利
ほうれん草はゆでて冷凍したものを使うとすりおろすのが簡単。卵の代わりに山いもをつなぎに使っているので、モチモチやわらかい食感になります。冷凍保存もできます。

代わりにこんな食材
ミックスベジタブルを入れてもきれい。ココアを生地に混ぜればお菓子風に。

	エネルギー	たんぱく質	脂質
1～2歳なら **1枚**	221kcal	3.5g	6.7g
3～5歳なら **1.5枚**	332kcal	5.3g	10.1g

※しょうゆ、みそは、お子さんに使えるものを使用してください。

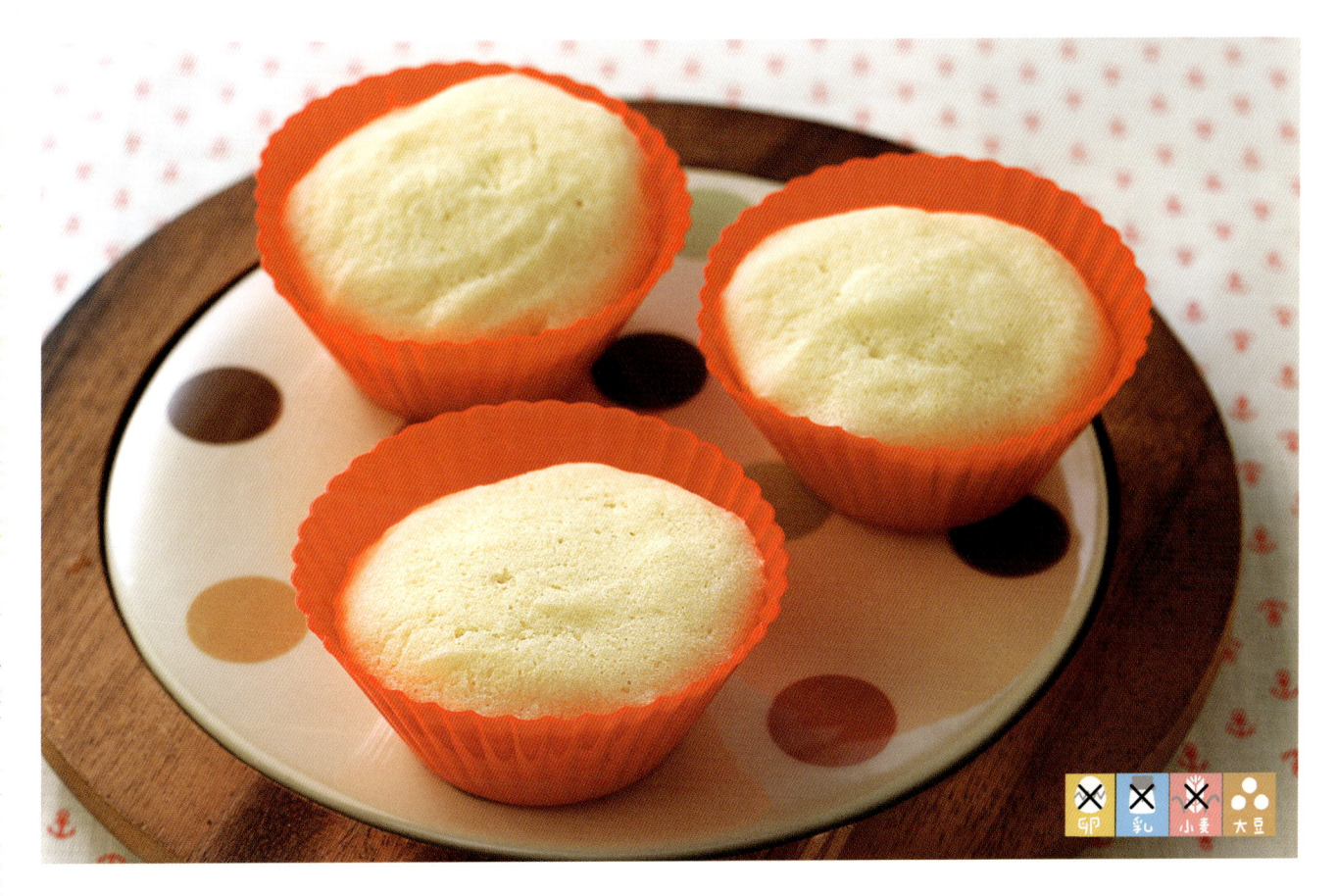

幼児食★ 卵・牛乳・小麦を使わない主食＊パン

ほうれん草とにんじんのパンケーキ／米粉の蒸しパン

混ぜてレンジ加熱するだけ！
米粉の蒸しパン

材料（2〜3個分）
米粉 ½カップ
砂糖 大さじ2
塩 少々
ベーキングパウダー 小さじ1
絹ごし豆腐 80g

作り方
① 材料は全て混ぜ合わせる。
② 耐熱の容器に入れる。
③ 電子レンジ(600W)で3〜4分加熱する。

POINT
粉がなじむように混ぜるのがコツ

材料を量るところから出来あがりまで10分程度。材料を混ぜるときは、粉がなじむように混ぜるのがコツ。豆腐が入っているのでたんぱく質が豊富。

代わりにこんな食材

かぼちゃ、さつまいも、レーズン、ごま、ココアなどお子さんの好きな食材を入れてアレンジしてみて。豆腐を入れずに作るときは、水と油を加え、少量のレモン汁を入れるとフワフワに仕上がります。

	エネルギー	たんぱく質	脂質
1〜2歳なら 1個	175kcal	4.0g	1.5g
3〜5歳なら 1.5個	233kcal	5.3g	2.0g

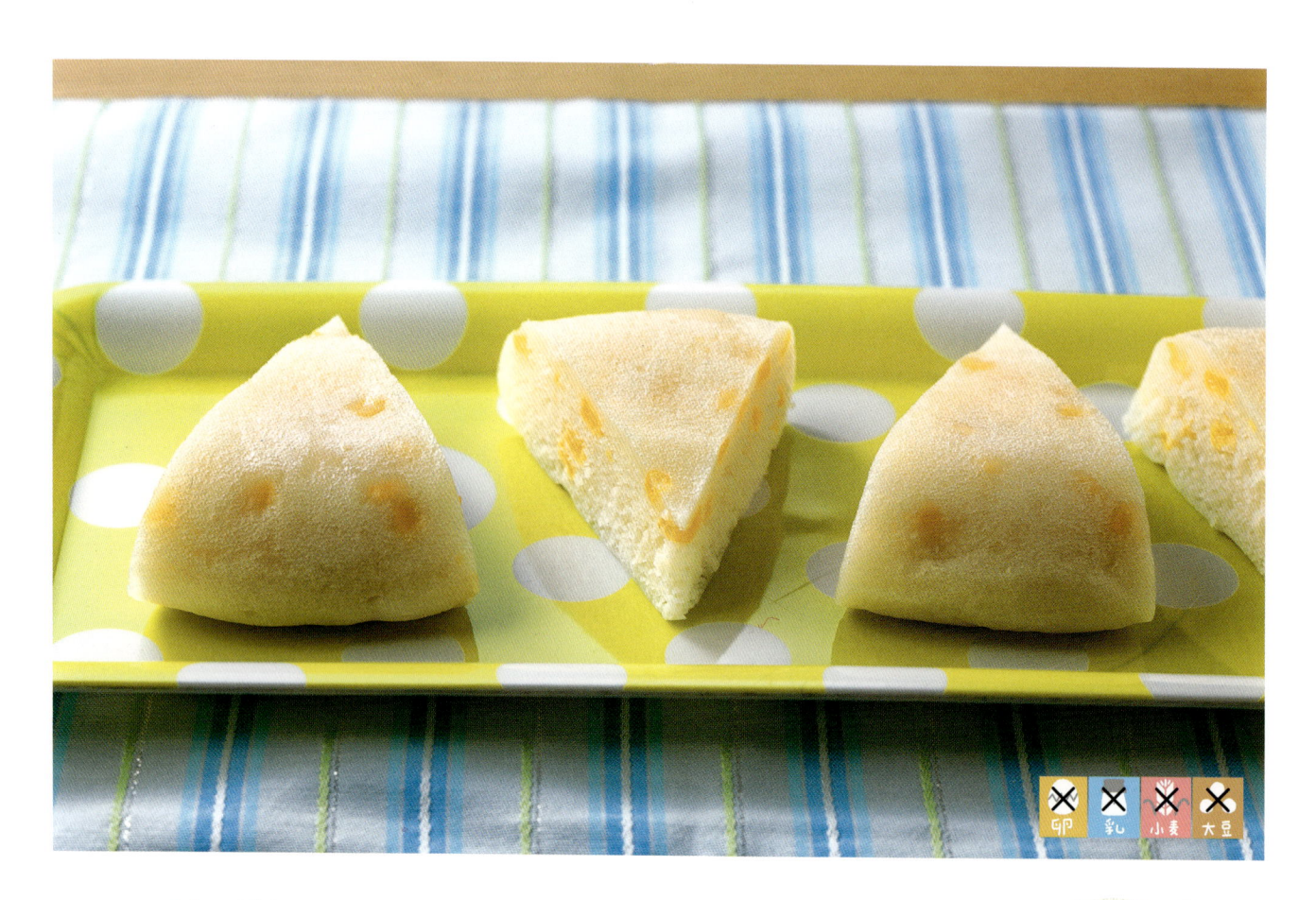

コーンの甘みがおいしい、モチモチ蒸しパン

炊飯器で作る米粉パン

材料（炊飯器1台分）

A ［ 米粉 150g
　　タピオカ粉 100g ］
砂糖 大さじ2
インスタントドライイースト 小さじ1
塩 小さじ½
オリーブ油 大さじ1
ぬるま湯（35℃くらい）200ml
ホールコーン 70g

■ 炊飯器について
レシピは10合炊きです。5.5合、3合炊きでも同様に作れますが、ふくらみにくい場合は材料を半量にするなど調節してください。

作り方

1. ボウルにAを入れ、砂糖とイーストを隣になるように入れる。
2. 砂糖、イーストと離れたところに塩、オリーブ油を入れ、イーストにかかるように、ぬるま湯を入れる。
3. ゴムベラで②をよく混ぜ、コーンを入れ全体になじませる（2分ほど混ぜ、ダマがなくなればOK）。
4. 炊飯器の内釜に③を流し入れて蓋をし、2倍弱になるまで室温で発酵させる（P.77*2）。発酵したら、炊飯キーを押す。
5. 炊飯が終了したらパンを取り出し、網にのせ粗熱をとる。

POINT

炊飯器で作るから蒸しパンのような仕上がり

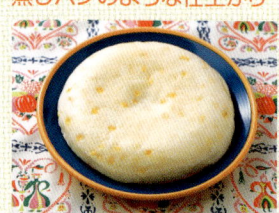

発酵しにくいときは少し保温のスイッチを入れてみて。モチモチとおまんじゅうのような歯ごたえなので肉まん風にひき肉を甘辛く炒めてはさんでもOK。

	エネルギー	たんぱく質	脂質
1〜2歳なら ⅙切れ	188kcal	1.8g	2.3g
3〜5歳なら ¼切れ	282kcal	2.8g	3.5g

こんなアイデア！

米粉とタピオカ粉をブレンドして瓶に保存しておくと便利

パンやクッキーなどを作るときのためにあらかじめ粉をブレンドして保存しておくと便利。ブレンドの目安は、もっちりフワフワ感を出すパン用なら米粉を多めに、サクサク感を出すクッキー用ならタピオカ粉を多めに。

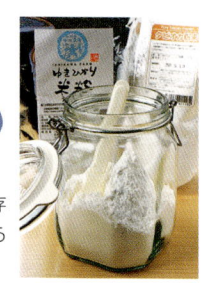

※しょうゆ、みそは、お子さんに使えるものを使用してください。

幼児食★卵・牛乳・小麦を使わない主食＊パン

炊飯器で作る米粉パン／丸形米粉パン

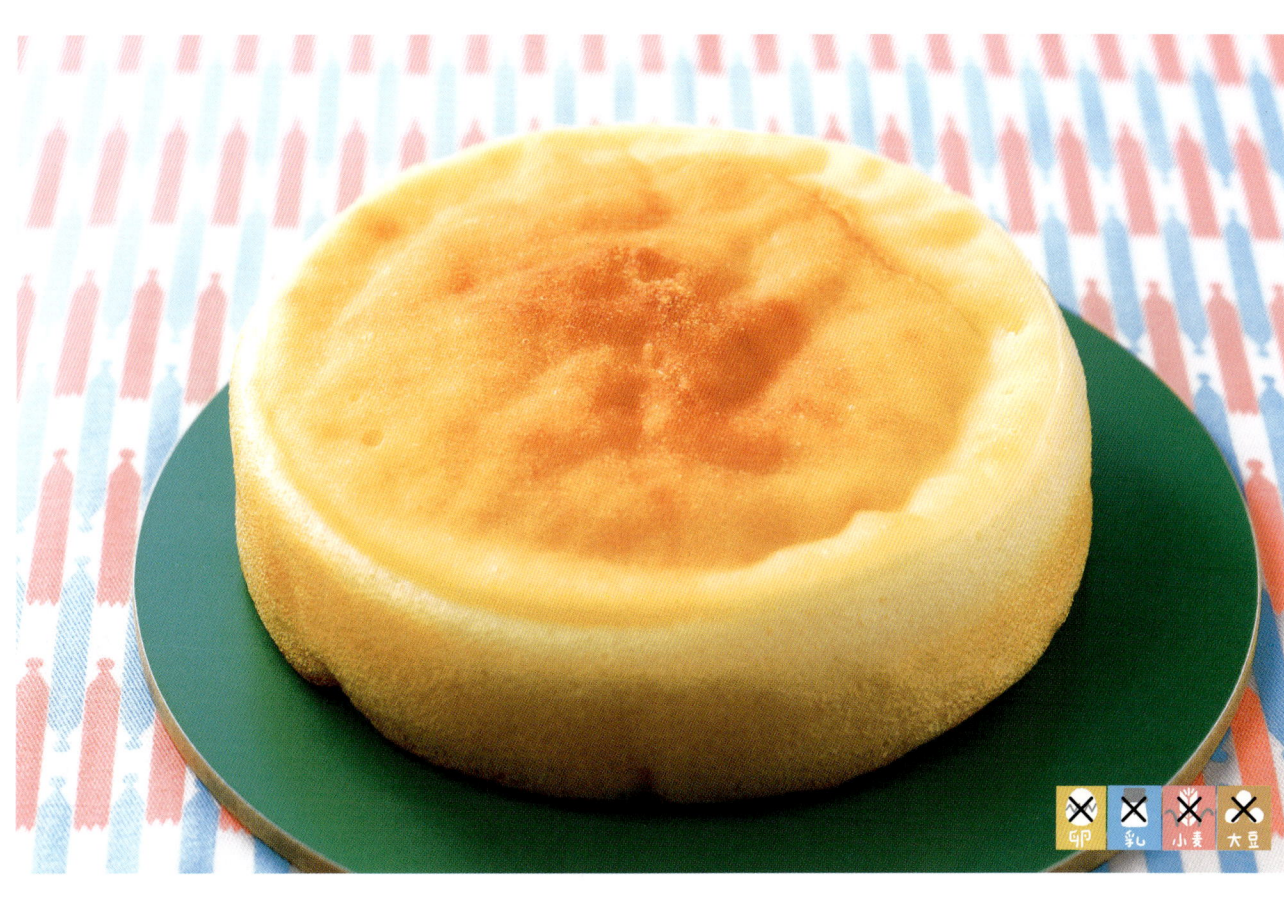

新しい食感のふんわりパン！
丸形米粉パン

材料（16cm丸型1台分）

A ┌ 米粉 150g
　└ タピオカ粉 100g
砂糖 大さじ1
インスタントドライイースト 小さじ2
塩 小さじ1/3
オリーブ油 小さじ2
ぬるま湯（35℃くらい） 240ml

作り方

① ボウルにAを入れ、砂糖とイーストを隣になるように入れる。

② 砂糖、イーストと離れたところに塩、オリーブ油を入れ、イーストにかかるように、ぬるま湯を入れる。

③ イーストが生地になじむようにゴムベラでしっかりと混ぜる*1。ラップをし、2倍弱の大きさになるまで常温で発酵させる*2。

④ 一度ゴムベラで全体を軽く混ぜ合わせ、油を塗った型に流し入れる。ラップをし、そのまま5～8分休ませる（生地がゆるいのでもれ出さないようにケーキ型を利用します）。

⑤ 220℃に予熱したオーブンで15分間焼く。焼き上がったら、型からはずし、網にのせ粗熱をとる。

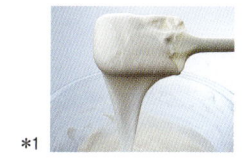

*1 焼く前の生地の状態はこれぐらい。小麦粉で作るパン生地のように弾力のある生地ではなく、流れるような生地にする。かたさはぬるま湯で調節を。

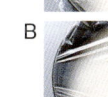

*2 発酵の具合。Aが生地を型に流し入れた状態。Bの発酵が1.5～2倍弱の大きさ。Cは発酵しすぎでNG。温度や湿度によって、発酵が早くすすむことがあるので注意。

POINT
米粉パンは硬くなりやすいとあきらめていませんか？
米粉にタピオカ粉をブレンドするとふっくらと焼きあがり、保存してもかたくなりにくいのが特徴。米粉の種類によって生地がなめらかになりやすいものとなりにくいものがあるので、ぬるま湯の量は生地の状態を見ながら調節を。冷凍も出来ます。解凍はレンジかトースターで。

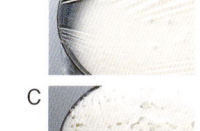

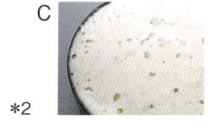

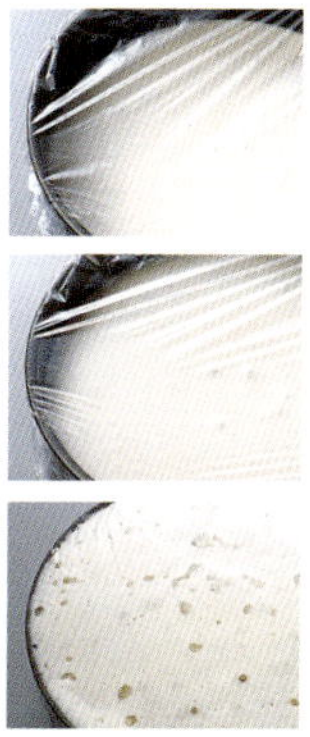

	エネルギー	たんぱく質	脂質
1～2歳なら 1/6切れ	166kcal	1.6g	1.6g
3～5歳なら 1/4切れ	249kcal	2.4g	2.4g

米粉パンアレンジ2種

P.77の米粉パンなら念願のサンドイッチもおいしくできます。
米粉のパンはあっさりしているので、サンドイッチの中身は味のしっかりついた具材が合います。
小麦のパンより切りやすくアレンジもしやすい！

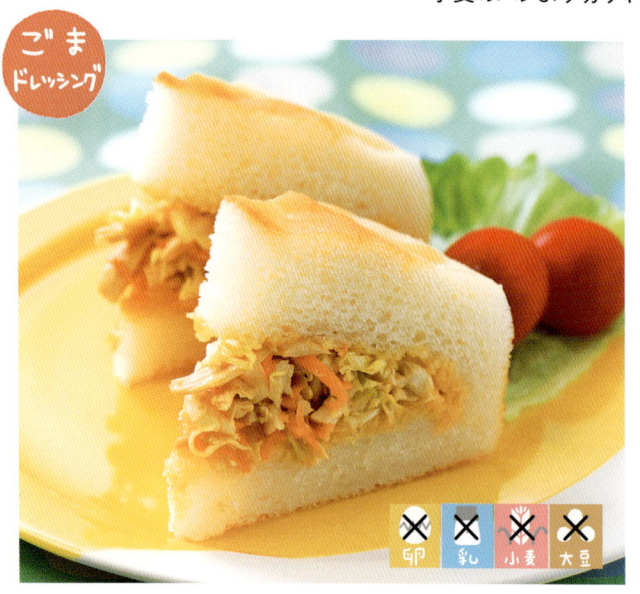

ごまドレッシング

手作りマヨネーズ風

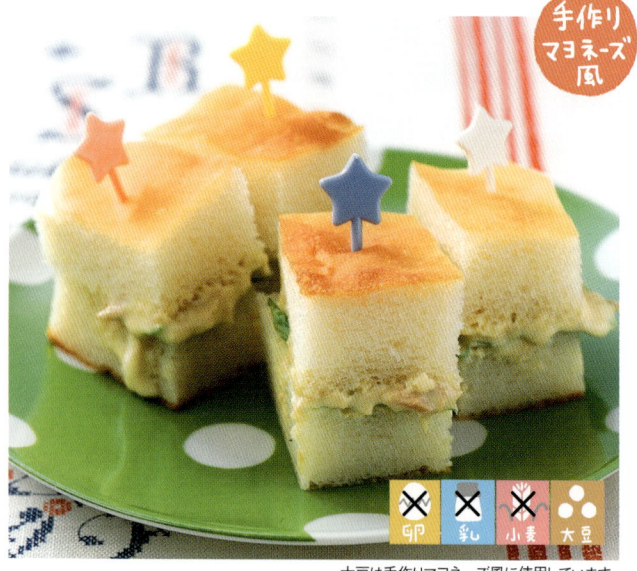

大豆は手作りマヨネーズ風に使用しています。

コクのあるごまドレッシング味がよく合う！
蒸し鶏とせん切り野菜のサンドイッチ

材料（米粉パン（P.77）⅛個分）

米粉パン ⅛個
ゆで鶏むね肉（P.111） 30g
にんじん・キャベツ 各20g
ごまドレッシング（P.60） 大さじ1

作り方

1. 米粉パンは写真のように半分の厚みのところに切り目を入れる。
2. ゆで鶏むね肉は手でさき、にんじん、キャベツをせん切りにする。
3. ボウルに❷の鶏肉、にんじん、キャベツを入れ、ごまドレッシングであえ、パンの切り目にはさむ。

あっさりして食べやすいツナサンド！
米粉パンのツナサンドイッチ

材料（米粉パン（P.77）⅛個分）

米粉パン ⅛個
手作りマヨネーズ風（P.60）・ツナ缶 各大さじ1
レタス ¼枚

作り方

1. 米粉パンはサンドイッチ用にスライスする。
2. 手作りマヨネーズ風に、ツナを混ぜ合わせる。
3. パンに❷を塗ってレタスをのせ、もう1枚のパンでサンドする。

代わりにこんな食材

焼き肉、照り焼き、きんぴらごぼうなどごはんに合うおかずとの相性が抜群。パンを薄く切ってラップで巻いてロールサンドにしてもかわいい！

エネルギー	たんぱく質	脂質
244kcal	7.7g	9.0g

米粉パンのおいしい食べ方

- 薄切りにしてフライパンに油をひいてカリッと両面を焼きあげて砂糖をふればカリカリラスクに！
- トースターで焼いて、ごま油、みそ、砂糖各少々を混ぜ合わせたペーストやのりの佃煮を塗ってもおいしい！

エネルギー	たんぱく質	脂質
209kcal	5.0g	5.8g

※しょうゆ、みそは、お子さんに使えるものを使用してください。

小麦粉のパン

卵と牛乳を使わない

卵や牛乳のアレルギーがあると市販のパンで食べられるものが見つかりにくいこともあるので、卵と牛乳を使わない小麦粉のシンプルパンの作り方をご紹介します。

丸パン

材料（小8個分）
強力粉 200g
砂糖 大さじ1
インスタントドライイースト 小さじ1
塩 小さじ½
オリーブ油 大さじ1
ぬるま湯 125ml

作り方

1. 強力粉をボウルに入れ、砂糖、イーストを隣になるようにおく。
2. 塩、オリーブ油をイーストと離しておき、イーストをめがけてぬるま湯をかける。
3. 全体をよく混ぜ、イーストの溶け残りがないようにしっかり混ぜる。
4. 粉っぽさがなくなったら、台に出し、こねる。
5. 生地の表面がツルッとして弾力が出てきたら、生地を丸めてボウルに戻してラップをし、オーブンの発酵キーで約30～40分（常温で約40分～1時間くらい）放置し、1.5～2倍の大きさになるまで発酵させる。
6. こぶしで軽く生地を押してガス抜きし、台に出して分割して丸め、濡れ布巾をかけ5分生地を休ませる。
7. 丸め直し、オーブンの発酵キーで約20～30分くらい発酵し、180℃で15分焼く。

＊オーブンやその日の湿度により発酵時間、焼き時間は多少変わるので調節を。

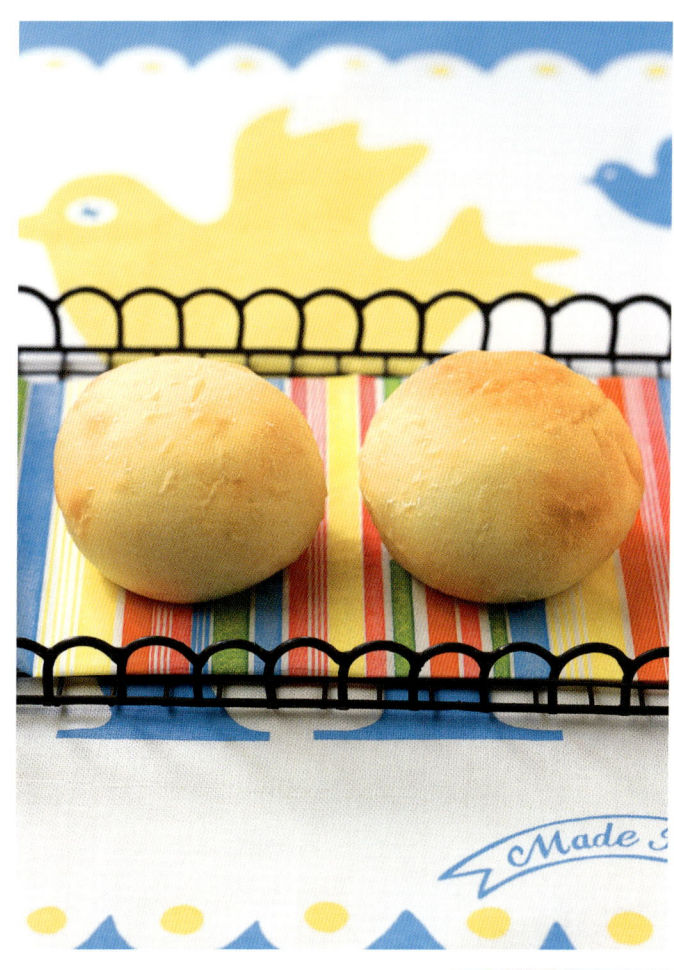

	エネルギー	たんぱく質	脂質
1～2歳なら **1.5個**	175kcal	4.7g	3.1g
3～5歳なら **2個**	219kcal	5.9g	3.9g

つみれ
肉団子

麺

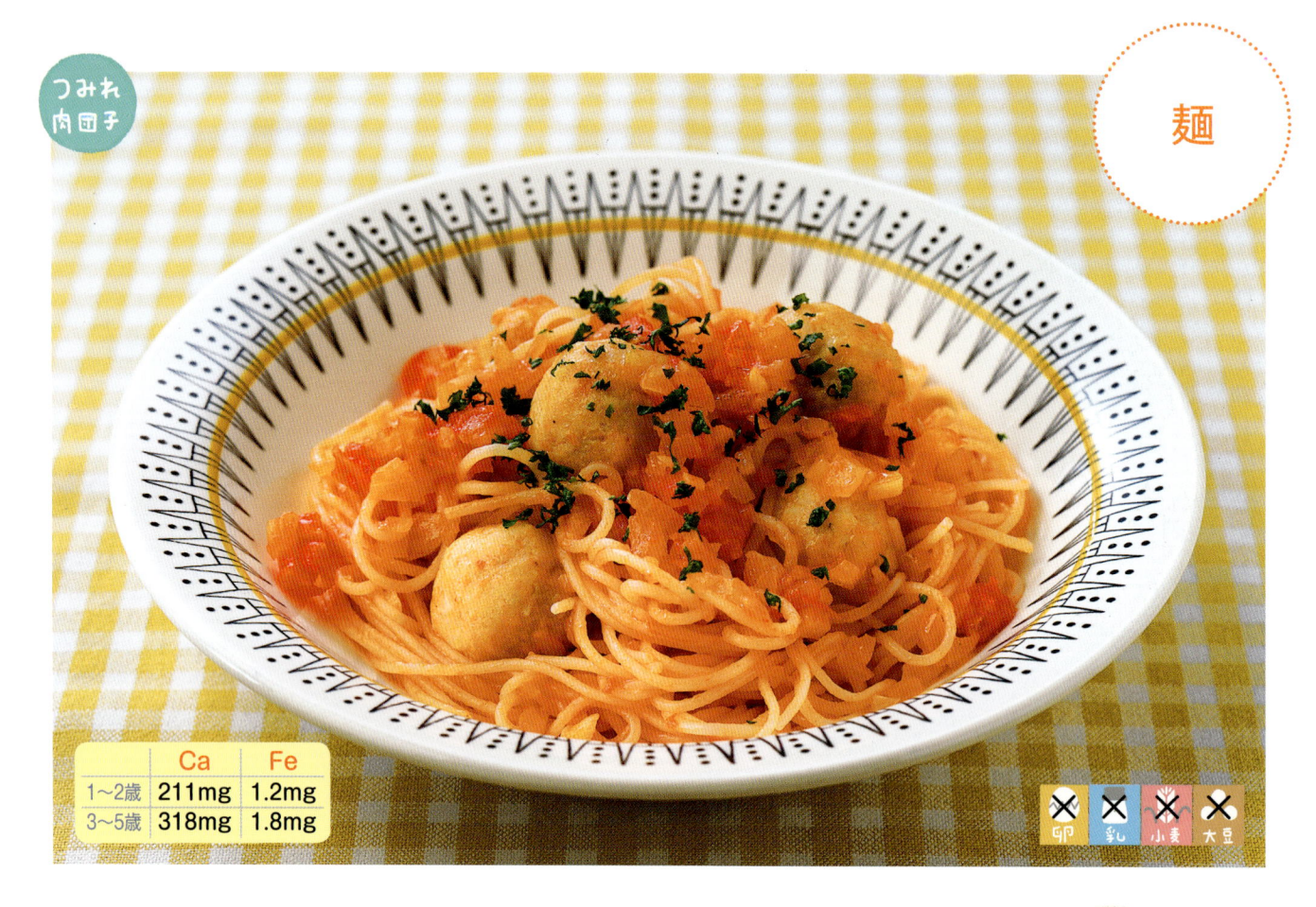

	Ca	Fe
1～2歳	211mg	1.2mg
3～5歳	318mg	1.8mg

つみれの肉団子でカルシウムアップ！
トマトソースミートボールパスタ

材料(1人分)
玉ねぎ ½個
にんにく 1片
パセリ 少々
オリーブ油 大さじ1
ホールトマト缶 2カップ
つみれの肉団子 (P.108) 5個
ライスパスタ (乾) 100g
塩 少々

作り方
1. 玉ねぎ、にんにく、パセリはみじん切りにする。
2. フライパンにオリーブ油を熱し、にんにくを香りが出るまで炒めてから玉ねぎを加えて炒め合わせる。
3. 玉ねぎがしんなりしたらホールトマト缶をつぶして加える。つみれの肉団子も加えて中火で10分ほど煮る。
4. ライスパスタは表示通りゆでる。
5. 水けをきった❹を❸に加えてさっとからめ、塩で味をととのえる。器に盛り、パセリのみじん切りをふる。

POINT
不足しがちなカルシウムをつみれの肉団子で補って

子供から大人まで人気のトマトソースパスタにつみれの肉団子を使うとカルシウム補給もできます。ライスパスタは水分を吸いやすいので、ソースの水分量を多めにしてからめるのがポイント。

代わりにこんな食材

つみれの肉団子がなければ、ウィンナーや鶏肉などでもおいしくできます。彩りにはブロッコリーやいんげんを添えて。ライスパスタの代わりに雑穀でできた麺でも。

	エネルギー	たんぱく質	脂質
1～2歳なら 1人分の⅓量	264kcal	10.2g	7.8g
3～5歳なら 1人分の½量	397kcal	15.4g	11.8g

■ うちライスパスタの栄養素量

	エネルギー	たんぱく質	脂質
1～2歳なら (約30g)	189kcal	3.5g	0.8g
3～5歳なら (約50g)	126kcal	2.3g	0.5g

※しょうゆ、みそは、お子さんに使えるものを使用してください。

＊パスタソース3種＊

栄養素量はソースのみで示しています。
ライスパスタの栄養素量はP.80を参照してください。

カルボナーラ風クリームソース
ライスパスタとよく合う大人も楽しめるエスニックな味

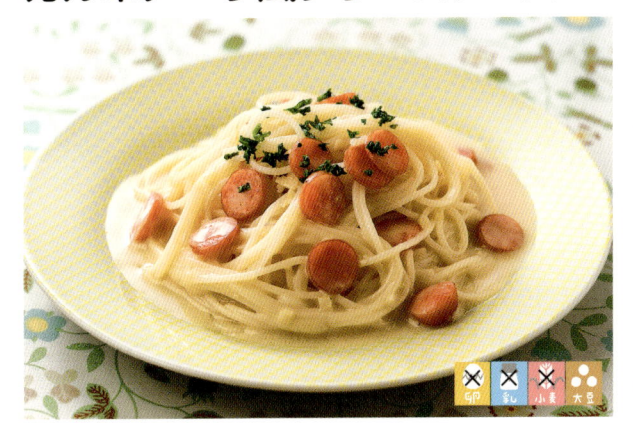

材料と作り方(1人分)

① フライパンに油大さじ1を薄くひき、にんにくのみじん切り½片を入れて香りがするまで炒める。薄い輪切りにしたウインナー4本分を両面こんがりするまで炒める。

② ①のフライパンにココナッツミルク、水各70mlを入れて洋風だし(P.139) ½個を入れる。パスタのゆで汁大さじ2、豆乳70mlを入れ、塩、黒こしょう各少々を入れて味をととのえる。

	エネルギー	たんぱく質	脂質
1~2歳なら 1人分の⅓量	141kcal	4.0g	13.1g
3~5歳なら 1人分の½量	211kcal	6.0g	19.7g

POINT
ココナッツミルクを使用すると、乳製品を使用したクリームパスタよりもさっぱりします。ウィンナーのほかに鶏肉や豚肉などを塩などでしっかり味をつけて焼いて使用してもおいしい。

ほたてとアスパラのコーンクリームソース
クリームコーン缶を使って子供が好きなクリーム系のソースに

材料と作り方(1人分)

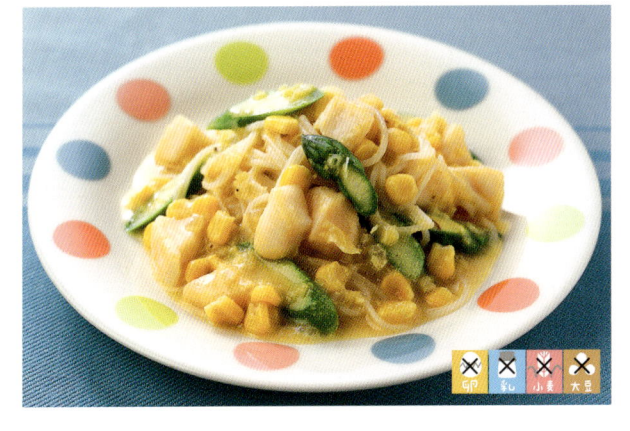

① ほたて貝柱4個は4等分くらいの食べやすい大きさに切っておく。

② 斜め切りにしたアスパラガス1½本をゆでる。

③ フライパンに油大さじ1を熱し、みじん切りにした玉ねぎ20g、①、汁けをきったホールコーン大さじ3を炒め合わせる。②、クリームコーン缶、水各70ml、洋風だし(P.139) ½個を加えてから塩、こしょう各少々で味をととのえる。

	エネルギー	たんぱく質	脂質
1~2歳なら 1人分の⅓量	111kcal	5.8g	4.6g
3~5歳なら 1人分の½量	166kcal	8.7g	6.9g

POINT
あっさり味のほたて貝柱の他に鶏肉、豚肉を使用するとコクが出ておいしい。かぼちゃを入れると甘みが出ます。

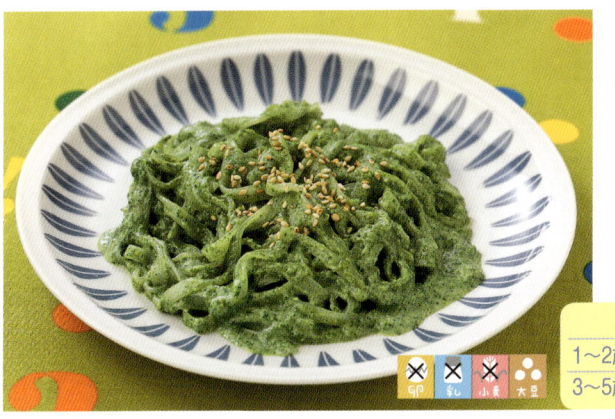

ジェノベーゼソース
春菊と水菜の割合はお好みで調節してみて

材料と作り方(1人分)

① 春菊60g、水菜40gは鍋に入れ、塩ゆでし、水けをきってざく切りにする。にんにく½片はみじん切りにする。

② ①、豆乳100ml、米粉、練りごま(白)各小さじ1、塩小さじ½を加え、ミキサーなどでペースト状にする。

	Ca	Fe
1~2歳	86mg	1.5mg
3~5歳	129mg	2.2mg

	エネルギー	たんぱく質	脂質
1~2歳なら 1人分の⅓量	39kcal	2.5g	1.8g
3~5歳なら 1人分の½量	58kcal	3.7g	2.7g

POINT
ごまで春菊の独特の香りが消されるので、葉野菜の苦手なお子さんにも食べやすい。ペーストは、ステーキやゆでたじゃがいもなどにもよく合います。

フォーラーメン

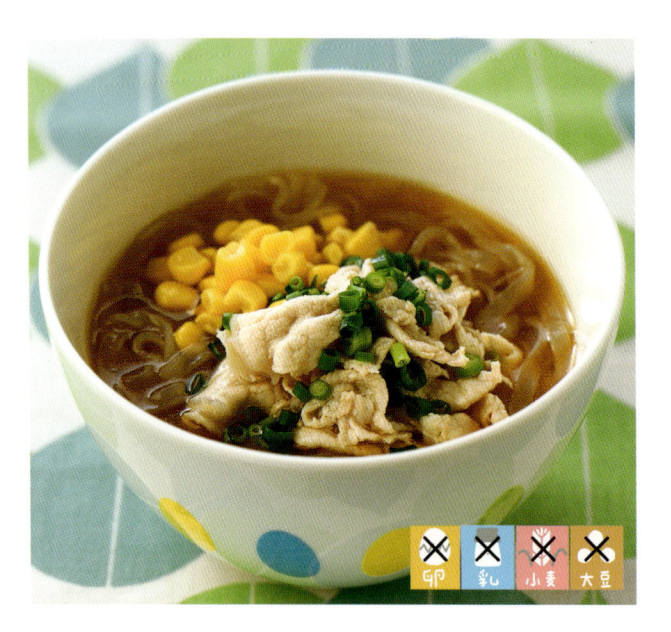

ベトナムの代表的な米麺は中華麺の代わりに

材料（1人分）
- フォー（米麺）乾めん 100g
- 豚ロース薄切り肉 100g
- ホールコーン 大さじ1½
- 万能ねぎ 小さじ1½
- A
  - 鶏ガラだし（P.139） 大さじ1
  - 薄口しょうゆ 大さじ1½
  - 塩 少々
  - 砂糖 小さじ1½
  - 水 300ml

作り方
1. 鍋でたっぷりの湯を沸かし、半分に切った豚肉をゆでる。アクを取り除いたらフォーをゆでて、ザルにあげておく。
2. 別の鍋にAを温める。
3. 器に①、コーン、小口切りの万能ねぎをのせ、②をかける。

POINT：やわらかく食べやすいフォーはお子さん向け
米粉から作られたフォーはきしめんのように平たいのが特徴。ほとんどコシがなく、箸でつまみ上げるだけで切れてしまうこともありますが、お子さんにはやわらかくて食べやすい麺です。ほんのり甘い鶏ガラだしがよく合います。フォーの代わりに雑穀の麺でも。

フォーやビーフンの米麺をおいしく仕上げる方法
下ゆでをしっかりすることと、だし汁や野菜スープで麺にうまみを充分に吸わせることが米麺をやわらかくするコツ。

	エネルギー	たんぱく質	脂質
1～2歳なら 1人分の⅓量	232kcal	9.7g	7.0g
3～5歳なら 1人分の½量	348kcal	14.5g	10.5g

焼きビーフン

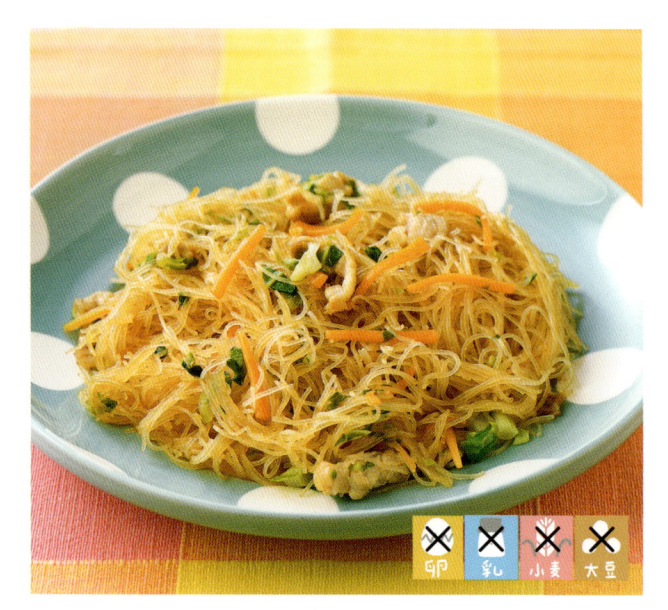

麺がやわらかくて食べやすい！

材料（1人分）
- ビーフン（米麺）乾めん 100g
- 豚ロース薄切り肉 100g
- キャベツ 1枚
- 玉ねぎ ⅙個
- にんじん ⅙本
- 油 小さじ2
- 中濃ソース 大さじ2
- A
  - 洋風だし（P.139） ¼個
  - しょうゆ・砂糖 各少々
  - 水 100ml

作り方
1. ビーフンは表記通り熱湯でゆで、食べやすい長さにざく切りにする。
2. 豚肉は食べやすい大きさに、キャベツはざく切り、玉ねぎは薄切り、にんじんは細切りにする。
3. フライパンに油を熱し、②の豚肉を炒める。豚肉の色が変わったら野菜を加えてよく炒め合わせ、①、Aを加え、水分を飛ばすように炒め合わせる。ソースを加えて味をととのえる。

POINT：手に入りやすいビーフンは米麺だから安心
米で作られたビーフンは、スーパーなどでも手に入りやすい食材。味つけは、ソースの代わりに塩、油にはごま油を使ってもおいしくできます。牛肉やえびなどお子さんの好きな具を入れてアレンジを。

	エネルギー	たんぱく質	脂質
1～2歳なら 1人分の⅓量	271kcal	9.4g	9.7g
3～5歳なら 1人分の½量	407kcal	14.1g	14.5g

※しょうゆ、みそは、お子さんに使えるものを使用してください。

幼児食★卵・牛乳・小麦を使わない主食＊麺

焼きビーフン／フォーラーメン／春雨冷やし中華

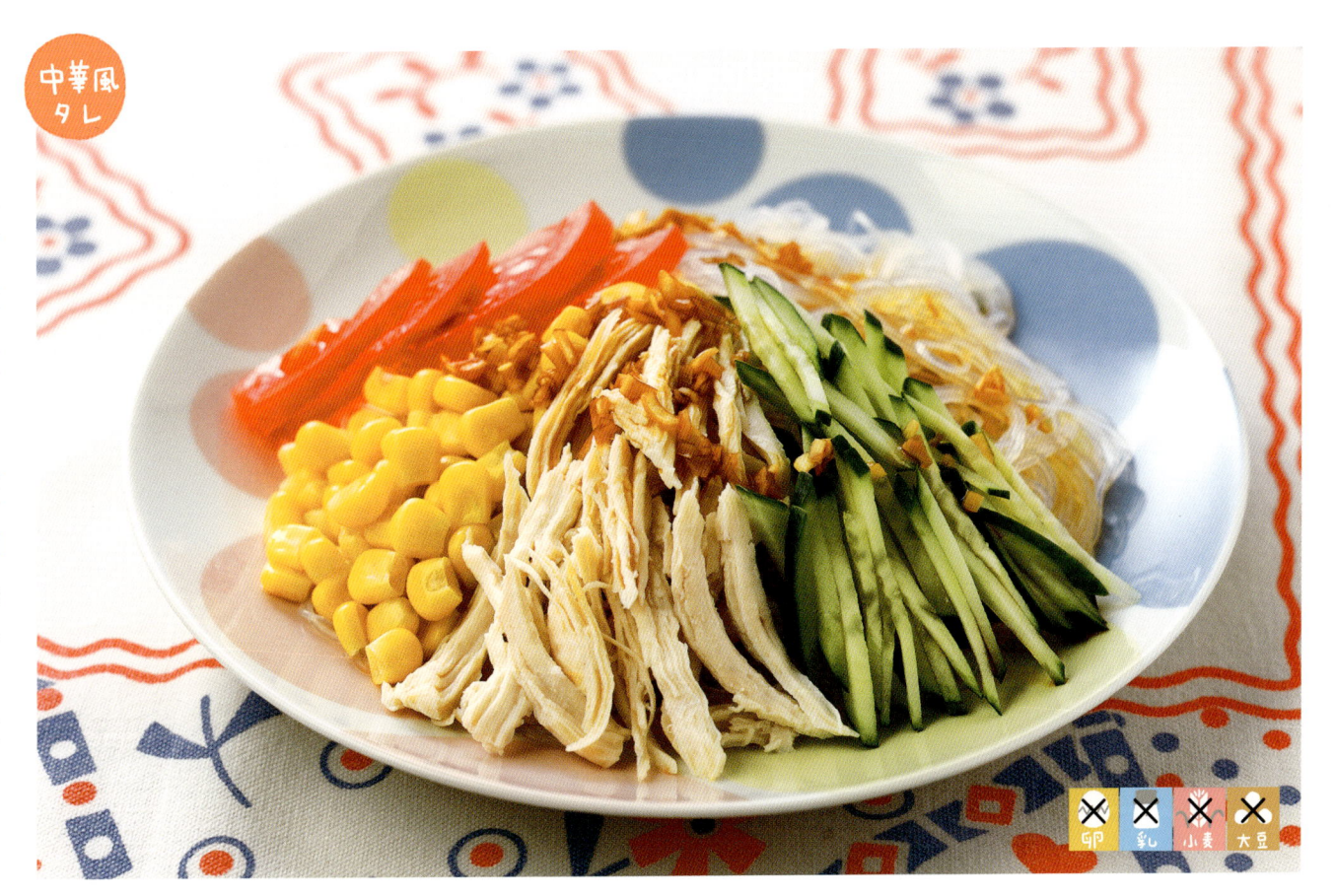

中華風タレ

中華麺の代わりに春雨を使ってさっぱり！
春雨冷やし中華

材料（1人分）

春雨（乾）70g
きゅうり ½本
トマト ½個
ホールコーン 大さじ2
鶏むね肉 100g
酒・塩 各少々
中華風ダレ（P.60）適量

作り方

① 春雨は熱湯でゆで、冷水にさらしてザルにあげる。
② きゅうりはせん切り、トマトは薄切りにしておく。
③ 鶏肉は酒、塩をふって耐熱皿にのせ、ラップをして電子レンジ（600W）で3分加熱する。粗熱をとってからそぎ切りにする。
④ 器に①を盛り、②、③、ホールコーンをのせて中華風ダレをかける。

POINT
春雨だけではエネルギー不足に。おかずで補って
緑豆春雨は大豆アレルギーの場合でも食べることができます。春雨だけでは主食のエネルギーとして不充分なので、いも類やデザートなどでエネルギーを補いましょう。

代わりにこんな食材
鶏むね肉の代わりに手作りハム（P.110）などを使っても。春雨の代わりに雑穀の麺でもおいしい。

	エネルギー	たんぱく質	脂質
1～2歳なら 1人分の⅓量	170kcal	7.5g	4.1g
3～5歳なら 1人分の½量	255kcal	11.2g	6.1g

その他

手作りマヨネーズ風

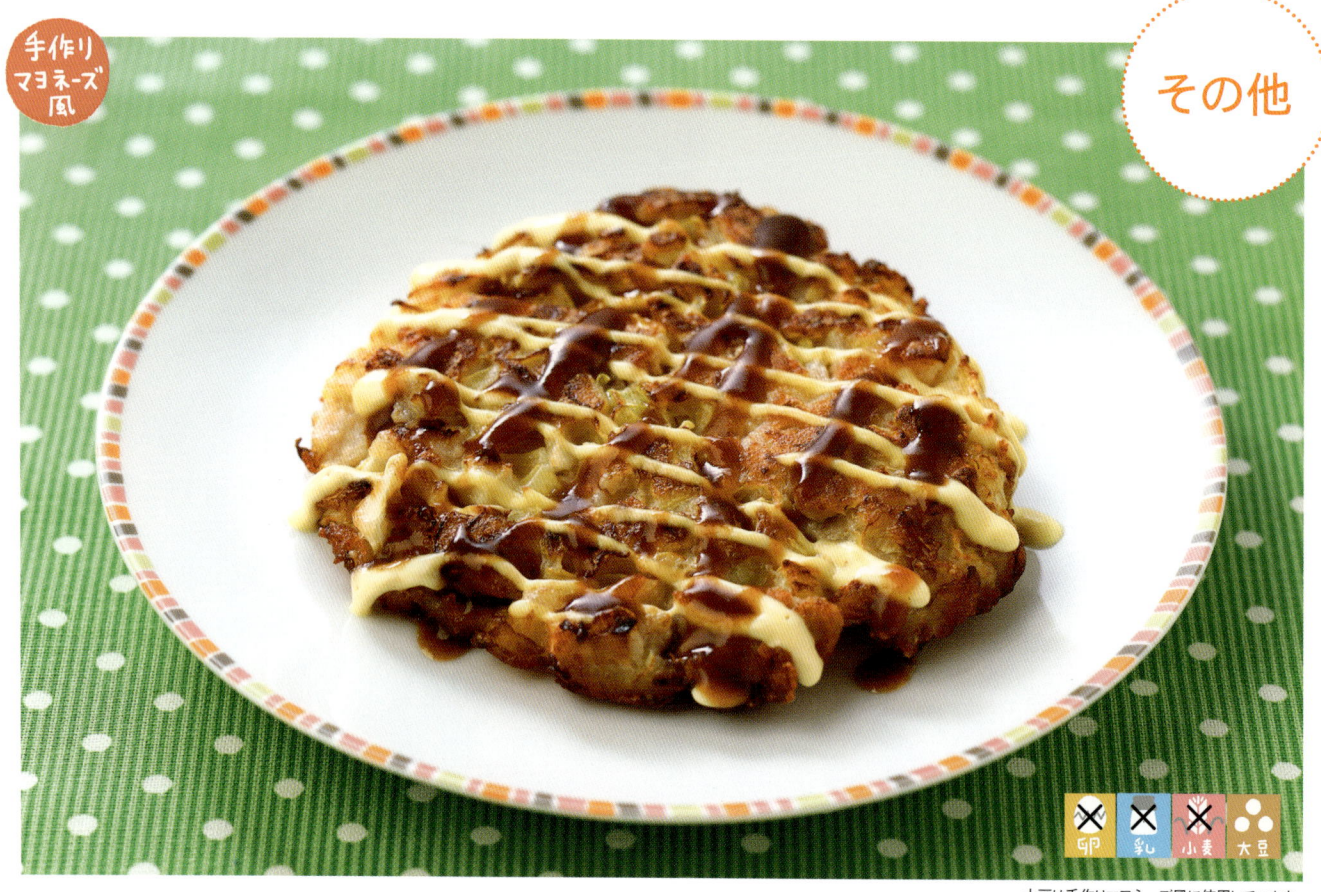

大豆は手作りマヨネーズ風に使用しています。

じゃがいもの食感も味わえるお好み焼き
米粉のお好み焼き風

材料（直径15cm2枚分）

- キャベツ ¼玉
- 豚ロース薄切り肉 100g
- じゃがいも 2個
- A
  - 米粉 大さじ4
  - 水 大さじ4〜8
  - かつお節 4g
  - 塩 小さじ½
- 油 大さじ2
- 中濃ソース・手作りマヨネーズ風（P.60） 各適量

作り方

1. キャベツと豚肉は粗めのみじん切りにする。じゃがいもは皮をむいてからラップで包み、電子レンジ（600W）で3分加熱し、熱いうちにつぶす。
2. ボウルにAの材料を入れて混ぜ合わせてから、①を加える。
3. フライパンに油を熱し、②を流し入れる。
4. 強めの中火で4分、裏返して3分焼き、さらにひっくり返して2分焼く。
5. 器に盛り、ソース、手作りマヨネーズ風をかける。

POINT
じゃがいものつぶし方を変えて食感を楽しみましょう

ゴロゴロ、ホクホクとした食感にしたい場合は、じゃがいもをあまりつぶさず、なめらかな生地にしたい場合にはじゃがいもをしっかりつぶしましょう。油を多めにして焼くのが、こんがり焼き上げるコツ。

代わりにこんな食材

納豆やちりめんじゃこを入れるとカルシウムがアップします。じゃがいもの代わりにすりおろした山いもを使用するとフワフワ、モチモチとした食感を楽しめます。

	エネルギー	たんぱく質	脂質
1〜2歳なら ⅔枚分	304kcal	10.7g	15.4g
3〜5歳なら 1枚分	457kcal	16.1g	23.1g

※しょうゆ、みそは、お子さんに使えるものを使用してください。

幼児食★ 卵・牛乳・小麦を使わない主食＊その他　米粉のお好み焼き風／白玉粉を使った大根餅

基本のだし汁

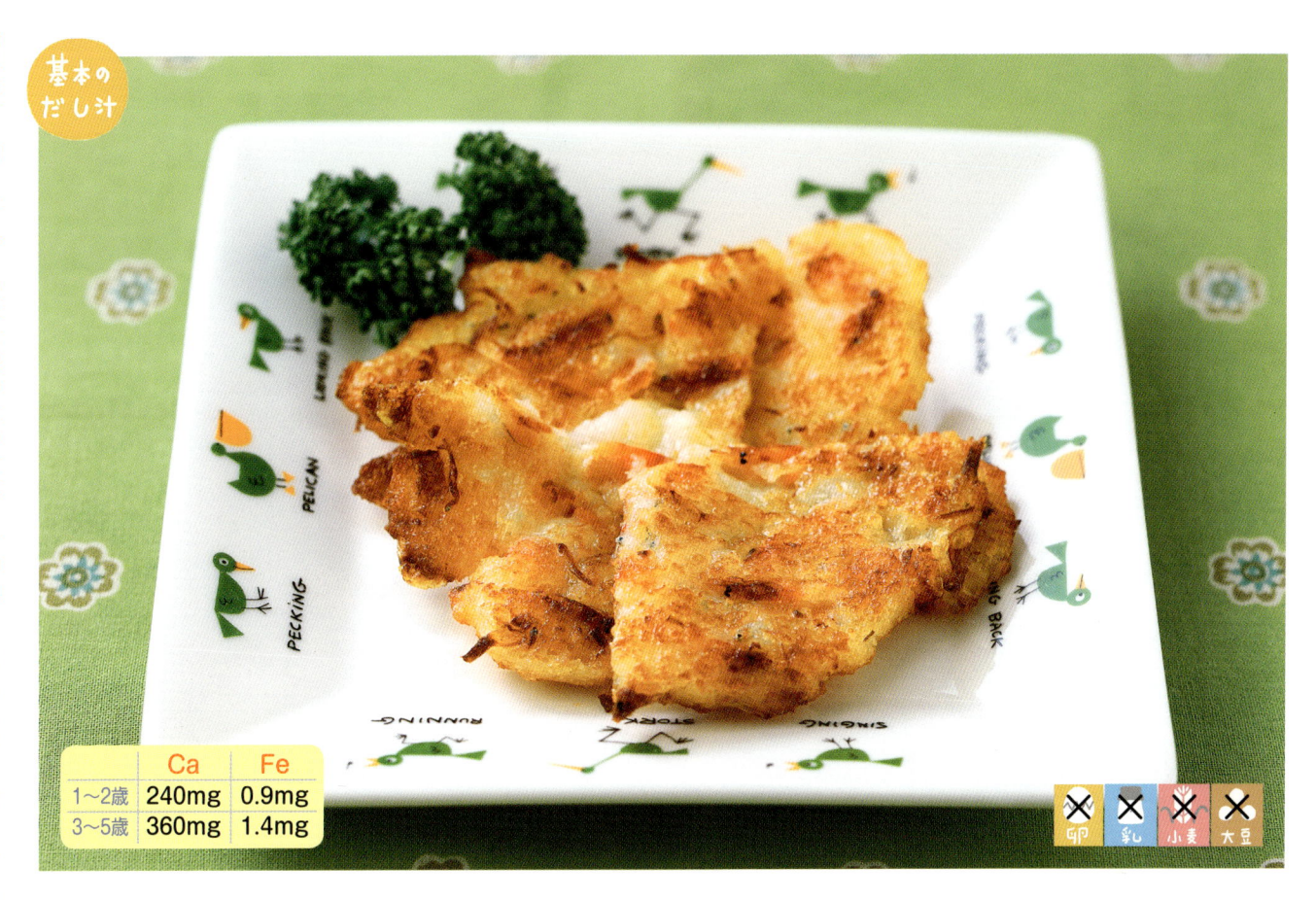

	Ca	Fe
1～2歳	240mg	0.9mg
3～5歳	360mg	1.4mg

カリカリ、もっちりでおいしい！
白玉粉を使った大根餅

材料（直径15㎝1枚分）

白玉粉 80g
大根 200g
基本のだし汁（P.25） 大さじ3～適量
A ┌ 干しえび 大さじ3
　└ しらす干し・長ねぎ 各大さじ2
塩 少々
ごま油 大さじ3
酢じょうゆ（酢：しょうゆ＝1:1） 適宜

作り方

① 大根はおろし、長ねぎはみじん切りにする。
② ボウルに白玉粉を入れ、大根おろしを加えてなめらかに混ぜ合わせる。だし汁でかたさを調節する。
③ ②にA、塩少々を加えて混ぜ合わせる。
④ フライパンにごま油を熱し、③を流し入れて両面こんがり焼きあげ、切り分ける。お好みで酢じょうゆを添える。

POINT
形を変えて焼くのも楽しい！
干しえびとしらす干しを使っているのでカルシウムがたっぷりです。写真のように平たく焼いてもよいし、点心のように四角い形や棒状にして焼いてもOK。焼き目をカリカリに焼くとおいしい。

代わりにこんな食材
青菜、ひき肉なども合います。白玉粉と大根おろしを混ぜて焼くだけでも。

	エネルギー	たんぱく質	脂質
1～2歳なら 1/3枚分	234kcal	4.4g	12.5g
3～5歳なら 1/2枚分	351kcal	6.6g	18.7g

焼きもの

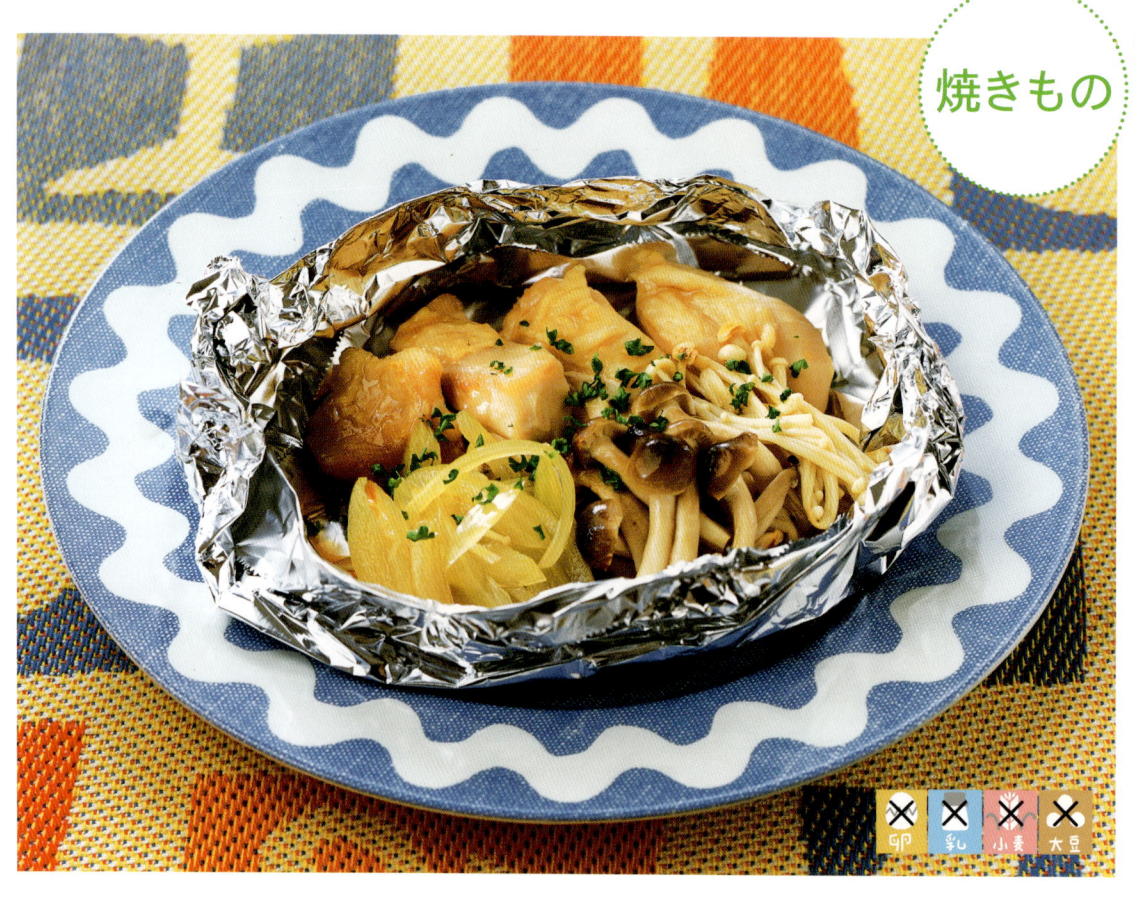

卵・牛乳・小麦を使わない

おいしい主菜レシピ

たんぱく質をメインにした主菜は、組み合わせる食材や調理法を変えて、バラエティに富んだメニューに。

アレンジしやすく、お弁当にも！
鶏肉と玉ねぎのホイル焼き

材料（1人分）
玉ねぎ ½個
鶏もも肉 100g
えのきだけ・しめじ 各⅓パック
塩 少々
ポン酢しょうゆ 大さじ1

作り方
① 玉ねぎは細切りにする。鶏肉は食べやすい大きさに切って塩をふる。えのきだけは根元を切り落とし、しめじは石づきを切り落としてほぐす。
② アルミホイルに①の玉ねぎを敷いて鶏肉、えのきだけ、しめじをのせて包む。
③ ②をオーブントースター（または魚焼きグリル）で20分ほど焼く。
④ ③にポン酢しょうゆをかけていただく。

	エネルギー	たんぱく質	脂質
1～2歳なら 1人分の⅓量	83kcal	6.3g	4.8g
3～5歳なら 1人分の½量	125kcal	9.4g	7.2g

代わりにこんな食材
鶏肉の他に鮭などでも作りやすい。にんじんを入れれば彩りがよくなります。ポン酢しょうゆがなければしょうゆとレモン汁で手作りして。

POINT
鶏肉に火が通っているかを確認して
鶏肉にしっかり火が通っているか焼きあがり時に確認しましょう。オーブンシートで包めばレンジでもできます。お弁当に入れてもOK。みそダレやごまダレなどもおすすめ。

※しょうゆ、みそは、お子さんに使えるものを使用してください。

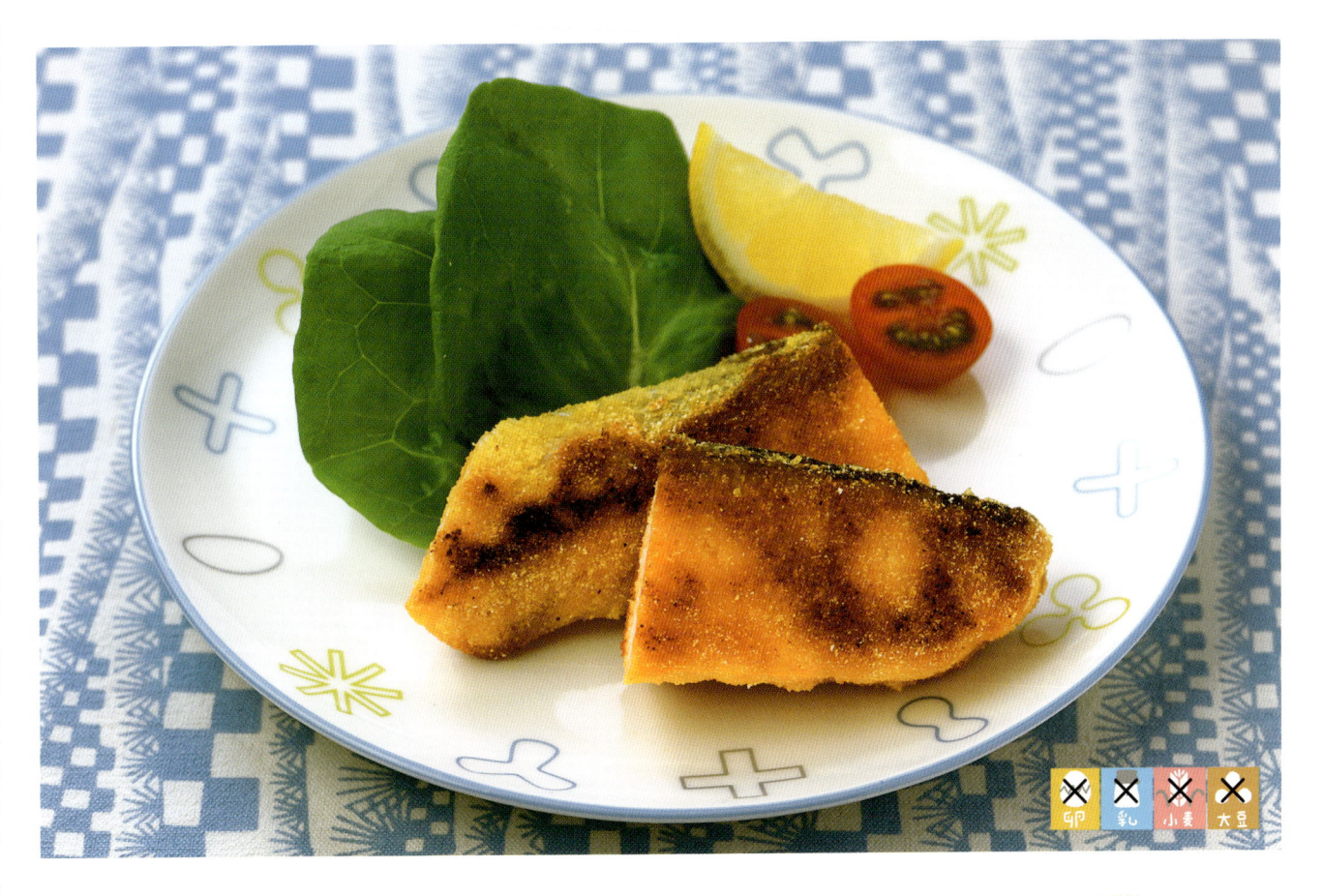

幼児食 ★ 卵・牛乳・小麦を使わない主菜 ＊ 焼きもの　鶏肉と玉ねぎのホイル焼き／鮭のムニエル

カリカリの衣がおいしい！
鮭のムニエル

材料（1人分）
生鮭（切り身） 1切れ（80g）
塩 少々
コーングリッツ 大さじ1
油 小さじ2
サラダ菜・レモン・ミニトマト 各適量

作り方
① 鮭は塩をふって下味をつけてからコーングリッツをまぶす。
② フライパンに油を熱し、①の両面をこんがりと焼く。
③ 器に盛り、サラダ菜、レモン、ミニトマトなどを添える。

POINT
パン粉の代わりにも便利なコーングリッツ

冷めてもカリカリしたままのコーングリッツの衣はお弁当にもOK。コーングリッツはフライ衣のパン粉代わりにも重宝します。写真のように鯖にコーングリッツをつけて揚げてもおいしい。

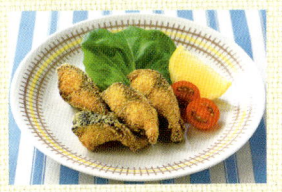

＜鯖の変わり揚げ＞

代わりにこんな食材
鮭の他に、鶏肉や豚肉を使ってもおいしくできます。

	エネルギー	たんぱく質	脂質
1〜2歳なら 1人分の1/3量	76kcal	6.4g	3.9g
3〜5歳なら 1人分の1/2量	114kcal	9.6g	5.9g

基本の / 和風
だし汁 / おろしあん

煮もの

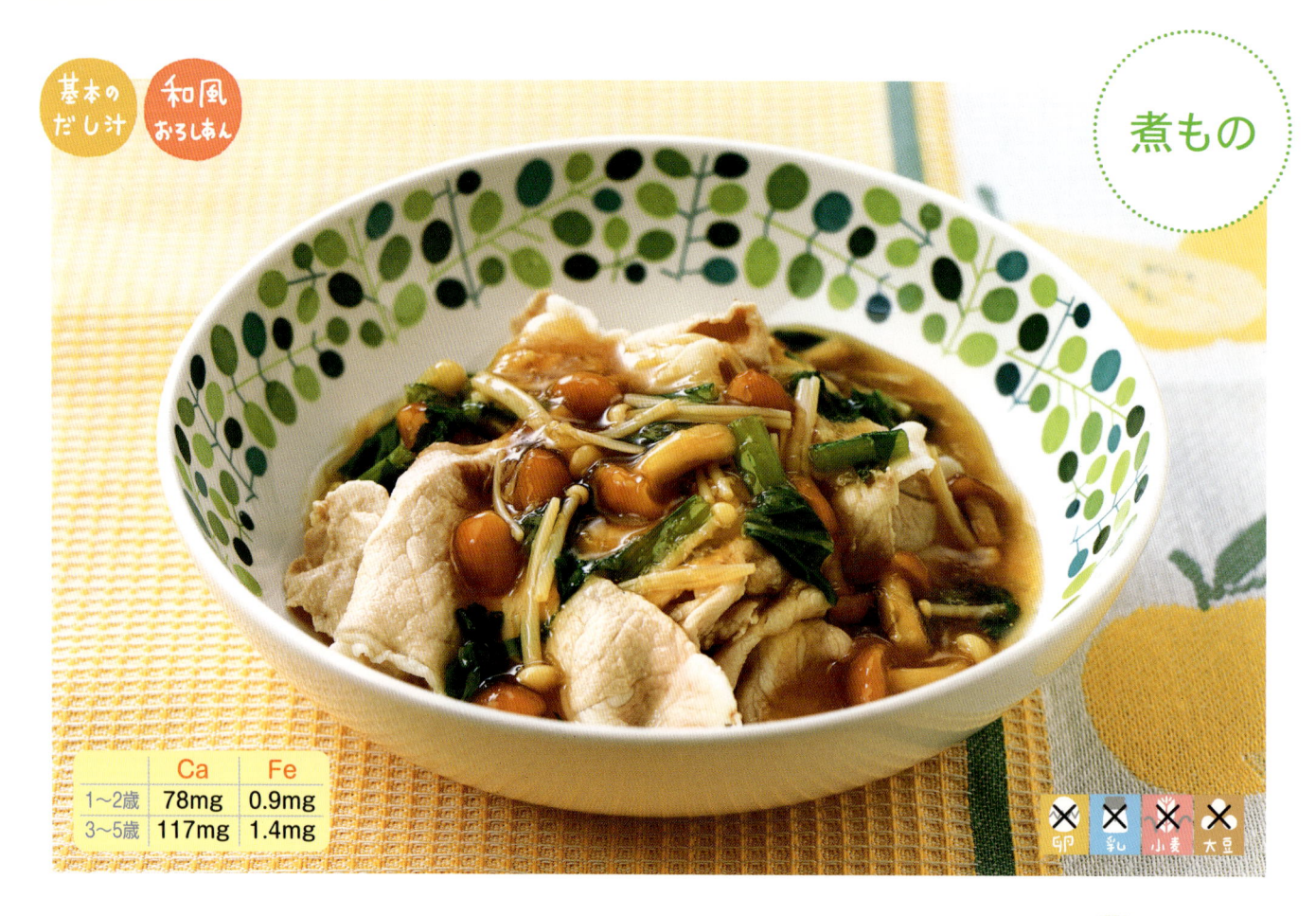

	Ca	Fe
1〜2歳	78mg	0.9mg
3〜5歳	117mg	1.4mg

卵 乳 小麦 大豆

家族みんなで楽しめるおかず
豚しゃぶ肉のかぶおろしあん

材料（1人分）
豚ロース薄切り肉 100g
かぶ（葉つきのもの）1個
なめこ・えのきだけ 各30g
基本のだし汁（P.25）150ml
A ［ 酒・みりん・
　　しょうゆ 各小さじ1½ ］
水溶きタピオカ粉（または片栗粉）
　小さじ2

作り方
❶ かぶはすりおろし、なめこは軽く水洗いし、えのきだけは3cmの長さに切る。かぶの葉は1cm幅に切る。
❷ だし汁に豚肉を入れて、火が通ったら取り出しておく。
❸ ❷に❶を入れ、ひと煮立ちさせる。
❹ ❸にAを入れ、弱火で5分くらい煮て、水溶きタピオカ粉（または片栗粉）でとろみをつける。
❺ 器に❷の豚肉を盛り、❹をかける。

POINT
大人にもうれしい和風おろしあん！
おろしたかぶとなめこがトロトロッとした口当たり。だしが効いてやさしい味つけなので、大人も楽しめます。和風おろしあんをごはんにかけて食べてもおいしい。

調理のコツ
肉をやわらかくゆでるには？
しゃぶしゃぶ肉をやわらかく仕上げるには、湯の温度を90℃ぐらいにしてさっとゆでるのがコツ。豚肉は噛み切りにくい場合は小さく切りましょう。

	エネルギー	たんぱく質	脂質
1〜2歳なら 1人分の⅓量	118kcal	7.8g	6.5g
3〜5歳なら 1人分の½量	177kcal	11.8g	9.8g

※しょうゆ、みそは、お子さんに使えるものを使用してください。

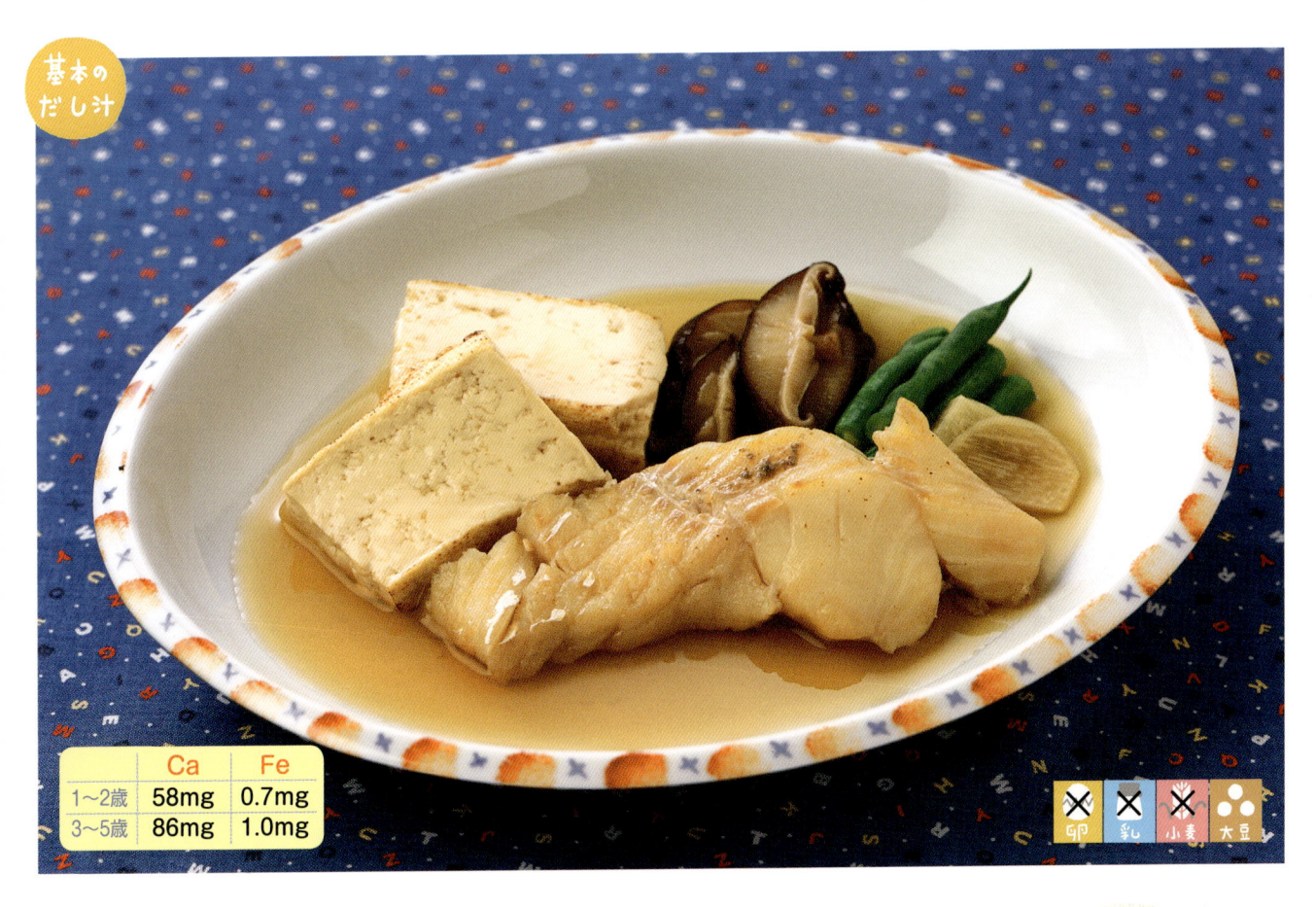

幼児食 ★ 卵・牛乳・小麦を使わない主菜＊煮もの

豚しゃぶ肉のかぶおろしあん／たらの煮もの 炊き合わせ風

基本のだし汁

	Ca	Fe
1～2歳	58mg	0.7mg
3～5歳	86mg	1.0mg

卵✕ 乳✕ 小麦✕ 大豆○

ほんのりにんにく風味がおいしい簡単煮もの

たらの煮もの 炊き合わせ風

材料（1人分）
たら（切り身） 1切れ
焼き豆腐 ¼丁（80g）
しいたけ 1枚
さやいんげん 2本
A ┌ 基本のだし汁（P.25） 150ml
　├ みりん・薄口しょうゆ 各大さじ1
　├ 酒 小さじ2
　└ にんにく（薄切り） 2枚

作り方
① 焼き豆腐をひと口大に切る。しいたけは薄切り、さやいんげんは3等分にする。
② 鍋にAを入れて火にかける。
③ たらと焼き豆腐を②に入れて落とし蓋をし、弱火で5分ほど煮る。
④ 火が通ったら、しいたけ、さやいんげんを入れ、弱火で5分ほど煮る。

POINT
時間がないときにおすすめの簡単おかず
魚と調味料を鍋に入れ、野菜を加えて煮れば炊き合わせの出来あがり。魚のだしが豆腐やしいたけにしみ込んで、ほっとする味です。にんにくを入れると魚の臭みが気にならなくなります。

代わりにこんな食材
しいたけの代わりにしめじやえのきだけなどでもOK。魚はたらの他にカレイなど手に入りやすい魚を使って。大人は一味唐辛子をふってもおいしい。

	エネルギー	たんぱく質	脂質
1～2歳なら 1人分の⅓量	70kcal	7.7g	1.6g
3～5歳なら 1人分の½量	105kcal	11.6g	2.4g

炒めもの

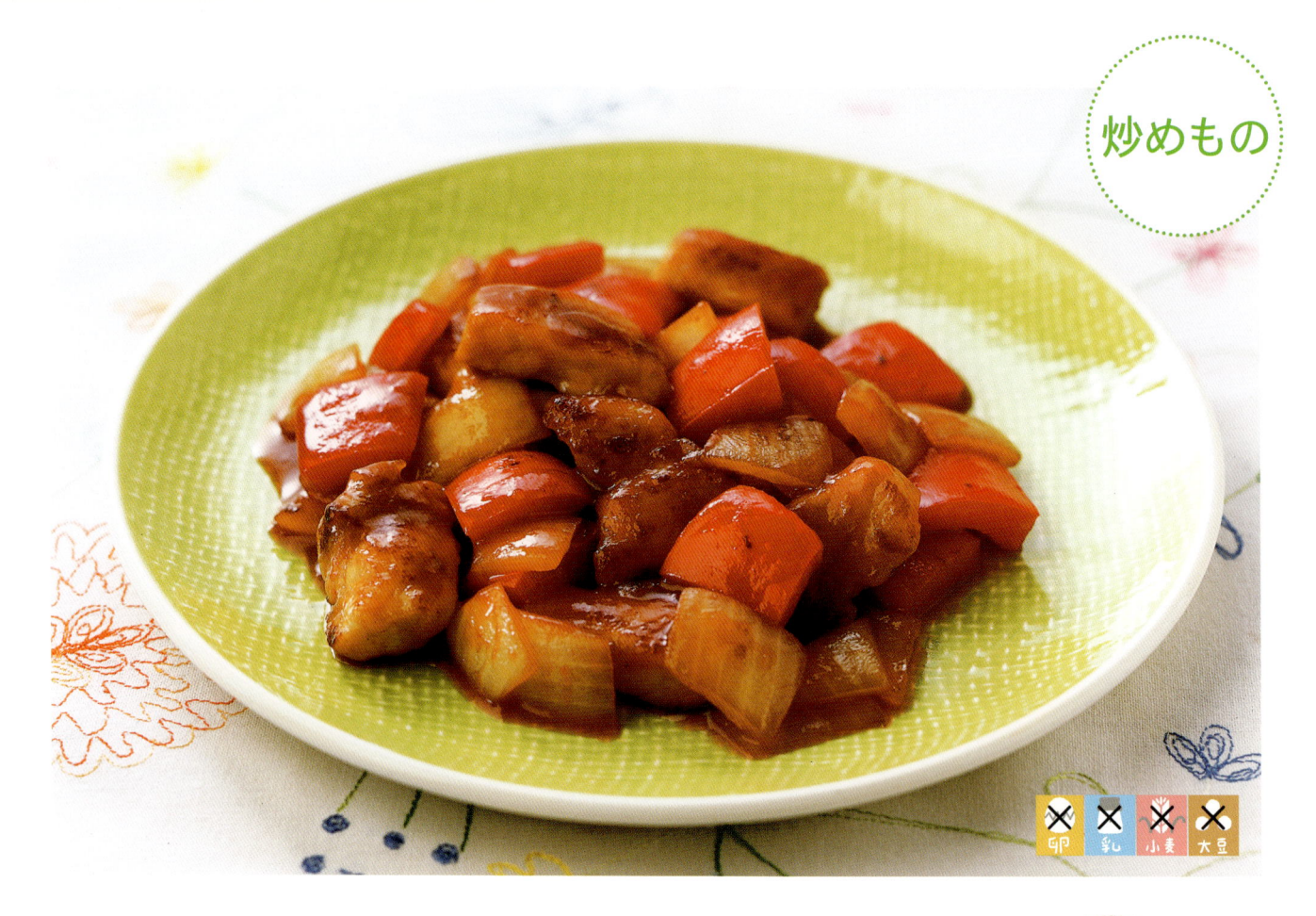

自家製のたれで作る本格中華風！
酢豚風

材料（1人分）
豚ロース肉 100g
A ┌ しょうゆ・みりん 各小さじ1
  │ おろししょうが 少々
  └ 片栗粉 小さじ2
パプリカ 1個
玉ねぎ ½個
油 小さじ2
B ┌ 鶏ガラだし（P.139）小さじ½
  │ しょうゆ・砂糖・酢 各小さじ1½
  │ トマトケチャップ 小さじ3
  └ 水 60ml

作り方
1. 豚ロース肉は角切りにし、Aをもみ込む。
2. パプリカ、玉ねぎは2cm程度の角切りにする。
3. フライパンに油を熱し、①を焼く。色が変わったら②を加えて炒め合わせる。
4. Bを加えてサッと炒め煮にする。

POINT
豚肉を揚げる手間なし！焼くだけでOK
豚肉をあらかじめ揚げずにタレにからめて焼くだけで本格的な酢豚のような仕上がりです。自家製のタレで作るのもポイント。

代わりにこんな食材
豚肉の代わりに鶏もも肉を使ってもおいしく出来ます。

	エネルギー	たんぱく質	脂質
1〜2歳なら 1人分の⅓量	164kcal	7.8g	9.2g
3〜5歳なら 1人分の½量	246kcal	11.7g	13.8g

※しょうゆ、みそは、お子さんに使えるものを使用してください。

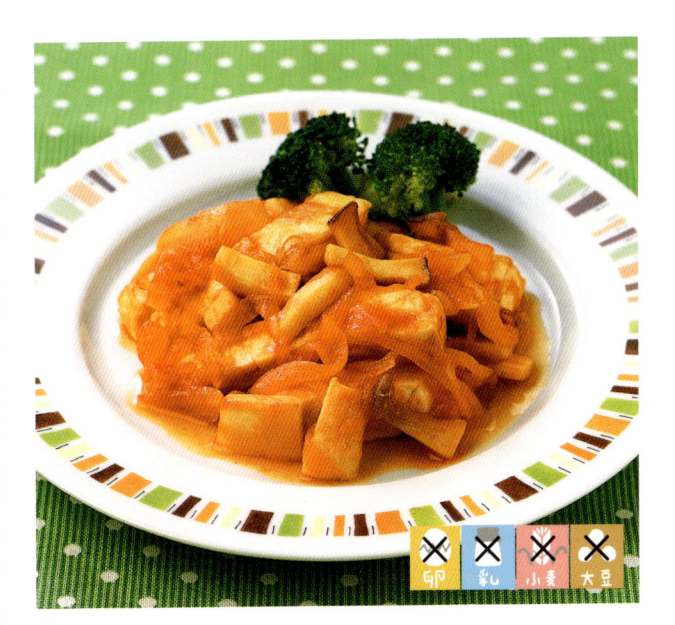

魚もお子さんの大好きなケチャップ味でおいしく
かじきと玉ねぎのケチャップ炒め

材料（1人分）
めかじき 1切れ（80g）
玉ねぎ ¼個
エリンギ ½本
油 小さじ1
塩 少々
洋風だし（P.139） ¼個
トマトケチャップ 小さじ2
ブロッコリー 2房

作り方
1. めかじきは食べやすい大きさに切り、塩をふっておく。
2. 玉ねぎ、エリンギは薄切りにする。
3. フライパンに油を熱して①、②を順に加えて炒め合わせる。
4. ③に砕いた洋風だし、トマトケチャップを加えて味をととのえる。
5. 器に盛り、塩ゆでしたブロッコリーを添える。

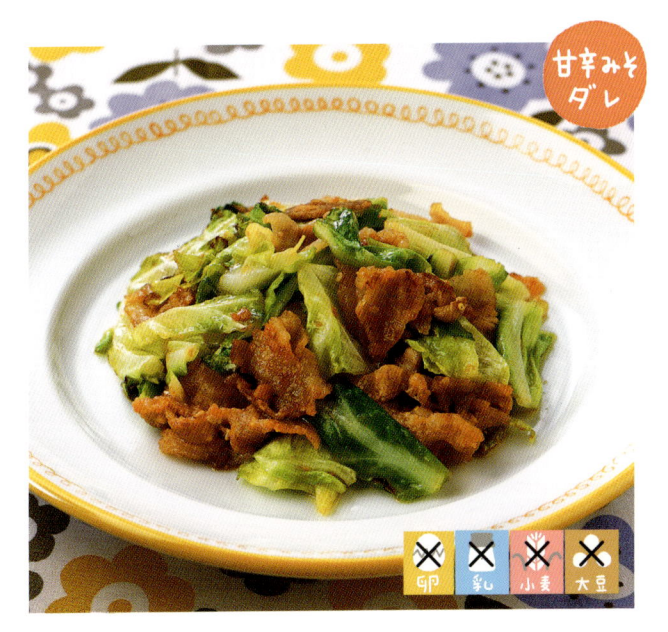

POINT　洋風の魚料理にチャレンジしてみて！
魚というと焼き魚になりがちでは。ケチャップは卵、牛乳、小麦などにアレルギーのあるお子さんでも使いやすい調味料のひとつ。かじき、さばなど身のしっかりした魚を選んで洋風の味つけにチャレンジしてみて。エリンギ以外のきのこも合います。

	エネルギー	たんぱく質	脂質
1～2歳なら 1人分の⅓量	66kcal	5.9g	3.2g
3～5歳なら 1人分の½量	99kcal	8.8g	4.9g

甘辛みそダレを使えば簡単！
豚肉とキャベツのみそ炒め

材料（1人分）
豚バラ薄切り肉 100g
キャベツ 3枚
油 小さじ1½
おろししょうが 小さじ½
甘辛みそダレ（P.61） 大さじ1

作り方
1. 豚バラ肉、キャベツは食べやすいようにざく切りにする。
2. フライパンに油を熱し、おろししょうが、①の豚肉、キャベツの順に加えて炒め合わせる。
3. ②に甘辛みそダレを加えて味をととのえる。

POINT　甘辛みそダレはごはんにもよく合う！
おかずとしてはもちろん、ごはんにのせて「豚肉とキャベツのみそ炒め丼（P.64）」もおいしい。葉野菜が苦手なお子さんはキャベツをせん切りにするなどしてあげましょう。甘辛みそダレはしっかりと味がつくので量はお好みで調節して。

	エネルギー	たんぱく質	脂質
1～2歳なら 1人分の⅓量	170kcal	5.9g	14.0g
3～5歳なら 1人分の½量	254kcal	8.9g	21.0g

煮込み
蒸しもの

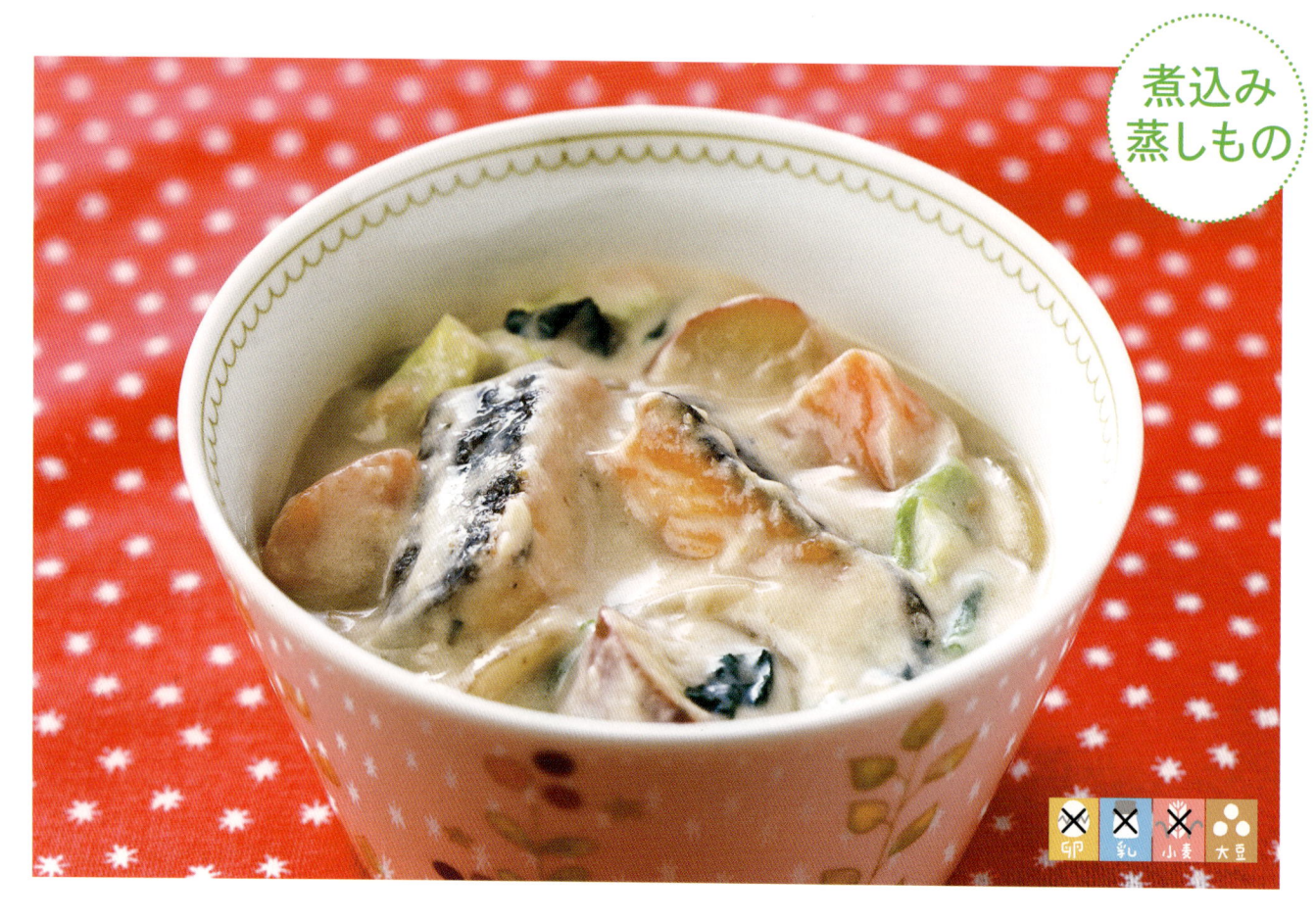

ホワイトシチューを豆乳で！
豆乳と鮭のシチュー

材料（1人分）
- 生鮭（切り身）1切れ
- キャベツ 1枚
- 玉ねぎ・さつまいも 各¼個
- にんじん ⅕本
- ほうれん草 15g
- 豆乳 100ml
- 油 小さじ1
- 干ししいたけの戻し汁 100ml
- 酒 小さじ2
- みそ 大さじ½
- しょうゆ・塩・こしょう 各少々
- 水溶きタピオカ粉
   （タピオカ粉：水＝1：1）小さじ2

作り方
1. 生鮭は骨があればそぎ取り、2～3等分に切り、熱湯をかけて霜降りにする。塩、こしょうで下味をつけておく。
2. キャベツはひと口大にざく切り、玉ねぎは薄切り、さつまいも、にんじんは小さめの乱切り、ほうれん草は5mm幅のざく切りにする。
3. 鍋に油を熱し、❶の鮭を両面焼き、焼き色がついたら取り出しておく。
4. ❸の同じ鍋に油を少々ひき、❷の玉ねぎをよく炒め、しんなりしてきたら、キャベツ、にんじんを入れ炒める。
5. ❹に干ししいたけの戻し汁を加え沸騰したら、❸の鮭、さつまいもを加え弱火で10分煮る。
6. 酒、みそを溶き入れ、ほうれん草を入れて2～3分中火にかける。豆乳を加え、塩、こしょう、しょうゆを入れ味をととのえ、水溶きタピオカ粉でとろみをつける。

POINT
みその隠し味で豆乳臭さを消して！
みそを入れると豆乳独特の香りが消えてコクが出ます。さつまいもとにんじんはお子さんの口に合わせて薄切りにしてもOK。

代わりにこんな食材
時間がないときには、アレルギー用のホワイトシチューのルウを使うと手軽にできます。鮭の代わりに鶏肉でもおいしい。水溶きタピオカ粉の代わりに米粉や片栗粉を加えてもとろみがつきます。

	エネルギー	たんぱく質	脂質
1～2歳なら 1人分の⅓量	119kcal	8.4g	3.3g
3～5歳なら 1人分の½量	179kcal	12.6g	5.0g

※しょうゆ、みそは、お子さんに使えるものを使用してください。

幼児食 ★ 卵・牛乳・小麦を使わない主菜 ＊ 煮込み・蒸しもの

豆乳と鮭のシチュー／餅米とコーンのしゅうまい／ロールキャベツ

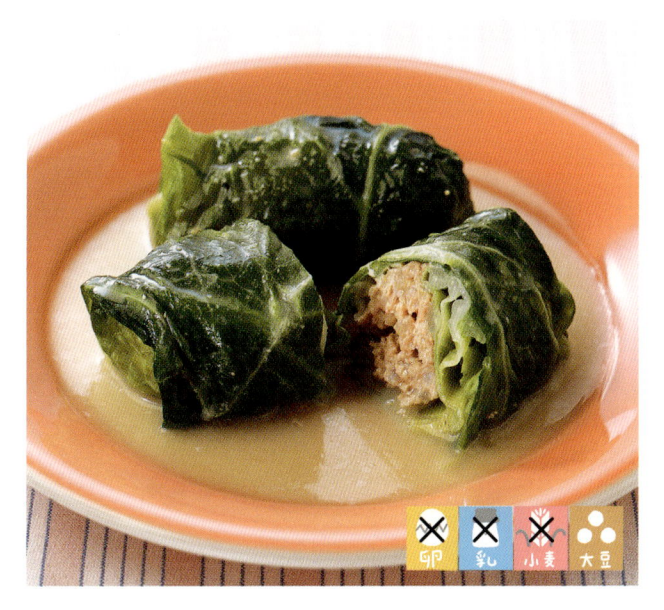

煮込むスープをアレンジして楽しもう！
ロールキャベツ

材料（2個分）
キャベツの葉 大1枚
豚ひき肉 60g
A ┌ 玉ねぎ（みじん切り）30g
　└ ごはん 大さじ1
B ┌ 水 200ml
C ┌ 洋風だし（P.139） ¼個
　│ ローリエ 1枚
　│ 豆乳 40ml
　│ みそ 大さじ½
　└ 塩・黒こしょう 各少々

作り方
1. キャベツは熱湯でさっとゆでてから冷まし、半分に切る。
2. ボウルに豚ひき肉を入れ練るようにしてよく混ぜ、Aを加えてさらによく混ぜ、2等分にする。
3. ①のキャベツの水けを絞り、芯を手前にしてまな板の上に広げ、②の肉だねをのせてクルクル巻いて包む。つまようじで止める。
4. 鍋に③を並べてBを入れ、10～15分煮込んで、Cを加えてさらに4～5分煮る。

POINT　つなぎは卵がなくてもOK！
ロールキャベツはつなぎに卵を使わずにできます。キャベツはやわらかくなるまで煮込むのがおいしさの秘訣。食べるときにはつまようじをはずして。

代わりにこんな食材
スープは、トマト味でも和風だしでも合います。豆乳ホワイトソース（P.61）をかけても。

	エネルギー	たんぱく質	脂質
1～2歳なら 1個	112kcal	7.6g	5.2g
3～5歳なら 1.5個	168kcal	11.3g	7.8g

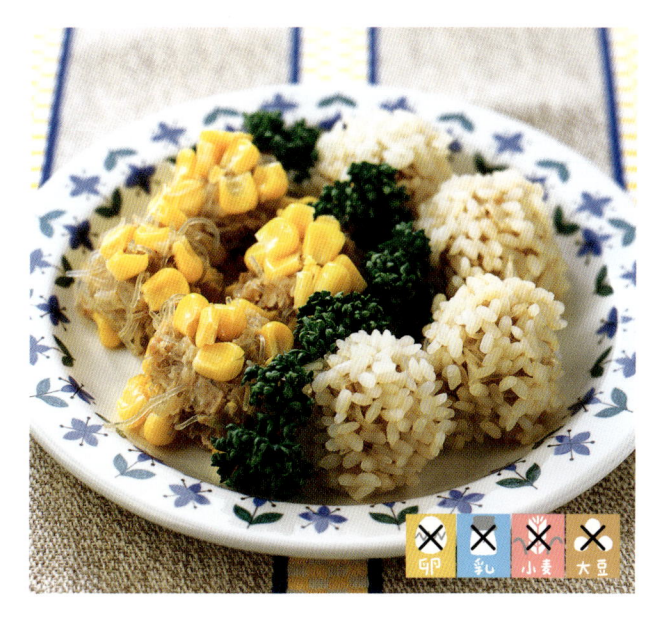

コーンの黄色と餅米の白がきれい
餅米とコーンのしゅうまい

材料（8個分）
餅米 ¼合
ホールコーン ½カップ
A ┌ 玉ねぎ（みじん切り）
　│ 　¼個分
　└ 豚ひき肉 70g
しょうゆ・酒・ごま油
　・砂糖 各小さじ½
塩少々
緑豆春雨（乾）
　5g（湯で戻して2cmくらいに切る）
パセリ 適宜

作り方
1. 餅米は3時間以上浸水し、ザルにあげておく。
2. Aの材料、春雨を混ぜ合わせ、粘りが出るまでよく混ぜ、8等分にしてひと口大に丸める。
3. ②の4個分に①の餅米をまぶし、残りの4個分にコーンをまぶす。
4. 蒸気の上がった蒸し器に③を入れ、強火で15～20分ほど蒸す。器に盛ってパセリを添える。

POINT　コーンと餅米で彩りよく
お弁当にも向いています。偏食でごはんを食べてくれないお子さんでも、餅米の衣ならモチモチおいしいから食べてくれそう。

代わりにこんな食材
餅米の代わりに桜餅用の道明寺粉をまぶして蒸してもかわいいしゅうまいができます。

	エネルギー	たんぱく質	脂質
1～2歳なら 3個分	156kcal	6.7g	5.0g
3～5歳なら 4個分	208kcal	8.9g	6.7g

オーロラ
ソース風

揚げもの

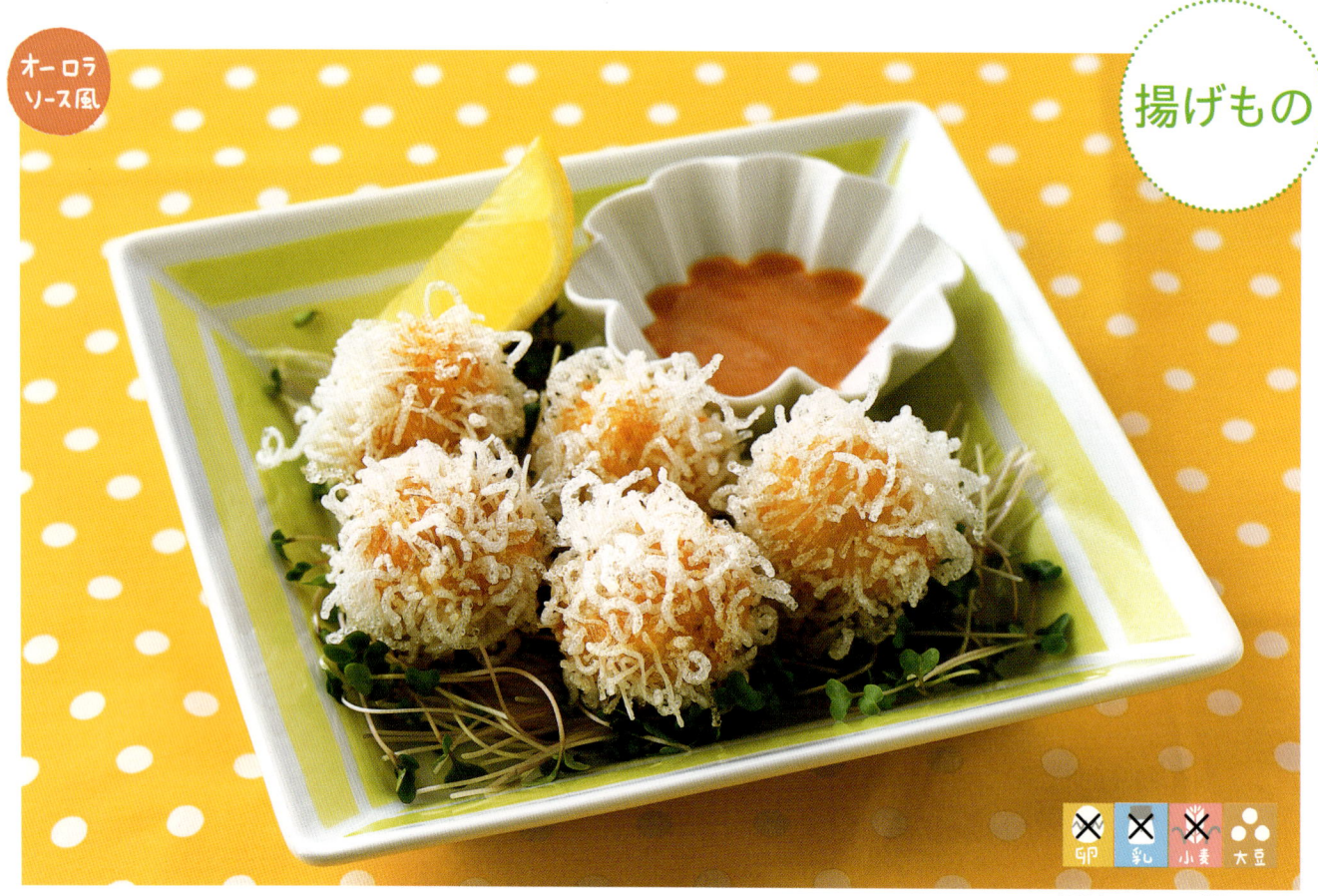

大豆はオーロラソースに使用しています。

子供の好奇心をくすぐるサクサク団子
えび&鯛の春雨揚げ団子

材料（5個分）

むきえび・鯛（切り身） 各40g
タピオカ粉・山いも（すりおろし） 各小さじ1
塩・こしょう 各少々
緑豆春雨（乾） 30g
揚げ油 適量
オーロラソース風（P.60） 適量
レモン（くし形切り） 1切れ
スプラウト ¼パック

作り方

1. むきえび、鯛はそれぞれすり身にする。
2. ①にタピオカ粉、山いもをつなぎに入れ、塩、こしょうで下味をつける。
3. バットに春雨を1〜2cmに切って入れる。
4. ②を小さめの団子にし、③の春雨をまぶす。170℃の揚げ油でカラッと揚げる。
5. スプラウトの上に④を並べて盛り付け、レモンを添えて、オーロラソース風をかける。

POINT

春雨は短めに切っておくのがポイント

春雨はできるだけ短く切っておきます。厚めに春雨をつけると中のほうまで揚がりにくいので、薄めにつけてしっかり揚げると、春雨の軽いサクサクとした食感を楽しめます。団子と春雨を別々に揚げて盛りつけてもきれい。

代わりにこんな食材

春雨の代わりにコーンフレークやコーングリッツなどを衣代わりにしてもおいしい！

	エネルギー	たんぱく質	脂質
1〜2歳なら **2個**	160kcal	6.8g	9.2g
3〜5歳なら **3個**	240kcal	10.2g	13.8g

※しょうゆ、みそは、お子さんに使えるものを使用してください。

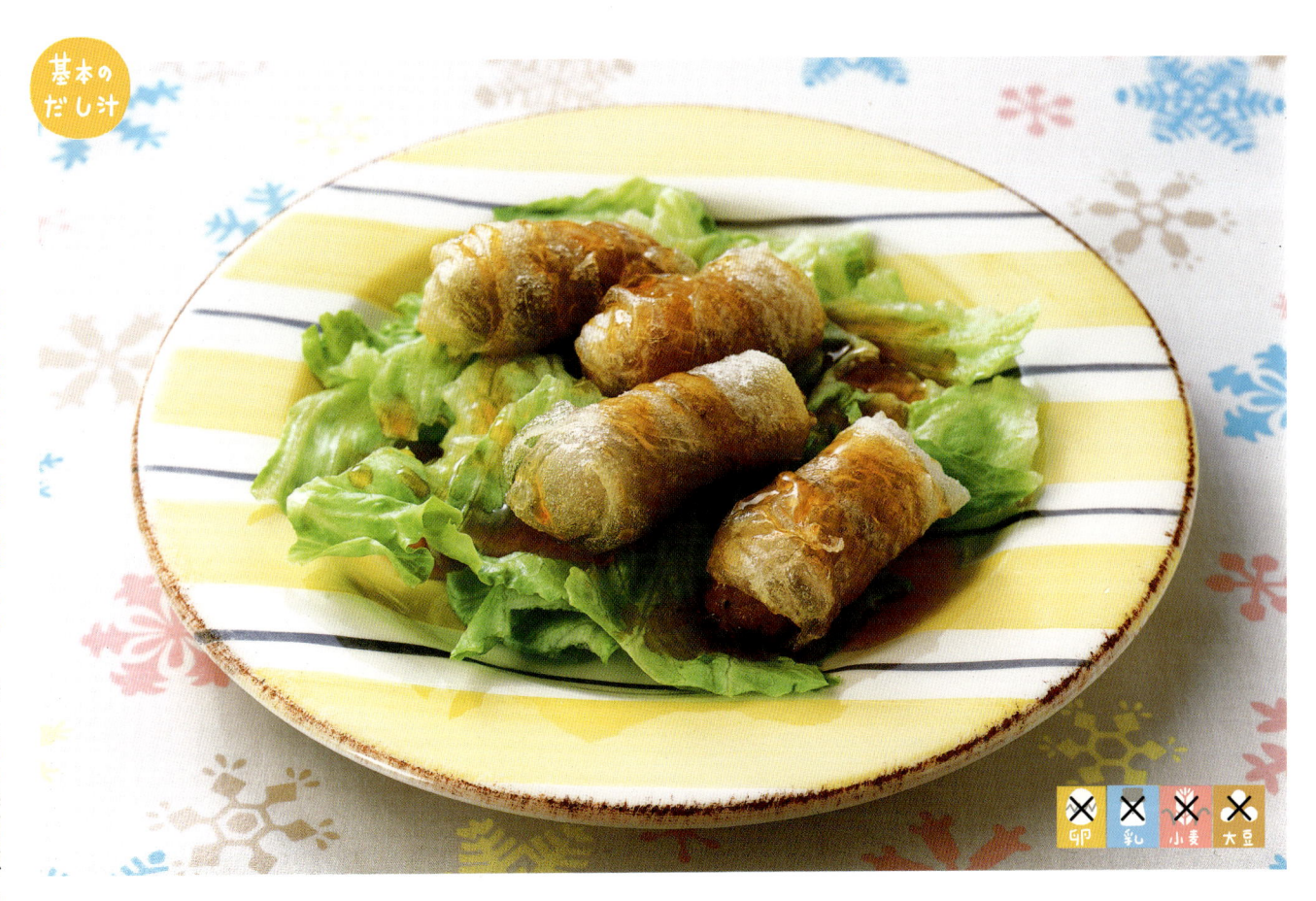

春巻きの皮の代わりに生春巻き用のライスペーパーで!

和風揚げ春巻き

材料(4本分)
玉ねぎ ⅛個、タピオカ粉 大さじ1
豚ひき肉 50g、酒 小さじ2
しょうが ½片
塩・こしょう 各少々
ライスペーパー 2枚、揚げ油 適量

甘酢あん
基本のだし汁(P.25) 50ml
酒・みりん 各大さじ½
しょうゆ 小さじ2
酢 大さじ1
砂糖・タピオカ粉・水 各小さじ1
レタス 1枚

作り方
① 玉ねぎはみじん切りにし、タピオカ粉をまぶす。
② ボウルに豚ひき肉を入れ、酒を加え混ぜ、①、みじん切りにしたしょうが、塩、こしょうを加え混ぜる。
③ ライスペーパーを半分に切り、水にサッと通して戻し、②の¼量をのせる。端から包んでいく。
④ 170℃の揚げ油で③を色よくカラッと揚げ、油を切る。
⑤ 甘酢あんをつくる。鍋にだし汁を温め、酒、みりん、しょうゆ、砂糖、酢を加えて味をととのえる。タピオカ粉は水で溶いて少しずつ加え、ほどよいとろみがついたら火をとめる。
⑥ 器に食べやすくちぎったレタス、④を盛り、⑤の甘酢あんを添える。

POINT
ライスペーパーはさっと戻すのがコツ
ライスペーパーを戻すときには水をつけすぎないこと。やわらかくなりすぎると巻きにくくなります。薄いものは手で水を塗るだけで充分。揚げている途中に出る肉汁を吸ってくれます。
油の量は少なめでよく、温度が高すぎると皮だけ焦げてしまうので温度に注意して。皮はぴっちり巻くと仕上がりがきれい。

	エネルギー	たんぱく質	脂質
1~2歳なら 2本	176kcal	5.5g	10.0g
3~5歳なら 3本	263kcal	8.3g	14.9g

おいしい副菜レシピ

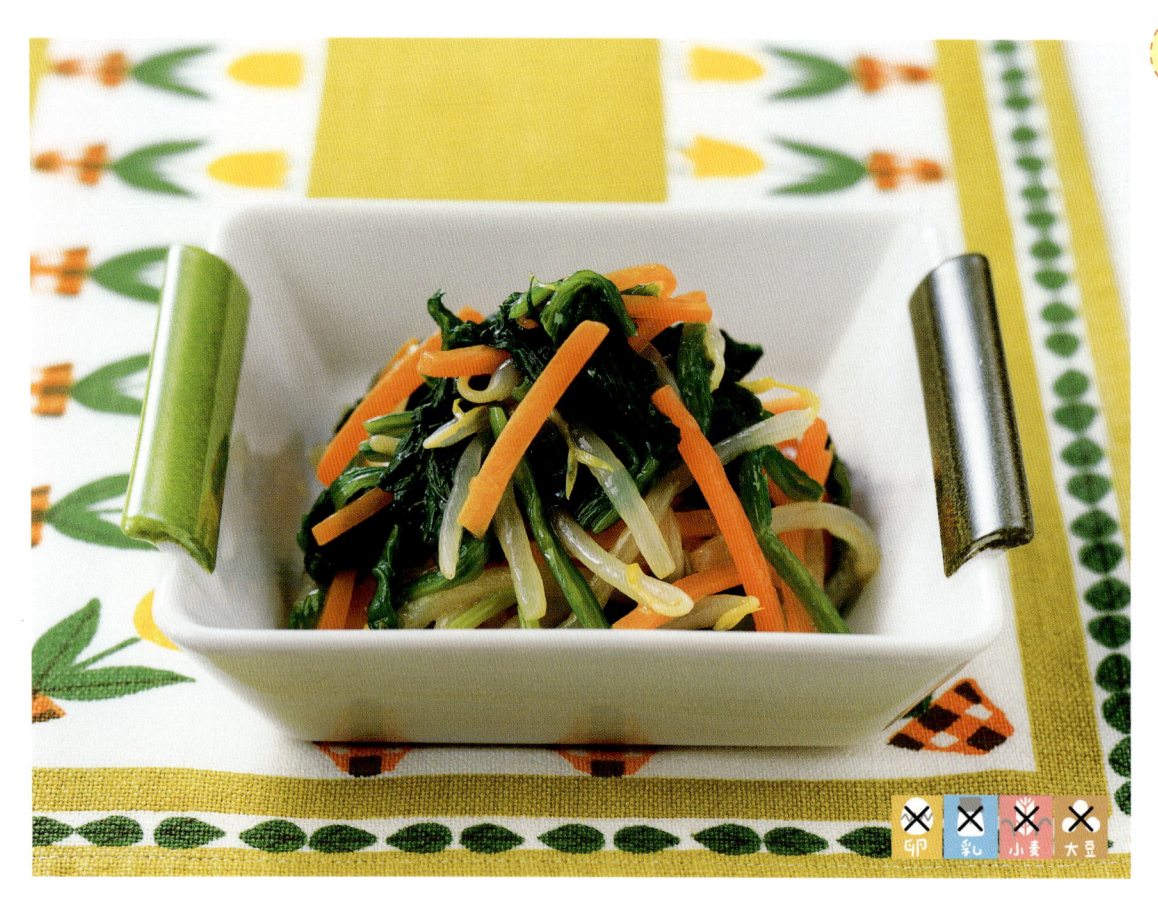

卵・牛乳・小麦を使わない

副菜は野菜やいも類、海藻、乾物を中心にあえもの、煮もの、揚げものなどでバリエーションを。

塩とごま油だけのあっさりやさしい味
いろいろナムル

材料（1人分）
にんじん 30g
もやし 40g
ほうれん草 60g
塩 小さじ¼
ごま油 小さじ2

作り方
1. にんじんはせん切り、もやしはひげ根を取り除く。
2. ①は別々に熱湯でゆで、ザルにあげて冷まし、水けを絞る。
3. ほうれん草は塩ゆでし、ザルにあげて冷まし、水けを絞ってからざく切りにする。
4. ボウルに②、③を入れ、塩、ごま油を加えてあえる。

	エネルギー	たんぱく質	脂質
1～2歳なら 1人分の⅓量	34kcal	0.8g	2.8g
3～5歳なら 1人分の½量	51kcal	1.2g	4.1g

こんなアイデア！
しらす干しやひじき、ごまを加えればカルシウムアップ。

POINT
肉そぼろをプラスすれば、お手軽ビビンバ！
ごはんに、肉そぼろ（P.109）とナムルをのせてビビンバ風にしても。ナムルの野菜はレンジ加熱でも手軽にできます。

※しょうゆ、みそは、お子さんに使えるものを使用してください。

幼児食 ★
卵・牛乳・小麦を使わない副菜
いろいろナムル／小松菜と白菜のゆかりのり巻き

	Ca	Fe
1〜2歳	48mg	0.8mg
3〜5歳	73mg	1.2mg

のり巻きにすれば、苦手な野菜も克服！

小松菜と白菜のゆかりのり巻き

材料（1人分）
小松菜 2株
白菜 1枚
ゆかり 小さじ1
鶏ささみ ½本
焼きのり（大判） 1枚

作り方
① 小松菜、白菜は塩ゆでし、ザルにあげて冷まします。ゆかりをまぶす。

② ささみは筋を取り除いて熱湯でゆで、ザルにあげて冷ましてから食べやすく裂く。

③ 焼きのりは半分に切り、①、②をのせて巻き、食べやすく2cm幅に切る。

POINT
野菜嫌いでも、のりを巻けばおいしく食べられる！

お子さんが好きなのりを野菜に巻くとおいしく食べられます。ゆかりをまぶすことで葉野菜独特の香りを消してくれます。

こんなアイデア！
食卓で苦手な野菜にのりを巻きながら食べても。パリパリとした食感がおいしい。

	エネルギー	たんぱく質	脂質
1〜2歳なら 1人分の⅓量	15kcal	2.5g	0.2g
3〜5歳なら 1人分の½量	23kcal	3.7g	0.2g

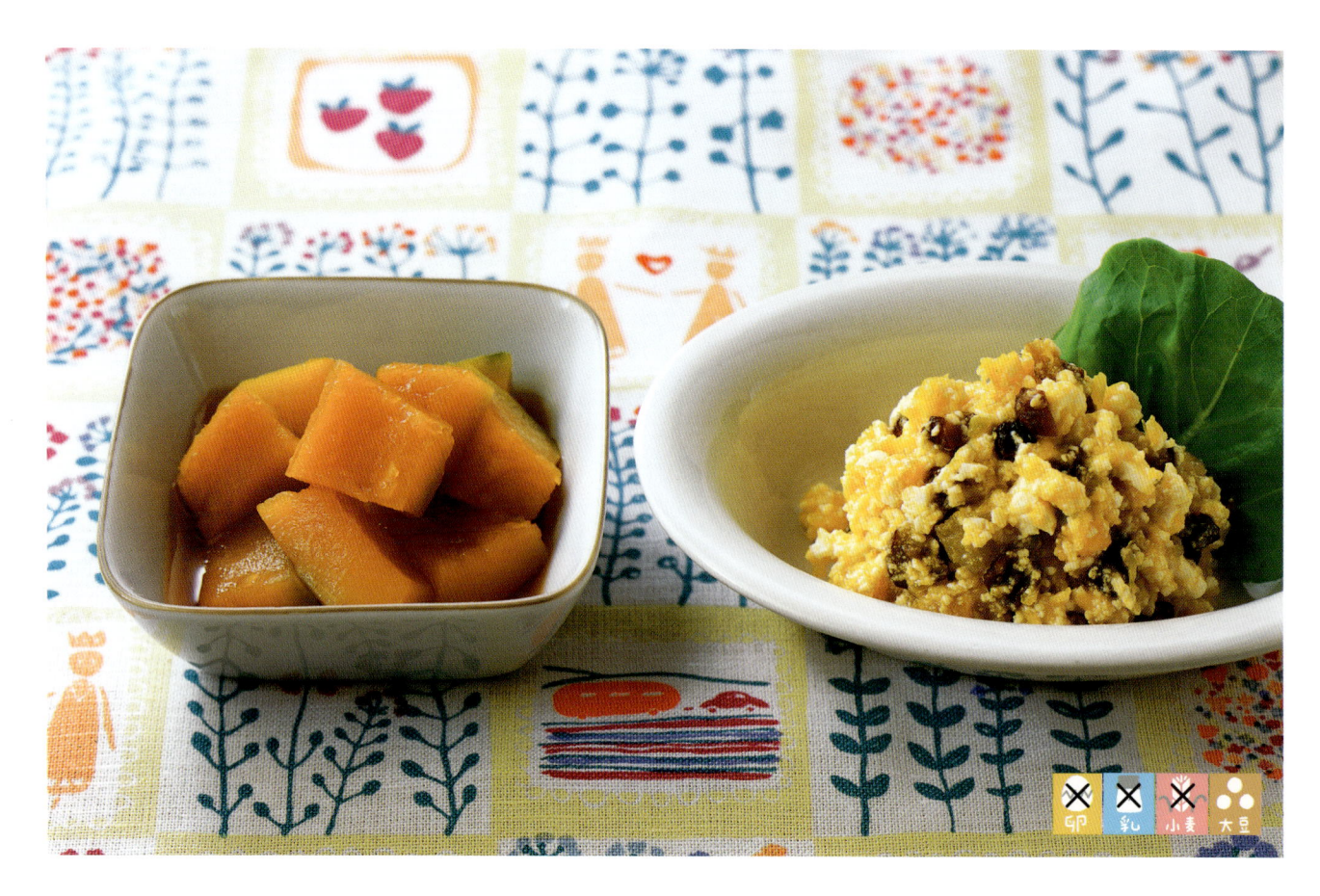

定番の煮ものをアレンジ！
かぼちゃの煮ものサラダ

材料（1人分）
絹ごし豆腐 50g
レーズン 10g
かぼちゃの煮もの 60g（※）

作り方
① 豆腐は水きりをする。
② レーズンは水に浸してやわらかく戻し、粗く刻む。
③ ①、②、かぼちゃの煮ものを加えてつぶしながら混ぜ合わせる。

※ かぼちゃの煮もの

作り方
かぼちゃ 200g は皮をむいてひと口大に切り、だし汁 200ml で煮る。やわらかくなってきたらしょうゆ、みりん各大さじ1を加えて煮る。

POINT
マヨネーズが使えなくてもおいしいサラダに変身！

マヨネーズがなくても、クリーミーな豆腐とかぼちゃの煮ものを合わせてサラダに変身。豆腐の水はしっかりきって水っぽくならないようにしましょう。盛りつけはアイスのディッシャーを使ってもかわいい。

	エネルギー	たんぱく質	脂質
1～2歳なら 1人分の⅓量	46kcal	1.5g	0.6g
3～5歳なら 1人分の½量	69kcal	2.2g	0.9g

※しょうゆ、みそは、お子さんに使えるものを使用してください。

幼児食 ★ 卵・牛乳・小麦を使わない副菜　かぼちゃの煮ものサラダ／ひじきと高野豆腐の煮もの

万能つゆ

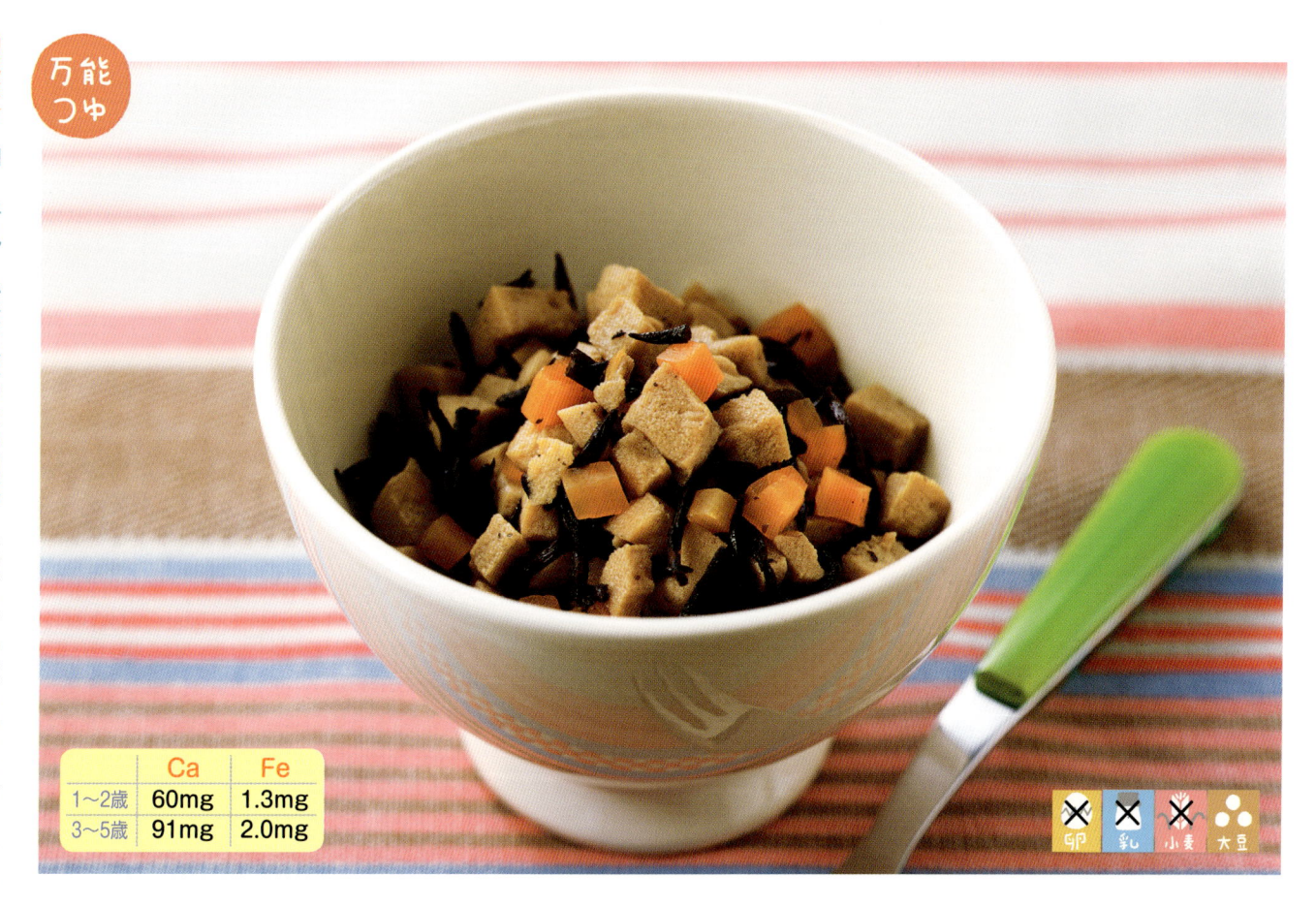

	Ca	Fe
1〜2歳	60mg	1.3mg
3〜5歳	91mg	2.0mg

カルシウム、鉄分が豊富な常備菜レシピ！
ひじきと高野豆腐の煮もの

材料（1人分）
ひじき（乾）5g
高野豆腐 1枚
にんじん 20g
万能つゆ（P.61） 25ml

作り方
① ひじきは水で戻す。高野豆腐は水で戻して細かく刻む。にんじんはみじん切りにする。
② 鍋で万能つゆを温め、①を加えて煮る。

POINT
常備菜としてまとめて作って、保存しておきましょう！

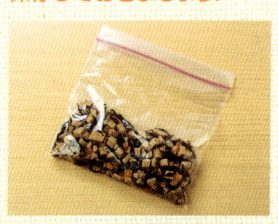

カルシウムが豊富なひじきと高野豆腐を使った煮ものは、常備菜としてまとめて作っておくと何かと便利。冷蔵庫で1週間程度保存ができます。冷凍保存も可能なので、小分けにして保存しておくと便利。高野豆腐は細かく切ると食べやすくなります。

こんなアイデア！
作り置きしておけば、ひじきと豆腐のお手軽丼（P.70）などにアレンジして使えます。

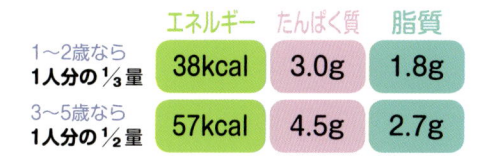

	エネルギー	たんぱく質	脂質
1〜2歳なら 1人分の1/3量	38kcal	3.0g	1.8g
3〜5歳なら 1人分の1/2量	57kcal	4.5g	2.7g

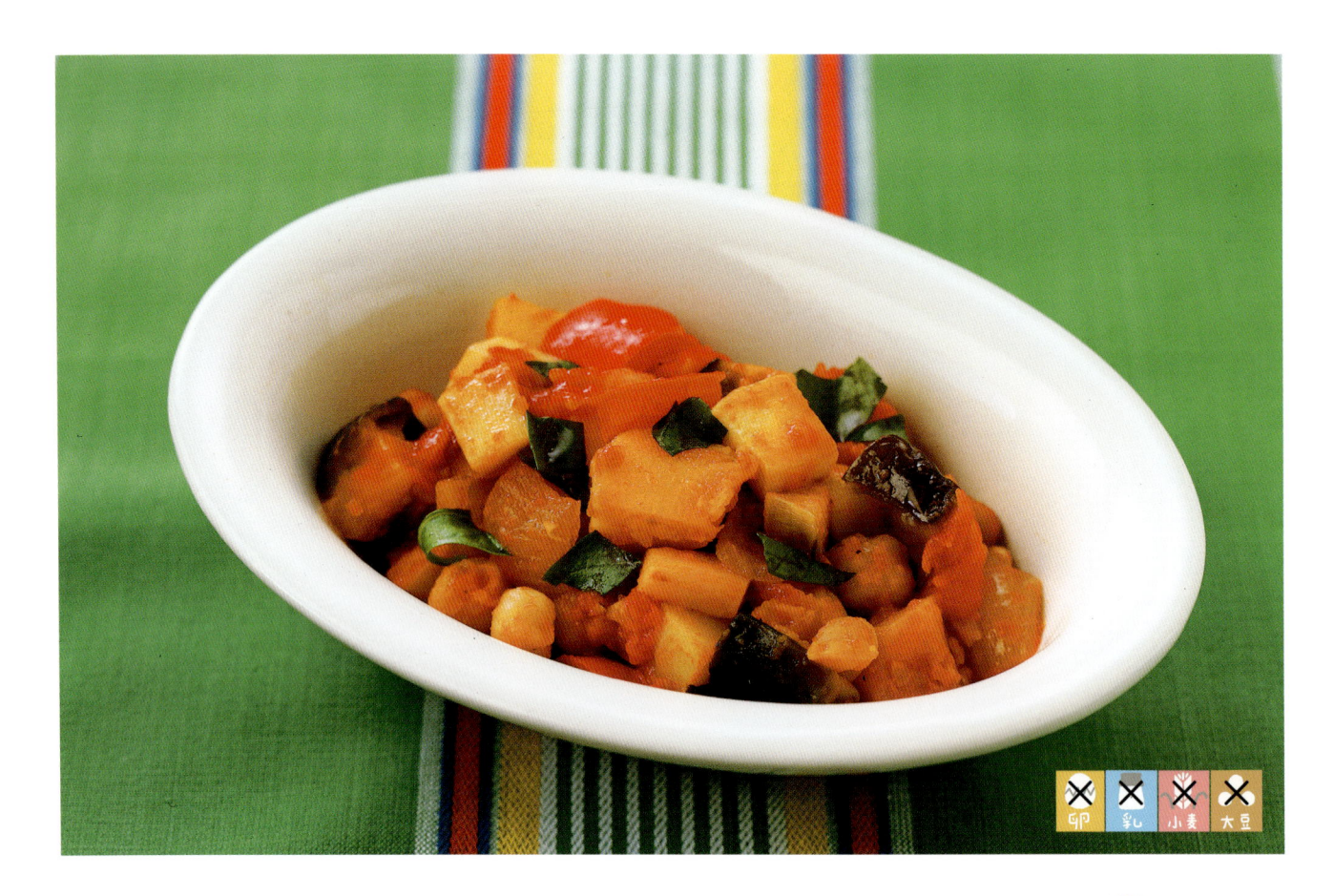

だしいらずの野菜の煮込み料理
豆入りラタトゥイユ

材料（1人分）

A
- 玉ねぎ ¼個
- なす ½個
- 黄・赤パプリカ 各¼個
- かぼちゃ 80g
- じゃがいも 小1個
- エリンギ ½本

オリーブ油 小さじ2
にんにく ½片
ひよこ豆（水煮） 50g
ホールトマト（缶） 150g
バジルの葉 少々
塩・こしょう 各少々

作り方

1. Aの野菜はそれぞれ1.5cm角に切る。
2. 鍋にオリーブ油を熱し、みじん切りにしたにんにくを入れて香りが出るまで炒める。
3. ❶の材料と、ひよこ豆を❷に加えて炒め合わせる。
4. ❸にホールトマトをつぶして加え、バジルをちぎって加える。蓋をして中火で10分ほど煮込み、塩、こしょうで味をととのえる。

POINT
野菜本来のうまみと甘みがたっぷり！

野菜をふんだんに使って煮込んでいるので野菜本来のうまみがよく出てだしいらず。よく煮詰めたほうが味がなじみます。冷蔵庫で1週間くらい保存可能。夏には冷やして食べても。

代わりにこんな食材

鶏肉や生ベーコン（P.111）を入れてもOK。野菜は家にあるものを組み合わせてアレンジして。ソースとしてごはんやパスタにかけても、肉にかけても合います。

	エネルギー	たんぱく質	脂質
1～2歳なら 1人分の⅓量	122kcal	3.8g	3.4g
3～5歳なら 1人分の½量	183kcal	5.7g	5.1g

※しょうゆ、みそは、お子さんに使えるものを使用してください。

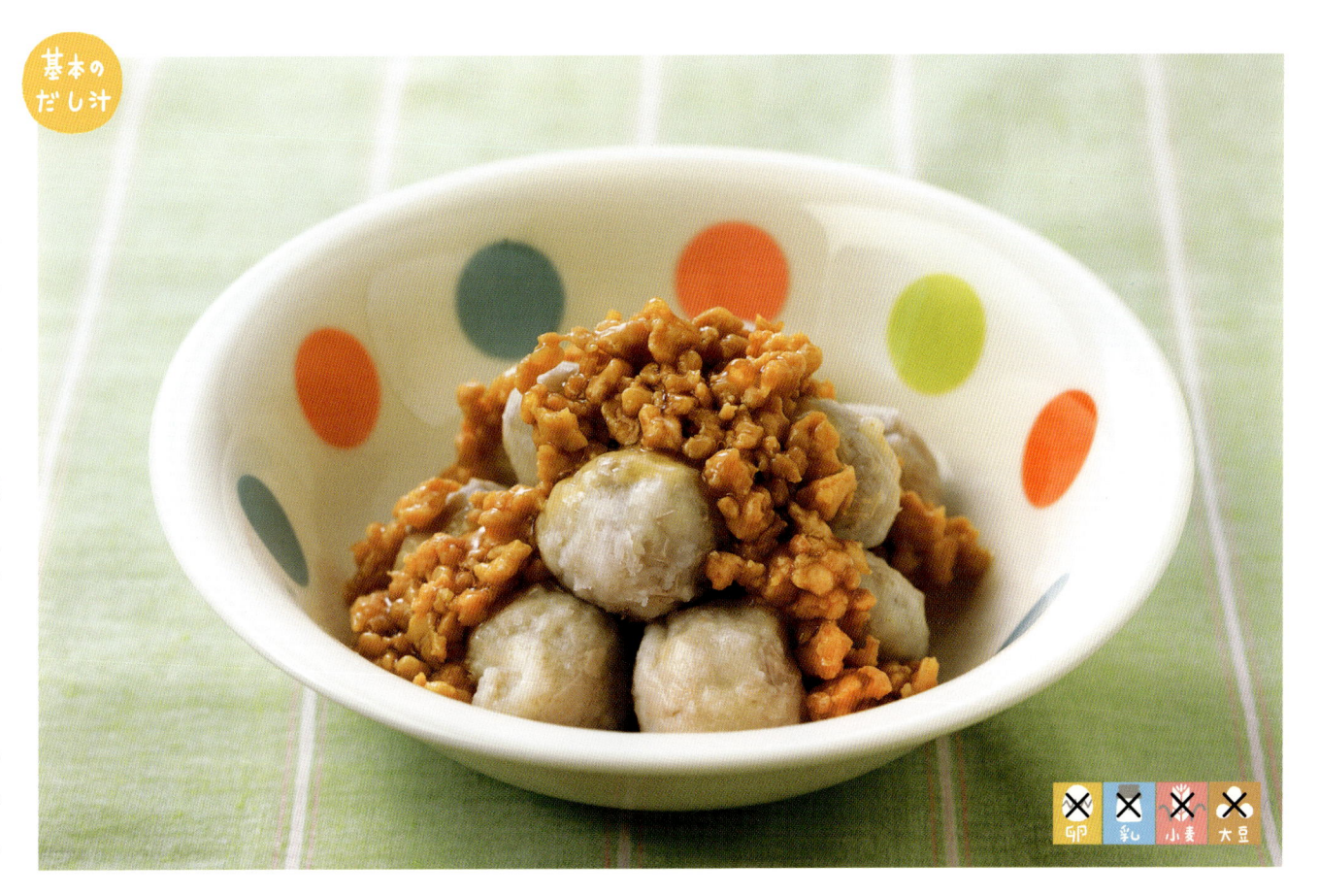

幼児食 ★
卵・牛乳・小麦を使わない副菜
豆入りラタトゥイユ／いもいも団子

基本のだし汁

モチモチした食感がクセになりそう！
いもいも団子

材料（1人分）
里いも 1½個
タピオカ粉 小さじ½
塩 少々
鶏ひき肉 15g
A ┌ 基本のだし汁（P.25） 25ml
　└ みりん・しょうゆ 各小さじ½
水溶き片栗粉 小さじ1

作り方
① 里いもは皮をむいてラップをしレンジ（600W）で5分加熱し、ペーパータオルで水分をとる。里いもが熱いうちにスプーンやめん棒でつぶし、タピオカ粉と塩を加えて混ぜ合わせる。
② ①はひと口大くらいに丸め、蒸気の上がった蒸し器で蒸す。
③ 鶏ひき肉は炒り、Aを加えて味をととのえてから水溶き片栗粉を加えてとろみをつける。
④ 器に②を盛り③をかける。

POINT
間食にもおすすめの1品
おかずとしてだけでなく間食にもなる1品です。里いものモチモチとした食感がおいしい。

こんなアイデア！
フライパンで焼いても香ばしい焼き団子になります。鶏ひき肉のあんは、ごはんやふかしたじゃがいもにかけても合います。

	エネルギー	たんぱく質	脂質
1〜2歳なら 1人分の⅓量	44kcal	1.9g	0.5g
3〜5歳なら 1人分の½量	66kcal	2.9g	0.7g

万能つゆ

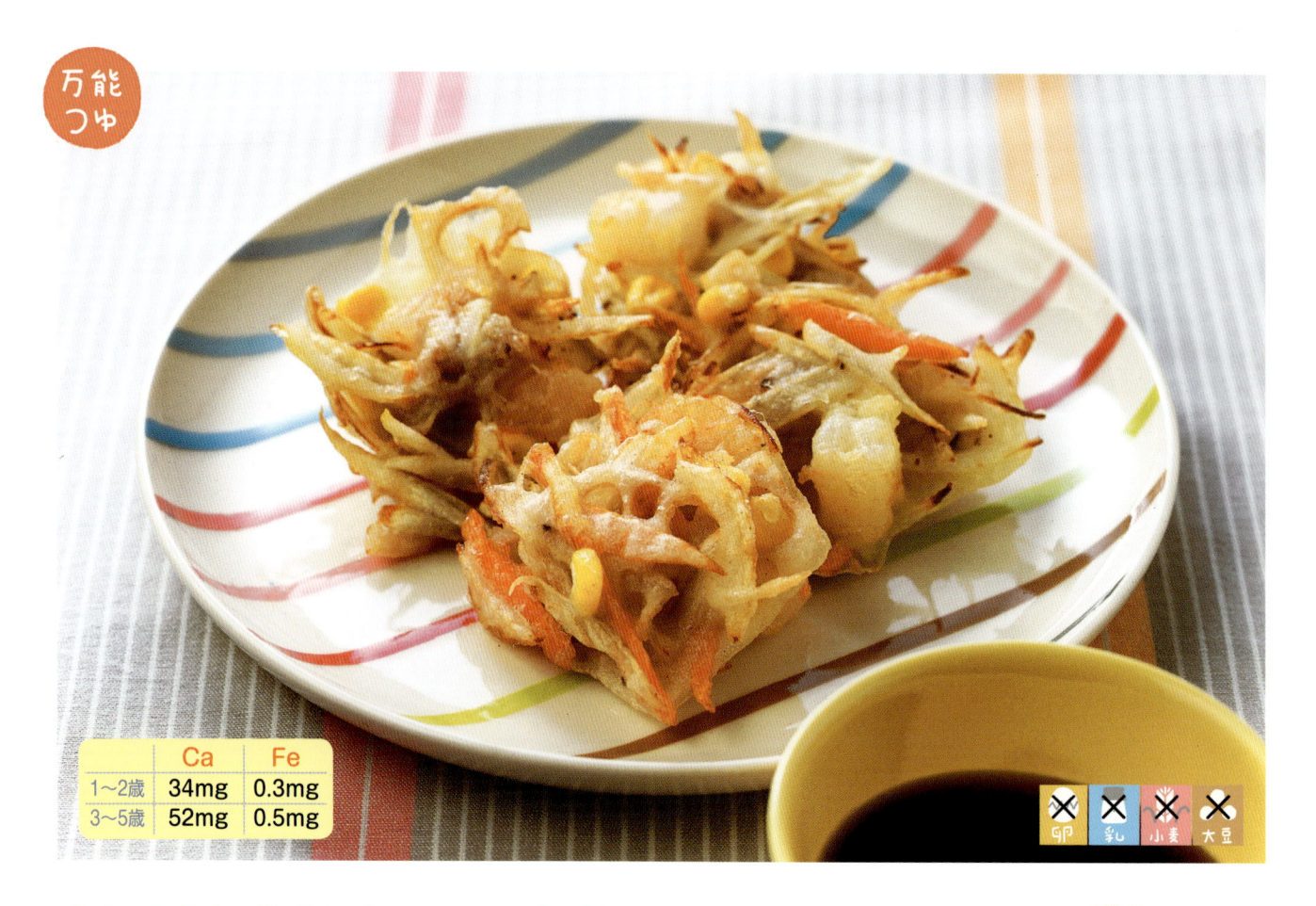

	Ca	Fe
1〜2歳	34mg	0.3mg
3〜5歳	52mg	0.5mg

冷めてもかたくなりにくいモチモチ衣がおいしい！
いろいろかき揚げ

材料（1人分）
むきえび 2尾
玉ねぎ ¼個
にんじん 10g
ごぼう・れんこん・豚ロース薄切り肉 各30g
ホールコーン 大さじ1
桜えび 小さじ1
A ┌ 米粉 大さじ4
　├ タピオカ粉 小さじ1
　└ 水 100ml
揚げ油 適量
万能つゆ（P.61） 50ml

作り方
❶ むきえびは背ワタを取り除き3つに切る。玉ねぎは薄切りにする。にんじん、ごぼうはささがきに、れんこんはいちょう切りにする。豚肉は細切りにする。

❷ ❶、汁けをきったホールコーン、桜えびを合わせ、米粉（分量外）を薄くまぶす。

❸ Aを混ぜて衣を作る。❷を適量とり、衣をつけ、170℃に熱した揚げ油で揚げる。万能つゆにつけていただく。

POINT
米粉とタピオカ粉の揚げ衣はモチモチしていておいしい！
米粉とタピオカ粉をブレンドした衣は、冷めてもかたくなりにくく、もちっとしているのが特徴。揚げるときに適当な大きさに切ったオーブンシートに生地をのせ、油に落とすときれいに仕上がります。

こんなアイデア！
冷蔵庫にある野菜、きのこなどを入れてかき揚げに。ごはんにかき揚げをのせて、万能つゆ（P.61）をかければ天丼の出来あがり。

	エネルギー	たんぱく質	脂質
1〜2歳なら 1人分の⅓量	104kcal	5.4g	4.1g
3〜5歳なら 1人分の½量	156kcal	8.1g	6.1g

※しょうゆ、みそは、お子さんに使えるものを使用してください。

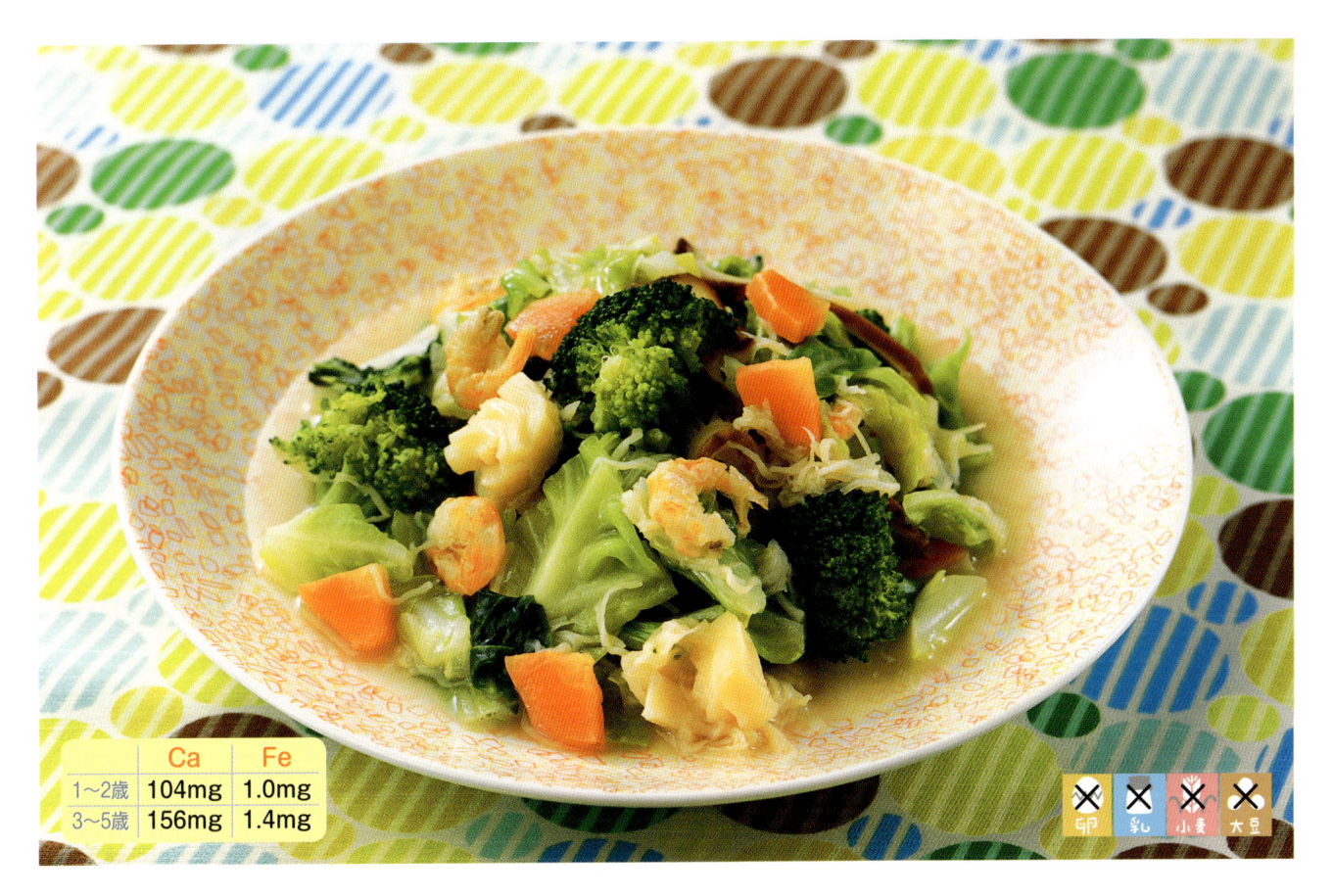

幼児食 ★ 卵・牛乳・小麦を使わない副菜　いろいろかき揚げ／八宝菜

	Ca	Fe
1〜2歳	104mg	1.0mg
3〜5歳	156mg	1.4mg

素材からうまみが出る食材をふんだんに使って
八宝菜

材料(1人分)
干しえび 小さじ1
干ししいたけ 1枚
水 50ml×2（戻し用）
ほたて水煮缶 50g
ブロッコリー 3房
にんじん 15g
キャベツ 大1枚
白菜 大1枚
にんにく ½片
油 小さじ1
酒・塩 各小さじ½

作り方

① 干しえび、干ししいたけはそれぞれ分量の水で戻しておく。しいたけは薄切りにする。戻し汁は残しておく。

② ほたて水煮缶は汁けをきり、ブロッコリーは塩ゆでする。にんじんはいちょう切りにする。キャベツと白菜はひと口大に切る。にんにくをみじん切りにする。

③ フライパンににんにくと油を入れて火にかけ、香りが出てきたら、①の干しえび、干ししいたけを入れて炒める。

④ ③に②を入れて炒め、しんなりしてきたら、①の戻し汁、酒を入れて煮る。塩で味をととのえる。

POINT
だしを使用しなくても、濃厚な味！

中華だしなどを使用しなくても、干しえび、干ししいたけ、ほたてのうまみがしっかり出て濃厚な味わい。ビーフンなど麺をゆでて、八宝菜をあえれば、栄養満点の主食になります。

代わりにこんな食材
豚肉、いか、あさり、さやえんどうなどを入れてもおいしい。

	エネルギー	たんぱく質	脂質
1〜2歳なら 1人分の⅓量	52kcal	4.9g	1.9g
3〜5歳なら 1人分の½量	77kcal	7.4g	2.8g

おいしい汁もののレシピ

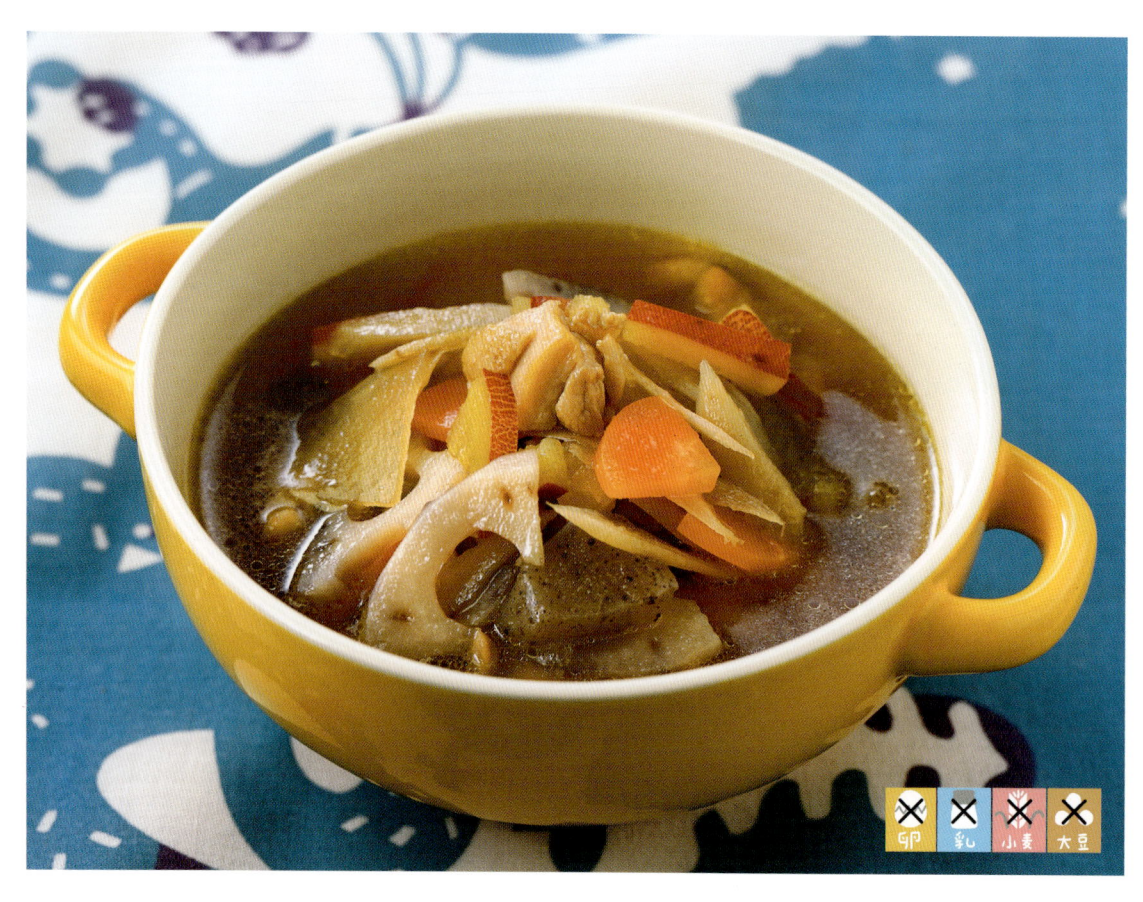

卵・牛乳・小麦を使わない

汁ものには、不足しがちな野菜をたっぷり煮込めばお子さんにも食べやすくなります。

さつまいもの甘味が出ておいしい
根菜汁

材料（1人分）

昆布 1cm
水 150ml
大根・れんこん・さつまいも 各15g
にんじん・ごぼう 各20g
鶏もも肉 40g
こんにゃく 30g
油・塩 各少々
しょうゆ・みりん 各大さじ½

作り方

1. 昆布はぬれ布巾でふいてから分量の水に入れて1時間程度おいておく。
2. 大根、れんこん、さつまいも、にんじんはいちょう切り、ごぼうはささがきにする。鶏もも肉は小さめのひと口大に切り、こんにゃくはちぎってゆでておく。
3. 鍋に油少々を入れ、鶏肉を入れ焼き色がつくまで炒め、さつまいも以外の❷の野菜を加えて炒める。
4. ❶の昆布を入れて炒める。
5. ❹に❶のだし汁を入れて沸騰したら、蓋をして10分ほど弱火で煮る。
6. さつまいもとしょうゆ、みりん、塩を加えて5分ほど弱火で煮る。昆布を取り除いて盛りつける。

	エネルギー	たんぱく質	脂質
1～2歳なら 1人分の⅓量	69kcal	2.7g	3.6g
3～5歳なら 1人分の½量	104kcal	4.1g	5.4g

こんなアイデア！
おもちゃごはん団子（P.105）を入れるとお雑煮のようになります。

POINT
野菜嫌いなお子さんでも、汁ものにすると食べやすい

根菜をやわらかく煮ると、野菜が苦手なお子さんにも食べやすくなります。大きくて食べにくい場合は、小さめに切りましょう。

※しょうゆ、みそは、お子さんに使えるものを使用してください。

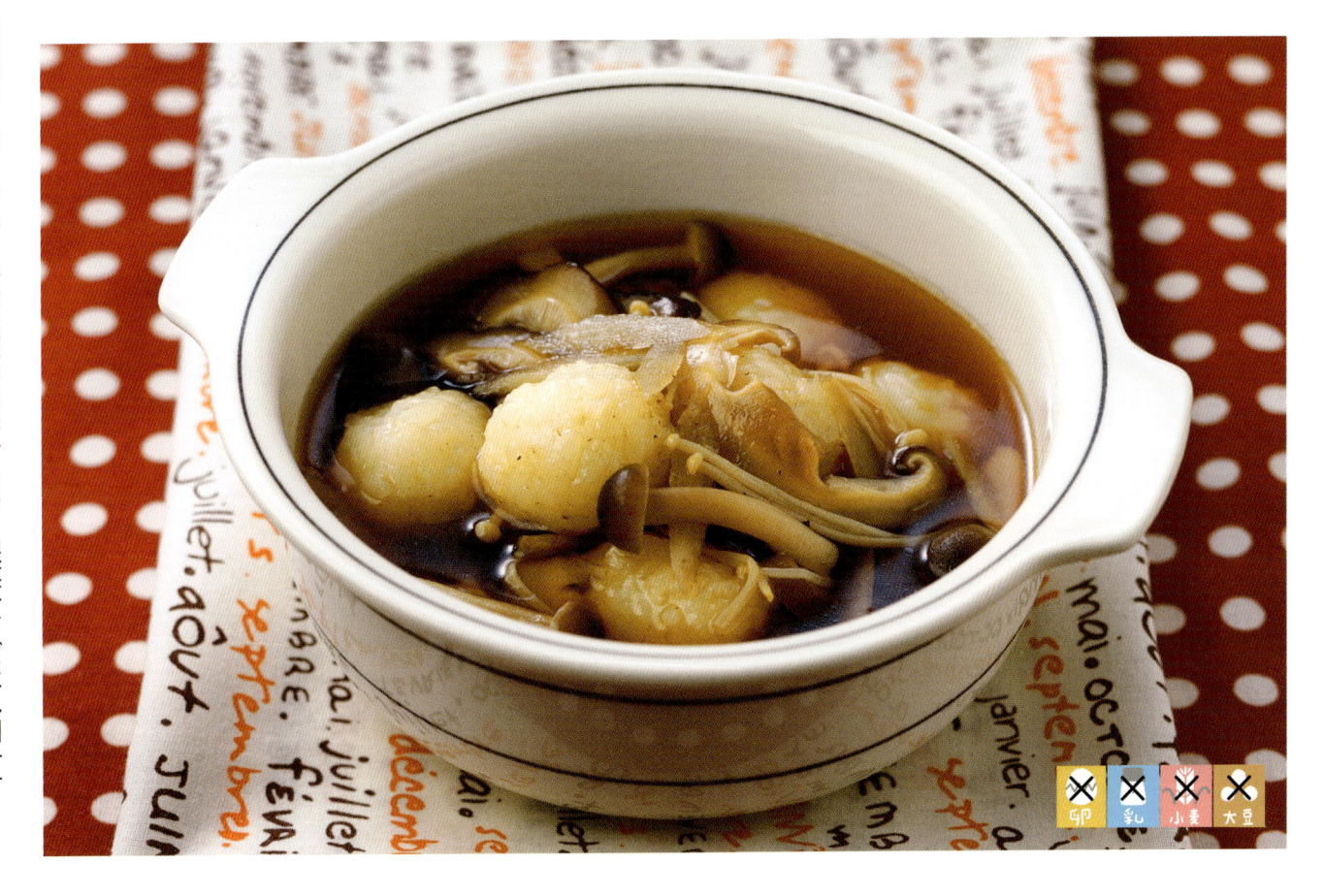

幼児食★ 卵・牛乳・小麦を使わない汁もの

根菜汁／ごはん団子汁

ごはんが苦手なお子さんも食べてくれそう！
ごはんで団子汁

材料（1人分）
ごはん 80g
塩 少々
タピオカ粉 大さじ½
ごぼう 10g
えのきだけ・しめじ 各⅛袋
干ししいたけ ½枚
干ししいたけの戻し汁 300ml
かつお節 3g
A ［しょうゆ 大さじ¼
　　酒・みりん 各小さじ½］

作り方
❶ ごはんに塩とタピオカ粉をまぶし、ビニール袋に入れて上からめん棒などでつぶし、団子にする。

❷ ごぼうはささがきにし、えのきだけは根元を切り落としてほぐし、しめじは石づきを切り落として小房に分ける。干ししいたけは水で戻す。戻し汁はとっておく。

❸ 鍋に干ししいたけの戻し汁とかつお節を入れて火にかけ、沸騰したらかつお節を取り出す。

❹ ❸に❷のごぼうを入れ10分ほど煮て、❷の残りの材料を入れる。Aで味をととのえ、❶のごはん団子を入れて煮る。

	エネルギー	たんぱく質	脂質
1～2歳なら 1人分の⅓量	58kcal	1.1g	0.1g
3～5歳なら 1人分の½量	87kcal	1.6g	0.2g

代わりにこんな食材
ごはんとゆでてつぶしたじゃがいもを合わせて「じゃがいも団子」、ごはんとゆでてつぶしたかぼちゃを合わせて「かぼちゃ団子」もおすすめです。

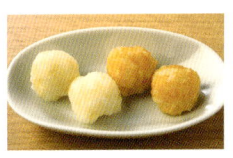

＊ ごはん40g、タピオカ粉大さじ1、つぶしたじゃがいも、かぼちゃをそれぞれ50gずつ加えて丸める。

POINT
ごはんが苦手なお子さんにもおすすめ
ごはんが苦手でなかなか食べられないお子さんには、ごはん団子を試してみて。豆腐や鶏肉などを入れれば主食とおかずが一度にとれます。

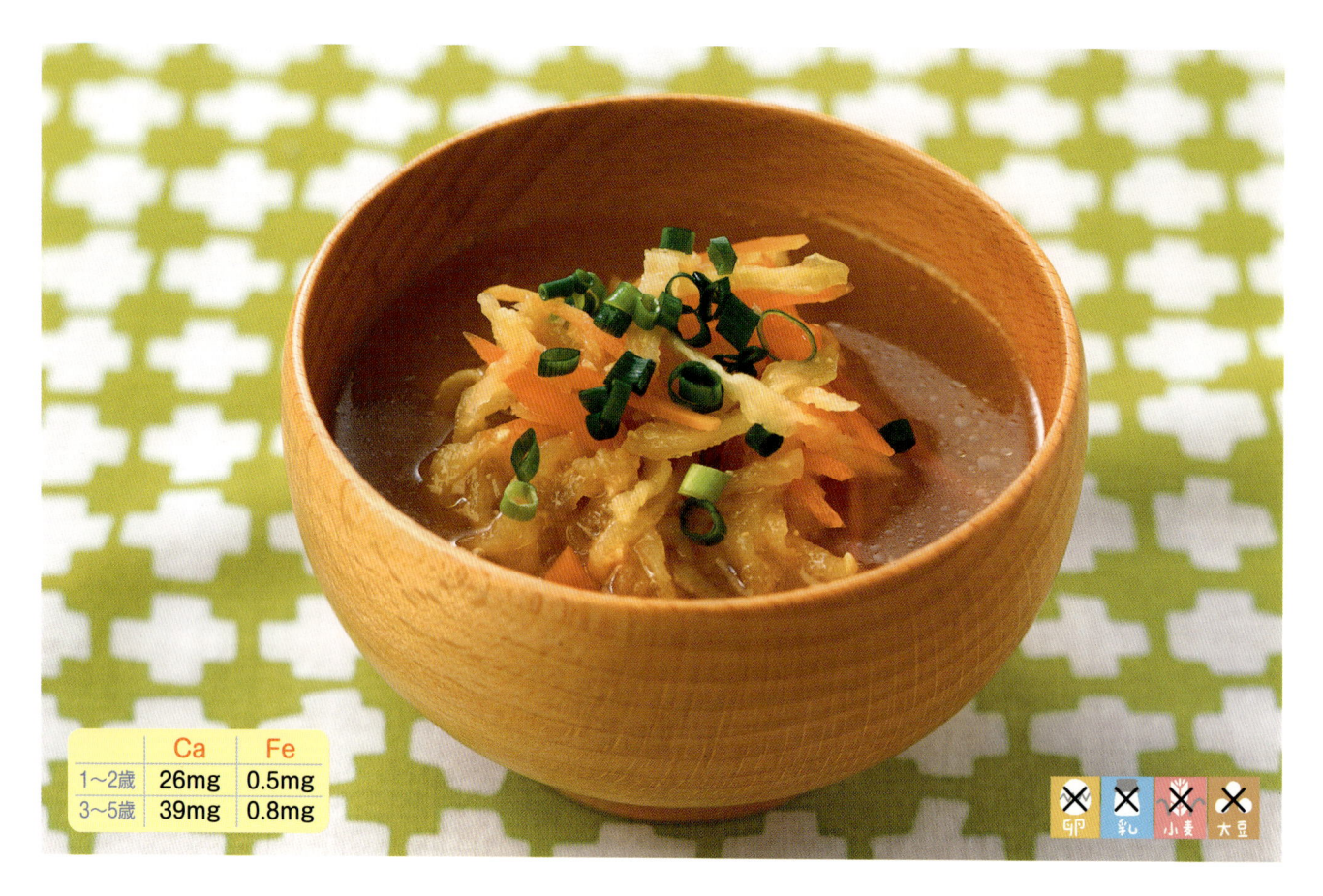

	Ca	Fe
1〜2歳	26mg	0.5mg
3〜5歳	39mg	0.8mg

シャキシャキとした食感が新鮮
切り干し大根のみそ汁

材料（1人分）
切り干し大根（乾）10g
にんじん 10g
万能ねぎ 適量
基本のだし汁（P.25）200ml
みそ 大さじ1

作り方
1. 切り干し大根は水に浸して戻し、水けを絞ってざく切りにする。
2. にんじんは細切りにする。
3. だし汁をあたため、1、2を入れて煮る。にんじんに火が通ったらみそを溶き入れる。
4. 器に盛り、小口切りの万能ねぎを散らす。

POINT
切り干し大根が苦手でも、これなら食べられそう！

みそ汁に切り干し大根を入れると歯ごたえがシャキシャキしておいしい。切り干し大根の甘みがだしにしっかり出てほっとする味です。時間がないときは、軽く水洗いして煮ながらでも戻せます。

こんなアイデア！
乾物の切り干し大根は保存がきき、おみそ汁の具やサラダ、炒めものなどに使えるので、常備しておくと便利です。

	エネルギー	たんぱく質	脂質
1〜2歳なら1人分の1/3量	25kcal	1.0g	0.2g
3〜5歳なら1人分の1/2量	37kcal	1.5g	0.3g

※しょうゆ、みそは、お子さんに使えるものを使用してください。

幼児食★ 卵・牛乳・小麦を使わない汁もの　切り干し大根のみそ汁／白いんげん豆のポタージュ

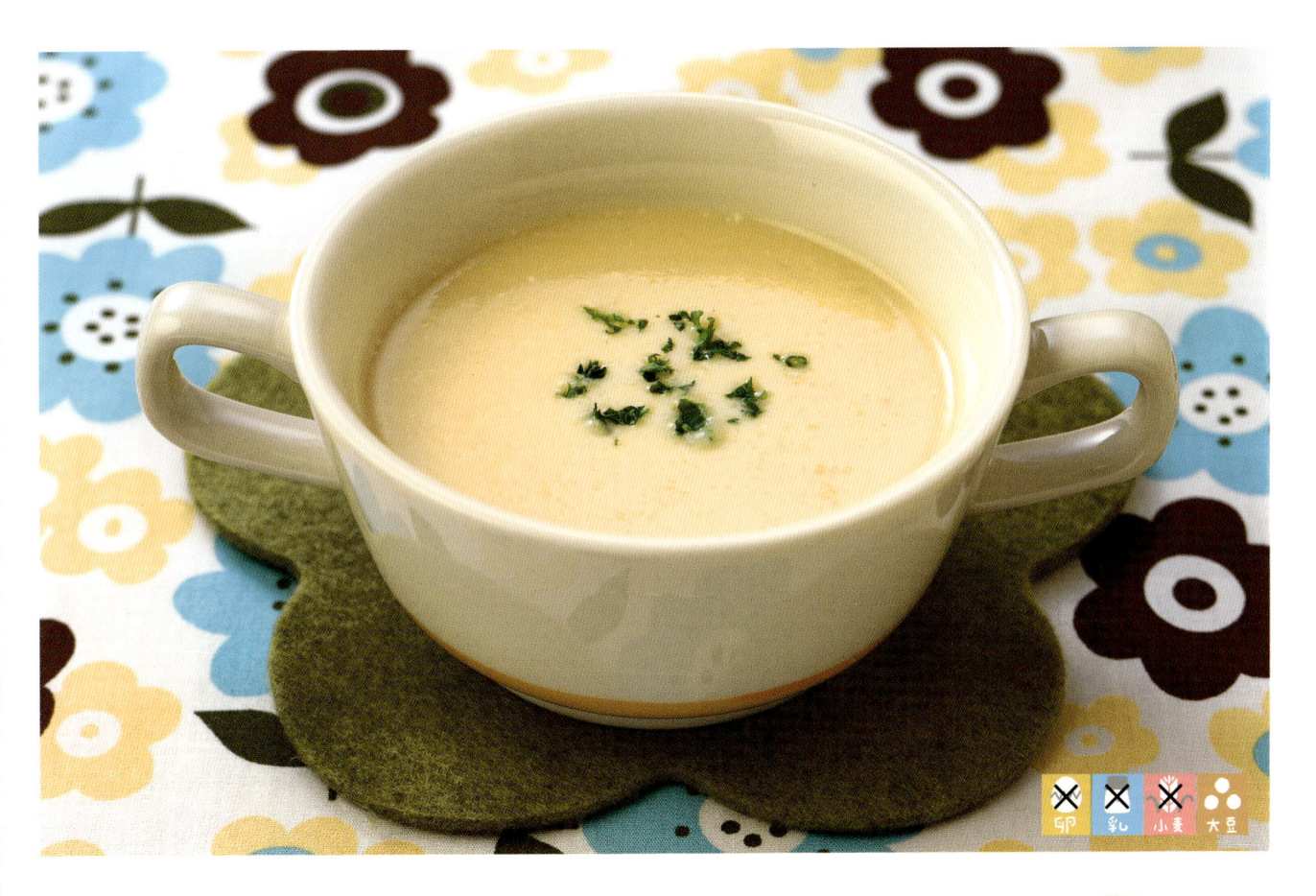

にんじんやほうれん草を加えてもおいしい
白いんげん豆のポタージュ

材料（1人分）

玉ねぎ 1/8個
油 少々
白いんげん豆（水煮） 80g
水 100ml
洋風だし（P.139） 1/4個
塩・こしょう 各少々
豆乳 大さじ2
パセリ（みじん切り） 適量

作り方

1. 玉ねぎは薄切りにする。
2. フライパンを火にかけ、油を熱して玉ねぎをじっくり炒め、透明になったら豆とその缶汁、水、洋風だしを加えて弱火で7分くらい煮込む。
3. 2をミキサーにかけてピューレ状にして鍋に戻し、塩とこしょうで味をととのえる。
4. 器に盛ったら豆乳を加え、パセリのみじん切りを散らす。

POINT
白いんげん豆でおいしいポタージュができます

缶汁と水の量を少なめにして煮詰めるとホワイトソースのようになるので、グラタンやドリアのソースとして使えます。大豆アレルギーの場合は、豆乳は入れなくてもOK。野菜嫌いのお子さんにはにんじんやほうれん草などを加えて一緒にポタージュにしてみても。

	エネルギー	たんぱく質	脂質
1～2歳なら 1人分の1/3量	61kcal	2.7g	2.1g
3～5歳なら 1人分の1/2量	92kcal	4.1g	3.2g

卵・牛乳・小麦を使わない

保存ができる手作り食材

食材は、市販の加工品の利用も便利ですが、時間のあるときには手作りしてみませんか。
まとめて作っておけば小分けにして冷凍で保存できるものが多いので、時間のないときにもすぐに使えて便利。

カルシウムたっぷりの鮭の中骨缶を使ったアイデア団子
つみれの肉団子

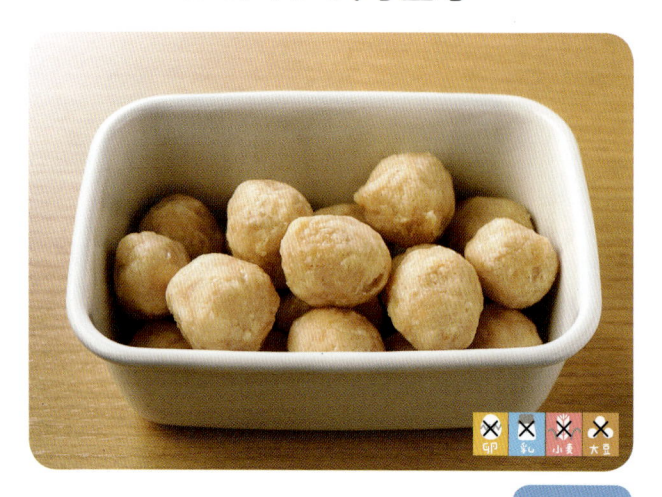

冷凍で2〜3週間保存

材料（作りやすい分量）
- 鶏ひき肉 200g
- 鮭の中骨水煮缶 100g
- 片栗粉 大さじ2
- 酒 小さじ2
- 塩 小さじ1
- しょうが 1片

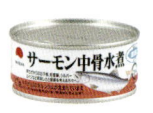

骨までやわらかくなっている鮭の中骨缶はカルシウムが豊富な食材です。

作り方
1. 鮭の中骨缶はよくすりつぶしてから、鶏ひき肉を合わせてよく練り合わせる。
2. ①に片栗粉、酒、塩、みじん切りにしたしょうがを加えてひと口大に丸め、熱湯でゆでる。

POINT 魚や中骨の食感が苦手でもひき肉と混ぜれば食べやすくなります。いわしやあじなどのすり身を使えば魚の風味がさらにアップ。

こんな料理に ミートボールのような感覚で、和・洋・中、いろいろなお料理に。
- P.80 トマトソースミートボールパスタ

やさしい味わいなので、離乳完了期くらいからOK
白身で手作りおでんだね

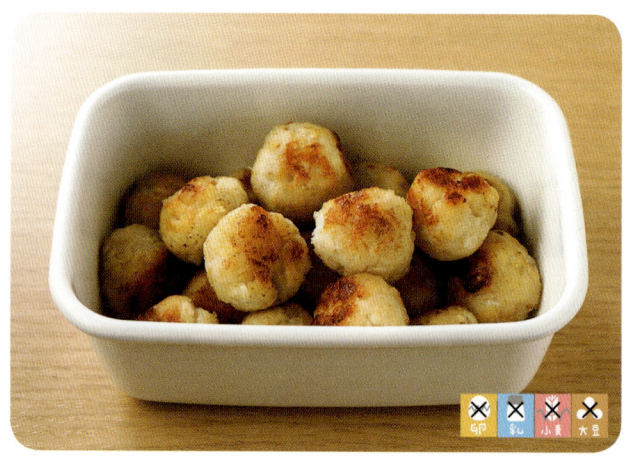

冷凍で2〜3週間保存

材料（作りやすい分量）
- 白身魚（切り身） 4切れ
- 玉ねぎ ½個
- 片栗粉 大さじ2
- 塩 小さじ½
- 油 大さじ1

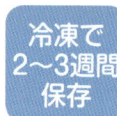

作り方
1. 白身魚は皮と骨を取り除いて、フードプロセッサーでなめらかにする。
2. 玉ねぎはみじん切りにし、①に加える。片栗粉、塩も加えて混ぜ合わせる。
3. ②をひと口大に丸め、熱湯でゆでる。
4. フライパンで油を熱し、ころころ転がしながらこんがりと焼く。

POINT 魚介類はミンチにしてボール状にしておけば、料理の素材に使えます。ゆでるだけでもOK。自家製ならやわらかい仕上がりに。少しかためのものが食べられるようになってきたら、えびやいか、たこなどを入れてもおいしい。

こんな料理に
- P.62 おでんだね入り切り干し大根のみそ汁

※しょうゆ、みそは、お子さんに使えるものを使用してください。

卵・牛乳・小麦を使わない保存ができる手作り食材

ごはんがすすむ一品
白身魚のそぼろ

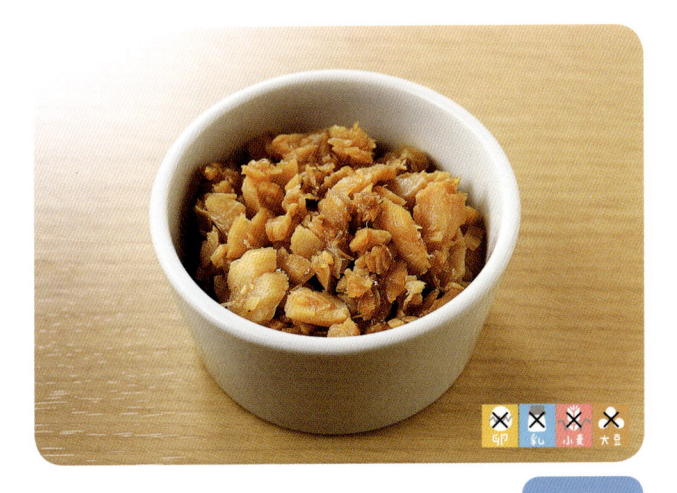

材料（作りやすい分量）
白身魚（切り身） 2切れ
しょうゆ・みりん 各大さじ1

冷凍で2〜3週間保存

作り方
① 白身魚はゆでて皮と骨を取り除きながらほぐす。
② フライパンで①、しょうゆ、みりんを炒める。

POINT 鯛やたらなどの白身魚でそぼろを作って冷凍しておけば、ごはんに混ぜておにぎりにして、主食＋主菜メニューが簡単に完成。朝などの時間のないときに便利。

こんな料理に
● P.72 白身そぼろおにぎり

まとめて作って、いろいろな料理に活用！
肉そぼろ

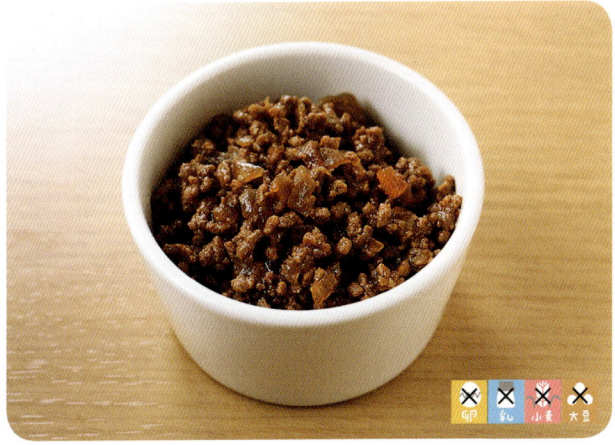

材料（作りやすい分量）
牛ひき肉 200g　　しょうゆ 大さじ2
玉ねぎ ½個　　　砂糖 小さじ2
油 大さじ1

冷凍で2〜3週間保存

作り方
① 玉ねぎはみじん切りにする。
② フライパンに油を熱し、牛ひき肉、①の玉ねぎの順に加えて炒め合わせ、しょうゆ、砂糖を加えて味をととのえる。

POINT 肉そぼろは、そのままごはんにかけても、料理の具材にしてもOK。作りおきしておくと便利に使える一品です。ケチャップ味や、カレー粉でカレー味などにしても。

こんな料理に
● P.66 肉そぼろごはん
● P.69 ひき肉とトマトのチャーハン
● P.126 お楽しみ手巻き寿司
● P.128 トルティーヤ・肉そぼろ＆アボカドディップ

卵・牛乳・小麦を使わない

保存ができる手作り食材

あっさりおいしい、鶏肉の自家製ハムです
手作りハム

冷凍で3〜4週間保存

材料（作りやすい分量）
鶏むね肉 1枚
塩・メープルシロップ・黒こしょう・
　ハーブ入り塩 各小さじ1

作り方

① 鶏むね肉の皮を取り、メープルシロップを全体にぬり、なじませる。

② 塩、黒こしょう、ハーブ入り塩をふりかけ、しみ込ませる。ラップでぴっちりと包み、空気を抜いて冷蔵庫で1日寝かせる。

③ 肉を軽く水で洗い、丸く固めながらアルミホイルでぴっちり包む。

④ 鍋に③を入れ、肉の半分くらいの水を入れて蓋をして、沸騰前の弱火で、コトコト30分くらい煮る。途中肉をひっくり返す。冷めてから、1時間くらいおいて味をなじませる。

POINT
鶏むね肉を使って自家製ハムの完成。作って冷凍しておけば、薄く切ってパンにのせたり、ゴロゴロ切ってチャーハンの具にしたりといろいろなお料理に使える便利な食材です。

こんな料理に ●P.124 五目ケーキ寿司

肉の素朴な味がする、みんなで楽しめる食材
ポークソーセージ

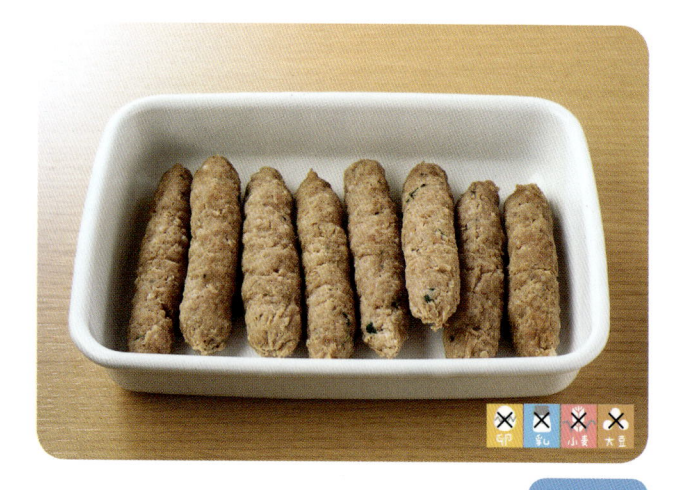

冷凍で3〜4週間保存

材料（作りやすい分量）
豚ひき肉 300g
塩 小さじ1
セージ・こしょう・オリーブ油 各少々

作り方

① ボウルに豚ひき肉、塩、セージ、こしょうを入れ、軽くひとまとめにできるくらいまで混ぜて4等分する。

② 25×12cmのアルミホイル4枚を用意し、薄くオリーブ油をぬる。①のタネをそれぞれのせて、直径2cm、長さ12〜13cmの棒状に巻き、端をとじる。

③ フライパンに②を入れ、深さ1/3まで水を注ぎ、蓋をして強火で3分ほど、裏返して中火で4分ほど蒸し焼きにする。

POINT
手作りソーセージは肉のうまみが味わえます。冷凍しておけば朝食のソテーやポトフなど、いつでも使える強い味方に。

こんな料理に ●P.63 ポークソーセージソテー

※しょうゆ、みそは、お子さんに使えるものを使用してください。

卵・牛乳・小麦を使わない保存ができる手作り食材

ゆで鶏

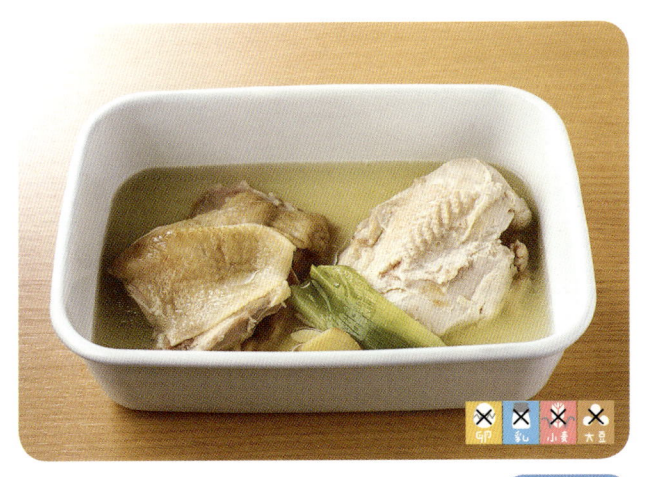

ゆでた鶏肉もゆで汁も料理に活用！

冷凍で2〜3週間保存

材料（作りやすい分量）
鶏むね肉・鶏もも肉 各1枚
長ねぎ（青い部分）1本
しょうが 1片
塩 小さじ1

作り方
1. 鶏むね肉、鶏もも肉は鍋に入れ、かぶるくらいの水、長ねぎ、薄切りのしょうが、塩を入れる。
2. 強火にかけ、煮立ったら蓋をしてアクをとりながら弱火で30分ほどゆでる。

POINT
ゆでた鶏肉だけでなく、ゆで汁もだしとして使える、2度おいしい保存食レシピです。むね肉ともも肉を一緒にゆでることで、だしの風味が一層よくなります。もちろん、どちらかだけでもOK。鶏肉はほぐして冷凍に、スープも冷蔵庫で1〜2日、密閉容器などに入れて冷凍も可能。

こんな料理に
- P.78 蒸し鶏とせん切り野菜のサンドイッチ
- P.83 春雨冷やし中華

生ベーコン

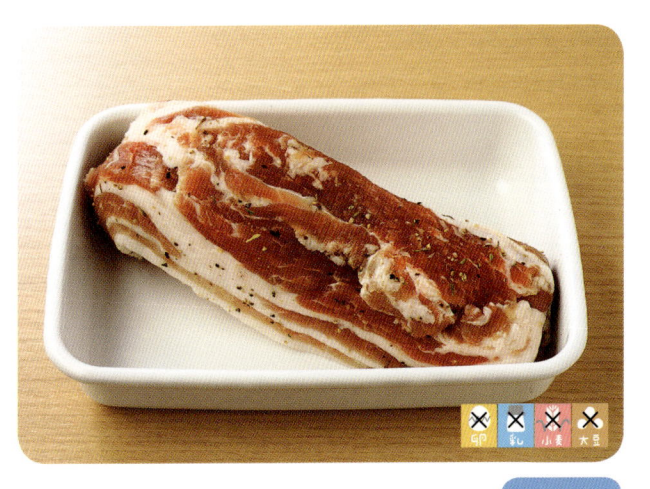

ぜひおぼえておきたい簡単レシピ

冷凍で3〜4週間保存

材料（作りやすい分量）
豚バラかたまり肉 500g
塩 大さじ1
ハーブ入り塩 適量

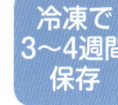

作り方
1. 豚バラ肉に塩をもみ込んで保存用ポリ袋などに入れて、冷蔵庫でひと晩おく。
2. ①の水分をふき、ハーブ入り塩をまぶし、オーブンシートで包み、冷蔵庫で3日ほど寝かせる。

POINT
本格厚切りベーコンがおうちで作れます。炒めものなどに使えばお肉のうまみが料理に広がってジューシーな味わいに。食べるときはよく火を通しましょう。

こんな料理に
- P.130 パエリア

保存ができる手作り食材

卵・牛乳・小麦を使わない

電子レンジでできるヘルシーチップス！
野菜チップス

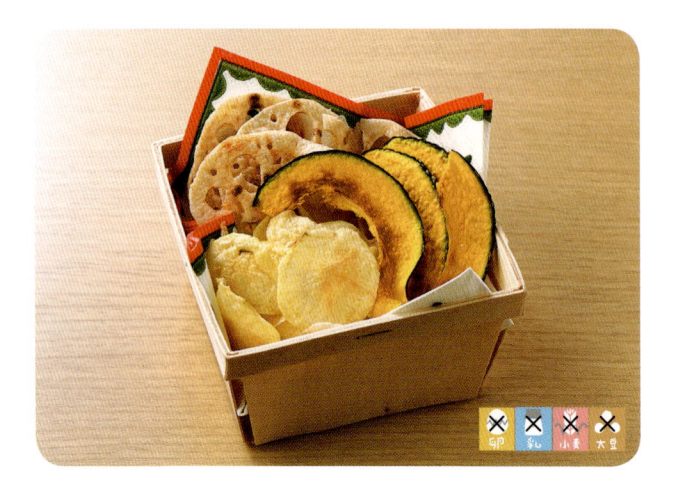

材料（作りやすい分量）
れんこん ½節
かぼちゃ ⅛個
じゃがいも 1個

作り方
① 野菜はそれぞれ薄切りにしてオーブンシートにかさならないように並べる。
② それぞれの野菜はラップをしないで、まず電子レンジ（600W）で2分30秒加熱し湿気を取り除くように裏返し、これを数回くりかえしてパリパリに仕上げる。

POINT
野菜を薄くスライスして、レンジで加熱すれば、簡単に油いらずの野菜チップの出来あがり。ペーパータオルだとくっつきやすいので、オーブンシートを使うのがポイントです。家のレンジの特徴に合わせて加熱時間は調節しましょう。時間がたってしんなりしたら、また少しレンジにかけて水分をとばして。

食物繊維やカルシウムなど、栄養豊富な自家製おやつ
干しいも

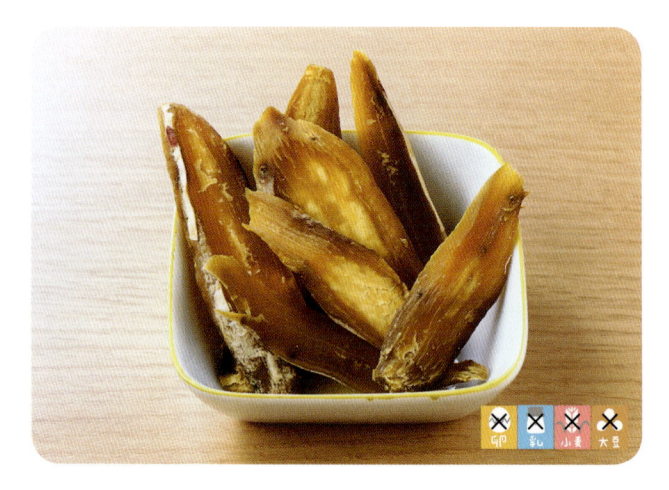

材料（作りやすい分量）
さつまいも 2本

作り方
① さつまいもは水洗いし、蒸気のあがった蒸し器に入れ、やわらかくなるまで蒸す。
② ①の皮をむき、薄めに切ってザルに広げ、1週間くらい天日で干す。

POINT
家で簡単にできる干しいもレシピ。噛めば噛むほど甘みが出るので、噛む練習にも最適。まだ上手に噛めないお子さんには、ちぎってあげたり、トースターで軽く温めてやわらかくして。

※しょうゆ、みそは、お子さんに使えるものを使用してください。

卵・牛乳・小麦を使わない保存ができる手作り食材

冷凍庫に保存するだけ！
手作り豆腐アイス

アレルギーがあったって、おいしいアイスクリームが食べたい！ というお子さんも多いはず。まとめて作っておけるので、多めに作っておやつやデザートに少しずつ食べても。

豆腐アイスクリーム

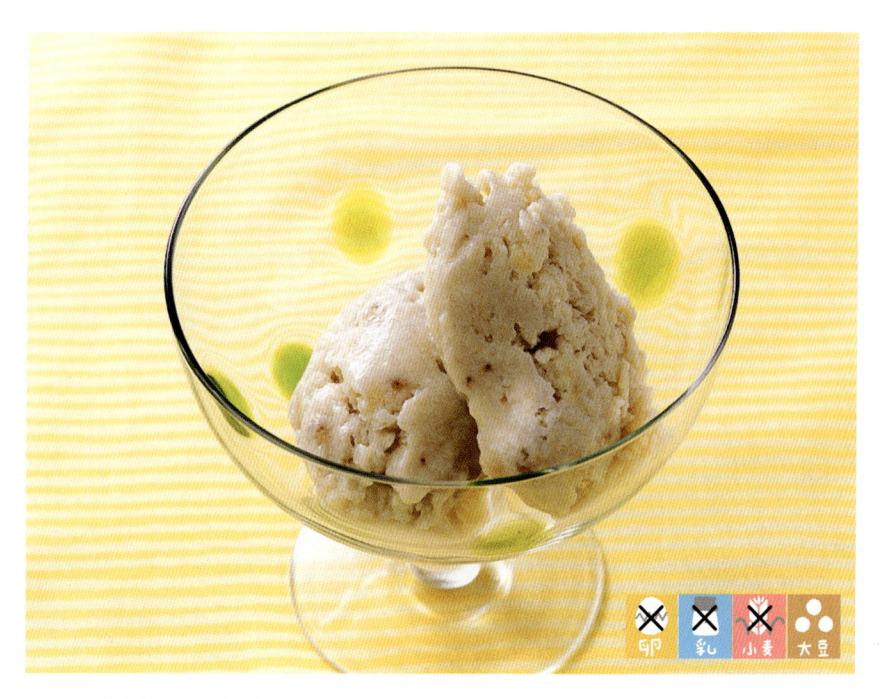

材料（作りやすい分量）

絹ごし豆腐 ½丁(150g)
バナナ 1本
砂糖 大さじ1
メープルシロップ 大さじ3

作り方

❶ 絹ごし豆腐は水けをよくきり、バナナは小口に切る。

❷ 保存用ポリ袋に全ての材料を加えて、手でつぶしながらよくもみ、冷凍庫で冷やし固める。

分量の⅓量
Ca	Fe
39mg	0.6mg

保存用ポリ袋に入れて冷やし固めたら、そのまま取り出して、手でよくもみほぐすだけでOK！

POINT
絹ごし豆腐の種類によって味わいが変わるので、砂糖やメープルシロップはお好みによって分量の調節を。白桃クリームや黒蜜、いちごジャム（P.115）などを添えてもおいしい。

分量の⅓量
エネルギー	たんぱく質	脂質
127kcal	2.8g	1.6g

食物アレルギー　おやつのポイント

アレルギーがあって市販のドーナツやクッキーなどが食べられなくてもお母さんの手作りおやつでお子さんを喜ばせてあげましょう。

おやつは3回の食事に響かない程度にして、食事のリズムを大切に

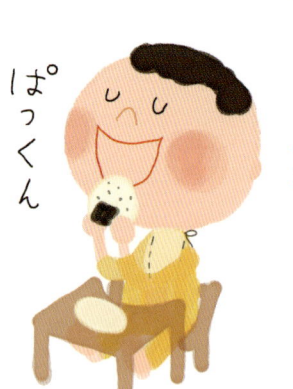

食物アレルギーがあっても、おいしいおやつが楽しみなら、食べることへの興味はむくむくとわいてきます。小さいお子さんは、胃も小さく、1回の食事で充分な量が食べられない場合があるので、おやつでエネルギーや栄養素を補うことも大切です。ただし、3回の食事に響かない程度にして、食事のリズムは大切にします。甘いお菓子やジュースは食べやすいので、食事よりおやつが主にならないように気をつけましょう。

卵、牛乳、小麦が食べられなくても栄養満点の手作りおやつを楽しんで

手作りのおやつなら、お子さんに合わせて材料や量も変えることができます。おなかがすいているときはボリュームのあるおやつでも、次の食事に響かない量ならOKです。おやつは、甘いお菓子だけでなく、軽食になるおにぎりやサンドイッチ、果物などでもよいでしょう。アレルギー用ミルクや野菜などを利用した手作りおやつなら、不足しやすいカルシウムやビタミンなど、栄養素も補うことができます。

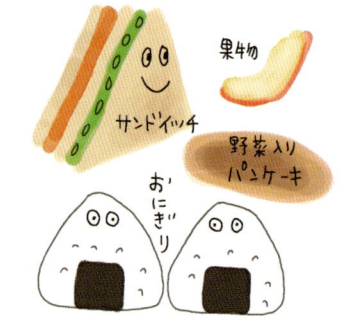

市販のおやつのこと

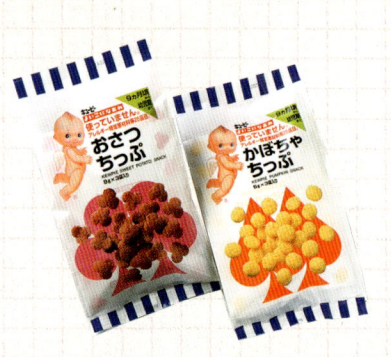

市販のおやつを選ぶときは表示をしっかり確認することが基本

お友だちと一緒に食べられるような市販のおやつを見つけておくと、外出先などでも安心です。市販のおやつを選ぶときは表示をしっかり確認しましょう（P.20〜21参照）。アレルギーを考慮した小麦を使わないクッキーや、卵や牛乳を使わないプリンなどもあります。また、スーパーなどでも手軽に手に入るポテトチップスや塩せんべい、グミやラムネ菓子などは、卵や牛乳、小麦にアレルギーがあっても利用できるものが多い、うれしいおやつです。

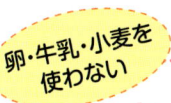

おやつ系ソースレシピ

卵・牛乳・小麦を使わない

果物にかけたり、パンにぬったりして楽しめるおやつ系ソースを紹介します。

＊ 豆乳カスタード

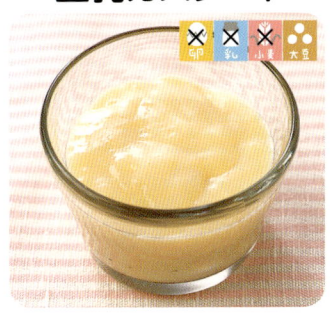

材料（作りやすい分量）
- 豆乳…200ml
- 砂糖…大さじ3
- バニラオイル（またはエッセンス）…少々
- タピオカ粉…小さじ2〜大さじ1

こんな使い方
- 米粉パンに塗って
- フルーツ缶に添えて

作り方
1. 豆乳と砂糖を合わせて鍋に入れて溶かす（沸騰しないように気をつける）。
2. バニラオイルを入れる（甘さが足りなければ砂糖を加える）。
3. タピオカ粉を同量の水で溶き、❷に加え、とろみがつくまでよく混ぜ合わせる。

＊ いちごジャム

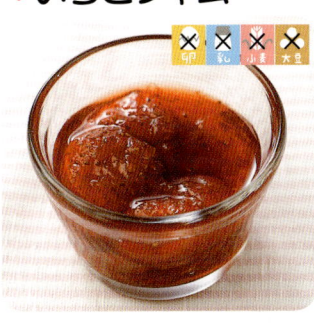

材料（作りやすい分量）
- いちご…300g
- 砂糖…100g
- レモン汁…小さじ2

こんな使い方
- 米粉パンに塗って
- 豆腐アイスに添えて

作り方
1. いちごはヘタを取ってよく洗い、水けをふき取る。
2. ❶、砂糖を交互に重ねる用に鍋に入れて、半日ほど置く。
3. ❷を中火にかけ、沸騰してきたら弱火にかえて、アクを取り除きながら煮詰める。
4. レモン汁を加えてから火を止める。

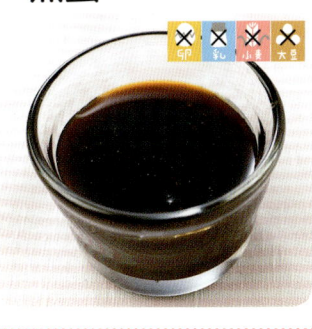

＊ 黒蜜

材料（作りやすい分量）
- 黒砂糖…100g
- 水…100g

こんな使い方
- 米粉パンに塗って
- 白玉や寒天にかけて

作り方
1. 材料を鍋に入れて中火にかけ、沸騰したら混ぜながら溶かす。
2. 黒砂糖が溶けたら弱火にして5分ほど煮詰め、少しとろみがついたら出来あがり。

＊ 白桃クリーム

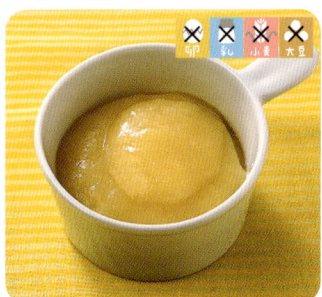

材料（作りやすい分量）
- 白桃缶…1缶（固形量250g）
- 砂糖…お好みで加減
- タピオカ粉…大さじ1
- ラム酒…小さじ1

こんな使い方
- 米粉パンに塗って
- 豆腐アイスに添えて

作り方
1. 白桃缶はミキサーでピューレ状にする。
2. ❶と残りの材料を鍋に入れ混ぜ合わせ、弱火でとろみがつくように混ぜ合わせながら加熱しもったりととろみがついたら出来あがり。

おいしいおやつレシピ

卵・牛乳・小麦を使わない

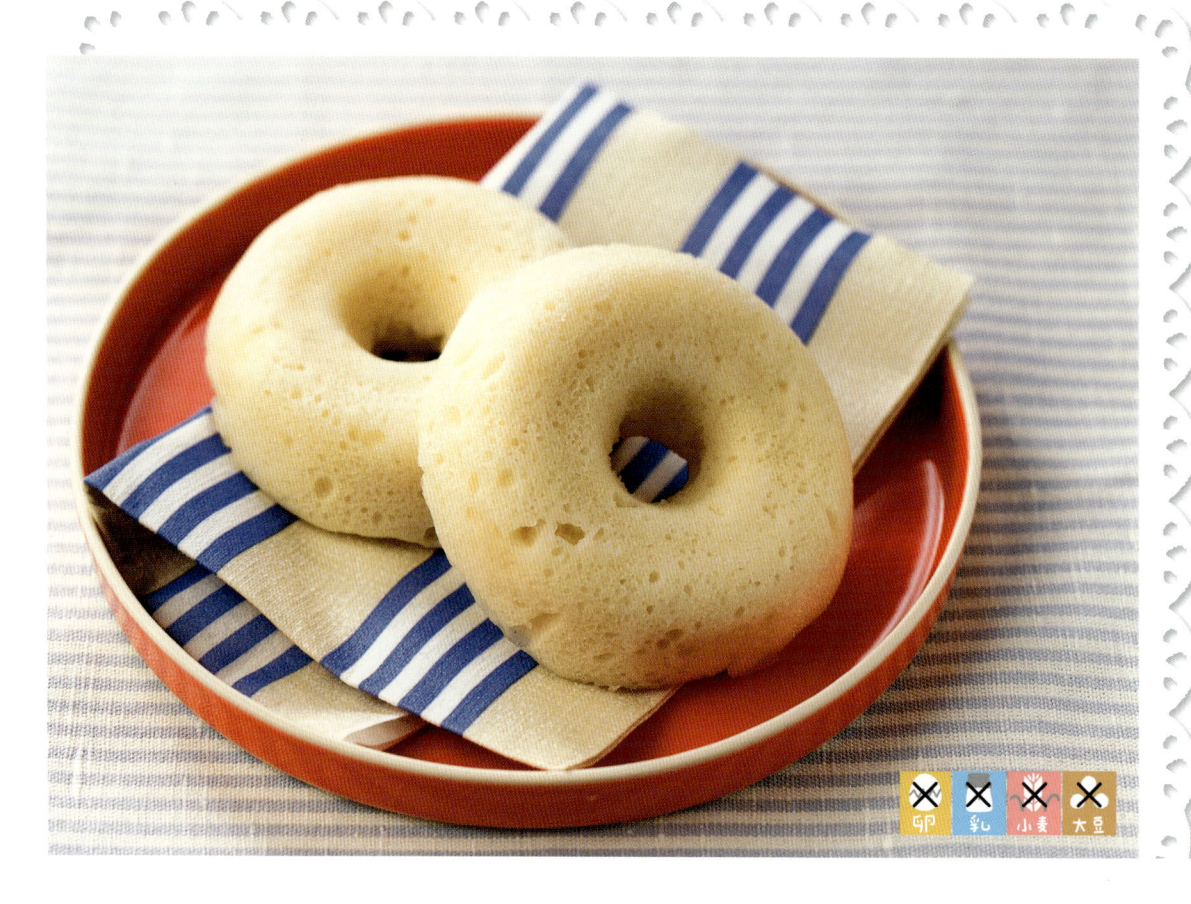

卵、牛乳、小麦が食べられなくても、代わりの材料や作り方を工夫すれば、簡単にお子さんが喜ぶおやつを作ることができます。

小麦粉、油なしでできるもっちりドーナツ
レンジで白いドーナツ

材料（6個分）

米粉 200g
タピオカ粉 15～20g
砂糖 大さじ2
塩 小さじ1弱
マーガリン 大さじ1
ドライイースト 小さじ2
はちみつ 適量
ぬるま湯 250ml

作り方

① ぬるま湯以外の材料を全て混ぜ合わせる。

② 生地の様子を見ながら、①にぬるま湯を加える。

③ レンジ対応のごはん容器（中心がくぼんでいるもの）のくぼみが隠れない程度に生地を流し入れる。

④ 蓋をして、電子レンジ（600W）20秒加熱（2個の場合）し、そのままレンジの中で10分発酵させる。

⑤ 発酵がすんだらレンジで1分50秒（2個の場合）加熱する。

※ 翌日かたくなったら、ラップにくるんで30秒レンジで加熱しましょう。

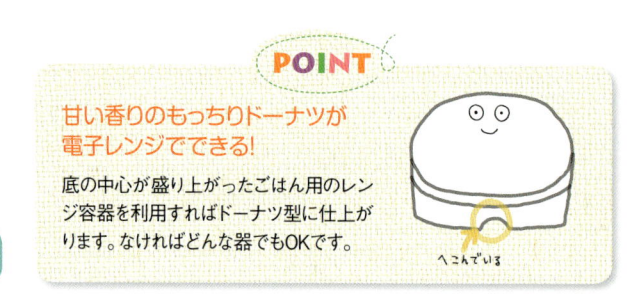

エネルギー 1個 182kcal
たんぱく質 2.5g
脂質 2.1g

POINT

甘い香りのもっちりドーナツが電子レンジでできる！

底の中心が盛り上がったごはん用のレンジ容器を利用すればドーナツ型に仕上がります。なければどんな器でもOKです。

へこんでいる

※しょうゆ、みそは、お子さんに使えるものを使用してください。

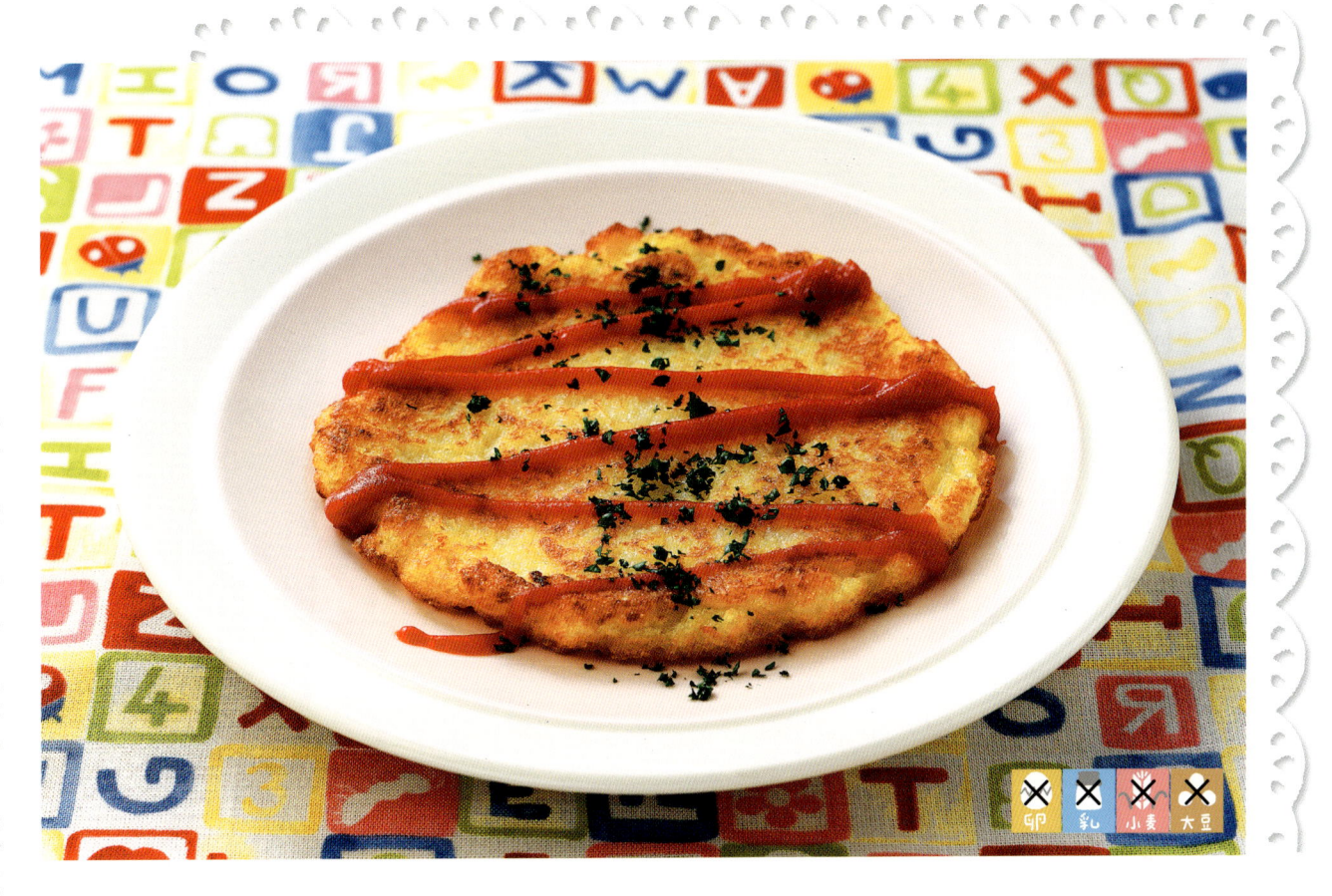

卵・牛乳・小麦を使わないおやつ ＊レンジで白いドーナツ／じゃがいもと米粉のパンケーキ

じゃがいものもっちりとした食感！
じゃがいもと米粉のパンケーキ

材料（直径16cm1枚分）
じゃがいも 2個
玉ねぎ ¼個
米粉 大さじ1
タピオカ粉 大さじ1
塩 少々
砂糖・油 各小さじ1
トマトケチャップ・パセリのみじん切り
　各適量

作り方
❶ じゃがいも、玉ねぎは皮をむいてすりおろす。
❷ ❶に米粉、タピオカ粉、塩、砂糖をふり入れながら加えて混ぜ合わせる。
❸ フライパンに油を熱し、❷を焼く。片面に焼き色がついたら裏返し、両面をこんがりと焼く。
❹ 器に盛り、トマトケチャップをかけてパセリのみじん切りを散らす。

⅓枚 エネルギー 149kcal　たんぱく質 2.2g　脂質 2.2g

POINT
少しお腹がすいたときの軽食に。
しっかりとお腹にたまるので、お腹がすいているときのおやつや昼食の主食代わりにしても。きれいな黄色に焼きあがるので、お弁当の彩りにもおすすめです。

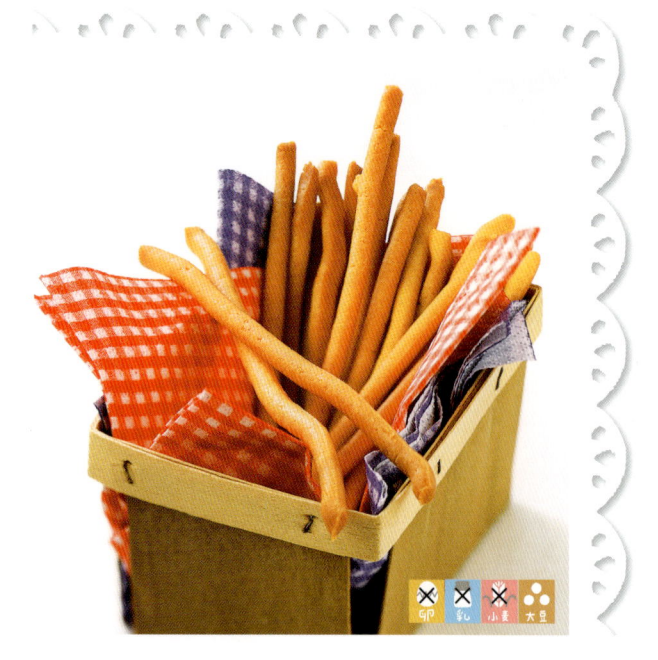

サックリおいしい、憧れスナックも手作りで！
ポリ袋で絞ってプリッツ風

材料（作りやすい分量）

米粉 50g
ベーキングパウダー 小さじ½
油 大さじ2½
メープルシロップ 大さじ1
塩 ひとつまみ
バニラオイル 少々
豆乳 大さじ2

作り方

① 材料は全てフードプロセッサーに入れてよく混ぜ合わせる。

② ①をポリ袋に入れて、角を3mm程切る。

③ 天板にオーブンシートを敷き、②をまっすぐプリッツ状に絞り出す。

④ 180℃に予熱したオーブンで12分焼く。太さによって火の通りに差が出るので、焼けたものから取り出す。

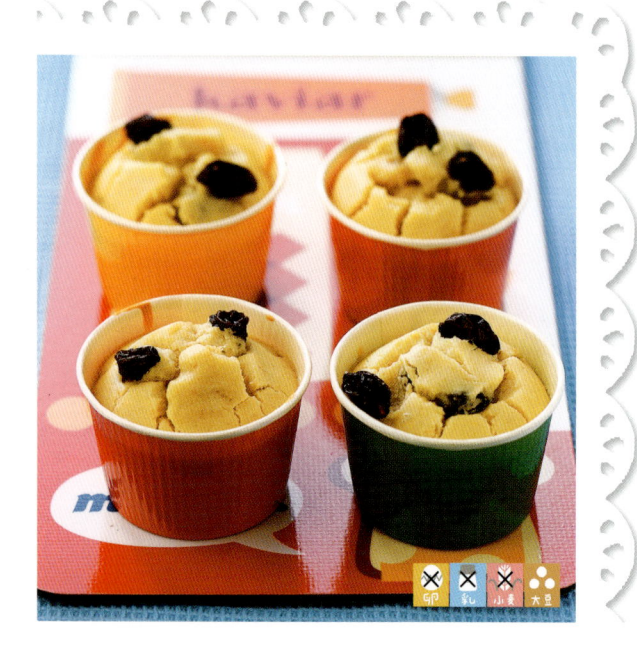

ふんわり、しっとりおいしいおやつ！
バナナマフィン

材料（4個分）

バナナ ½本
レモン汁 大さじ½
A［ 上新粉 100g
　　ベーキングパウダー 小さじ1
　　シナモン 少々 ］
B［ 豆乳 120ml
　　油 大さじ2
　　砂糖 大さじ3
　　塩 小さじ¼ ］
レーズン 大さじ2

作り方

① バナナはフォークなどでつぶす。レモン汁をかけておく。

② Aを混ぜる。

③ Bを混ぜ、①のバナナ、レーズンを入れる。

④ ②に③を混ぜ、4等分し、マフィンカップに9分目まで入れる。飾り用のレーズン（分量外）をのせ、170℃に予熱したオーブンで22分焼く。

POINT　焼けたものから取り出すのがコツ
材料を混ぜてポリ袋で絞り出して焼けば憧れのプリッツ風スナックの完成。サックリとした食感がおいしい。太さによって焼きあがりが違うので、焼けたものから取り出して。甘いソースをつけて食べてもおいしい。

全体の¼量　エネルギー 137kcal　たんぱく質 1.1g　脂質 8.4g

POINT　食べごたえがあるので、食べ盛りのお子さんも大満足
上新粉とバナナでおいしいマフィンの完成！主食の代わりにしてもOKです。味自慢のマフィンはアレルギーのないお友達にもすすめてあげて。冷凍しておくこともできます。

1個　エネルギー 237kcal　たんぱく質 2.9g　脂質 7.4g

※しょうゆ、みそは、お子さんに使えるものを使用してください。

卵・牛乳・小麦を使わないおやつ＊バナナマフィン／ポリ袋で絞ってプリッツ風／甘酒プリン／バナナスムージー

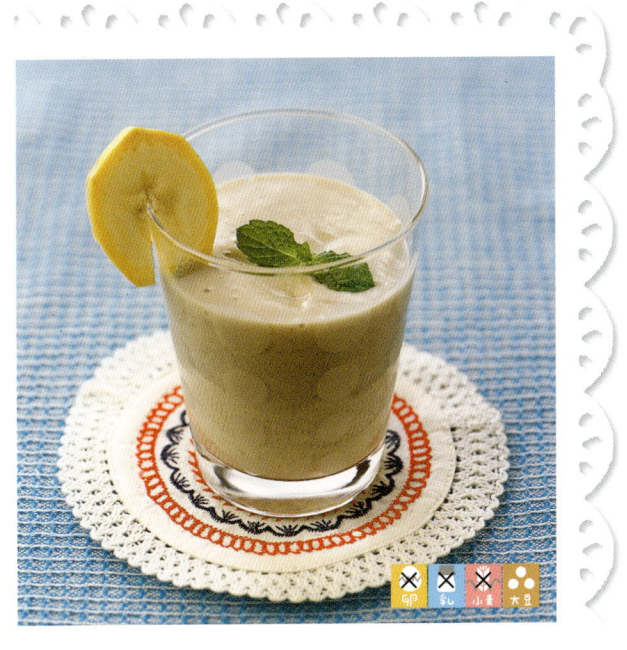

バナナと豆乳の相性のよさを実感して

バナナスムージー

材料（1人分）

バナナ 1本
豆乳 100ml
メープルシロップ 大さじ½
レモン汁 小さじ2
ミント（飾り用）適量
バナナ（飾り用）1切れ

作り方

① 材料を冷蔵庫で冷やしておく。
② 材料を全てミキサーに入れて混ぜる。
③ コップに入れ、最後にバナナ（飾り用のひと口大）、ミントをのせる。

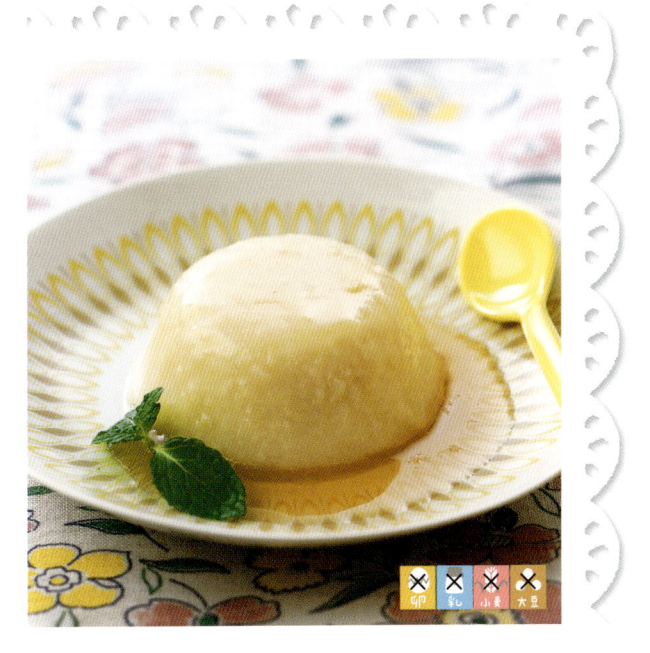

POINT　豆乳が苦手なお子さんにもおすすめ！
バナナのやさしい甘さで豆乳が苦手なお子さんでも飲みやすいスムージーの完成。酸味が苦手なお子さんにはレモンの量を減らして。豆乳の代わりにアレルギー用ミルクやココナッツミルクを使っても。

1人分　エネルギー 160kcal　たんぱく質 4.8g　脂質 2.2g

牛乳や豆乳がなくてもおいしい！

甘酒プリン

材料（4個分）

甘酒（米こうじ、酒粕どちらでも）200ml
ココナッツミルク 100ml
メープルシロップ 大さじ1
粉ゼラチン 5g

作り方

① 粉ゼラチンは水大さじ2（分量外）にふり入れてふやかす。
② 甘酒とココナッツミルクは鍋に入れて温める。①を加えて溶かす。
③ ②を型に入れて冷やし固める。仕上げにメープルシロップをかける。

POINT　甘酒自体の甘みがあるので、メープルシロップはお好みで
お子さんでも飲める甘酒で、牛乳や豆乳がなくてもおいしいプリンができます。ゼラチンの代わりにタピオカ粉などのでんぷんを入れて加熱すればクリームとしても使えます。

1個　エネルギー 95kcal　たんぱく質 2.4g　脂質 4.1g

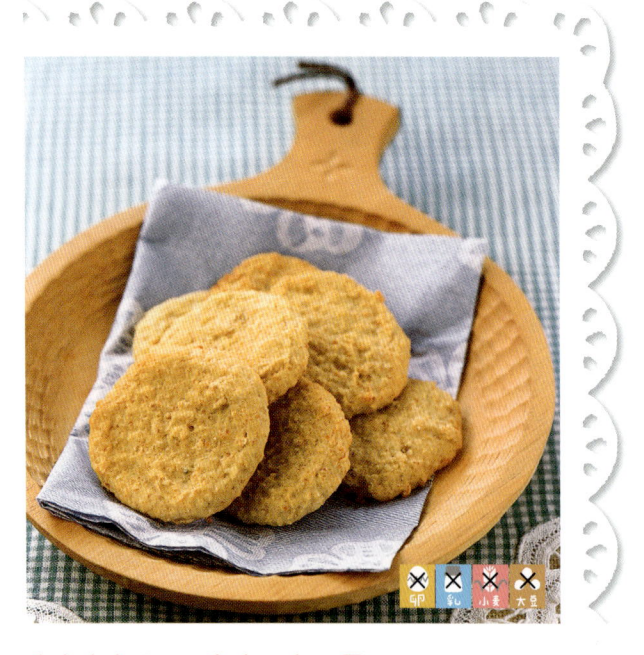

ホクホクのソフトクッキー風
ひよこ豆せんべい

材料（15枚分）
ひよこ豆水煮 100g
A ┌ はちみつ 大さじ2
　├ 酢 大さじ½
　├ 塩 ひとつまみ
　└ 油 大さじ1
片栗粉 30g

作り方
1. ひよこ豆は水けをきり、フードプロセッサーでつぶす。
2. ①にAを加えてよく混ぜ合わせる。片栗粉を加えてさらによく混ぜ合わせる。
3. ラップで包み、ひと口大の円筒状にまとめ、4mmの厚さに切り、天板に並べる。
4. 170℃に予熱したオーブンで20～25分焼く。

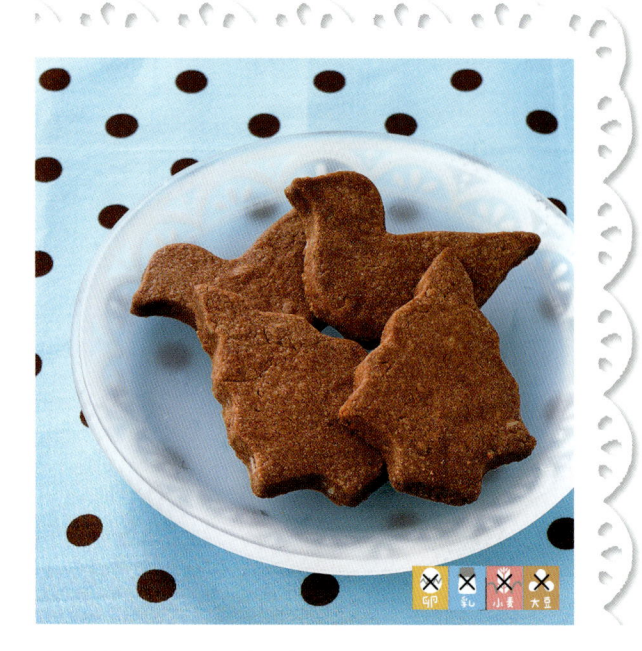

POINT　外出するときに持ち歩けるおやつとして最適！
ひよこ豆の素朴な味わいがおいしい。簡単に作れるので、外出するときに持ち歩けるおやつのレパートリーに入れても。塩ゆでしたひよこ豆は、そのままおやつにしても、ホクホクとした食感でおいしい。

3枚	エネルギー	たんぱく質	脂質
	104kcal	1.9g	3.1g

小麦粉を使わなくても、サクサクおいしい！
ココアクッキー

材料（25枚分）
米粉（製菓用） 40g　　砂糖 50g
タピオカ粉 60g　　　　メープルシロップ 大さじ1
ショートニング 30g　　バニラエッセンス 数滴
マーガリン 30g　　　　ココアパウダー 大さじ2
コーンスターチ 20g　　水 大さじ2

作り方
1. ボウルに水以外の材料をさっくり混ぜ合わせる。
2. 水を少しずつ加えてまとめ、ポリ袋に入れて手の体温でなめらかにするようよくもむ。
3. ラップを敷いて②をのせ、もう一枚ラップで覆い、めん棒でのばしてクッキー型で抜く。
4. 180℃に予熱したオーブンで20分ほど焼き、粗熱をとる。

POINT　米粉とタピオカ粉をブレンドして、サクサクの食感を実現！
小麦粉を使わない米粉とタピオカ粉のココアクッキー。焼きたては少しもっちりしますが、粗熱がとれるとサクサクの食感に仕上がります。中にごまを入れるなどアレンジしても。

3枚	エネルギー	たんぱく質	脂質
	144kcal	0.6g	6.9g

※しょうゆ、みそは、お子さんに使えるものを使用してください。

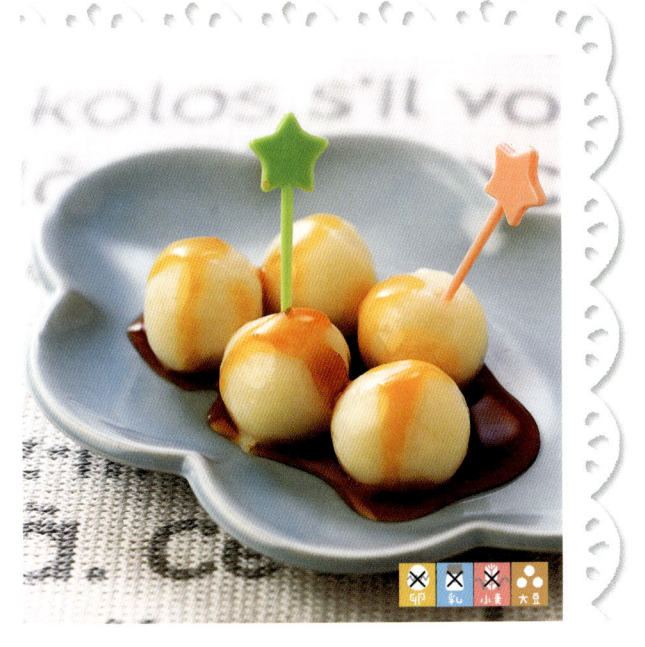

卵・牛乳・小麦を使わないおやつ＊ココアクッキー／ひよこ豆せんべい／煮りんご／みたらし団子

時間がたってもやわらかい白玉団子
みたらし団子

材料（10個分）

白玉粉・絹ごし豆腐 各80g
メープルシロップ 小さじ2
A ┌ しょうゆ・みりん 各大さじ1
　├ 砂糖 大さじ1½
　└ 水 大さじ2
水溶き片栗粉 小さじ2

作り方

❶ 白玉粉と豆腐、メープルシロップを合わせてこねる。生地がまとまってきたらひと口大に丸め、沸騰した湯に入れてゆでる。

❷ 浮き上がってきたらすくって氷水に取る。

❸ 鍋にAを合わせて煮立て、水溶き片栗粉を入れてとろみをつける。

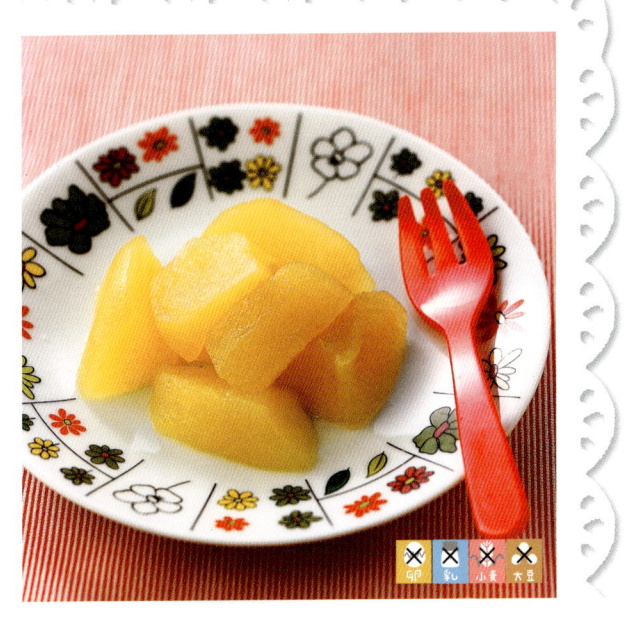

❹ 器に❷を盛り、❸をかける。

POINT　白玉団子にかけるあんを変えてバリエーションを広げても

生地に豆腐を入れることで、時間がたってもやわらかい白玉団子ができます。豆腐は入れなくてもOK。みそあん、小豆あんなどお好みの味つけでも楽しんで。練りごまやかぼちゃなどを混ぜて、団子自体に味をつけてもおいしい。

3個 エネルギー 158kcal　たんぱく質 3.1g　脂質 0.9g

砂糖を入れずに、自然の甘みでさっぱり！
煮りんご

材料（りんご1個分）

りんご 1個
酢 少々
塩 ひとつまみ

作り方

❶ りんごの皮をむいて8等分にし、芯の部分を取り、くし形状になったものを塩水（分量外）にさっとくぐらせる。

❷ ❶を3等分、もしくは半分に切る。

❸ 鍋に❷を入れ、酢、塩を入れ蓋をして弱火にかける。りんごから水分が出て全体に火が通ったら鍋の蓋を取り、汁けをとばす。

POINT　凍らせて、シャーベットとしてもおすすめ！

酢を入れると意外にさっぱりとした甘さでおいしい。そのまま凍らせれば簡単シャーベットにもなります。砂糖を入れて甘くアレンジしてもOK。素朴な味わいなので、ジャム代わりにパンにのせて食べたり、ミキサーでペースト状にしてソースとして使っても。

全体の½量 エネルギー 58kcal　たんぱく質 0.2g　脂質 0.1g

✻ 食物アレルギーQ&A ❹ ✻

Q. どこの医療機関で食物アレルギーの診療をしてもらえる?

Q. 食物負荷試験ってどういうもの? どこで受けられる?

A. 以下の団体のホームページ上で食物アレルギーに関しての情報を発信しています。アレルギーの専門医の紹介や食物負荷試験、食事のことなどについて書かれていますので参考にしてみてください。各地域のアレルギー専門医もホームページで検索できます。

* **社団法人　日本アレルギー学会**
  http://www.jsaweb.jp/

  > 地域のアレルギー専門医を調べることができます。

* **日本小児アレルギー学会**
  http://www.iscb.net/JSPACI/

  > 小児アレルギー・食物アレルギー専門家の学会で様々なガイドラインの紹介や『食物アレルギー診療ガイドライン2005』『食物アレルギー経口負荷試験ガイドライン2009』等を発刊しています。

* **日本アレルギー協会**
  http://www.jaanet.org/

  > 食物アレルギーについての質問を受け付けています。

  > 食物負荷試験が受けられる施設を紹介しています。

* **食物アレルギー研究会**
  http://foodallergy.jp/

  > 年に1回「食物アレルギー研究会」が行われます。一般の方でも参加できます。食物アレルギーの診療や負荷試験について書かれている「食物アレルギーの診療の手引き2008」、食物アレルギーの食事について書かれている「食物アレルギーの栄養指導の手引き2008」をダウンロードすることができます。

* **独立行政法人　環境再生保全機構**
  http://www.erca.go.jp/

  > 食物アレルギーのレシピ本「食物アレルギーをもつ子供のヘルシーレシピ」を無料で配布しています。

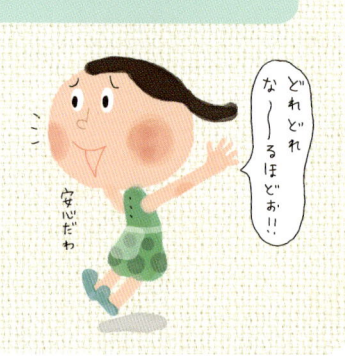

どれどれな～るほどォ!!
安心だわ

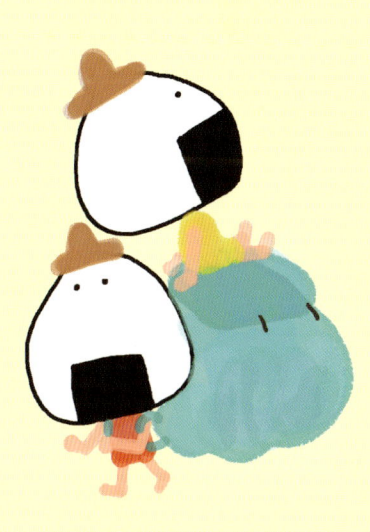

Part *5

気軽に楽しむ！おいしい行事食とデザート

> 卵・牛乳・小麦を使わない

ひなまつり P.124	**子供の日** P.126	**お誕生日** P.128
クリスマス P.130	**行楽弁当** P.132	

ひなまつり

女の子の成長を祝うひなまつりは、お友だちを呼んでかわいいお食事でおもてなししましょう。ちらし寿司をケーキにみたてたお寿司を囲んで、みんなで季節の味を楽しんで。

主食　五目ケーキ寿司　手作りハム

材料(4人分)
- 米 2合
- 昆布 5cm
- A
  - 米酢 大さじ3
  - 砂糖 大さじ2
  - 塩 小さじ1
- 青のり 小さじ2
- 桜えび 大さじ1

＊錦糸卵もどき＊
- かぼちゃ・白身魚 各30g
- B
  - 片栗粉 大さじ1
  - 砂糖 小さじ2
  - 塩 小さじ½
- 油 少々
- 菜の花 4本
- 手作りハム(P.110参照) 2枚
- にんじん(薄切り) 4枚
- 刻みのり 適量

作り方
1. 米はといで、ザルにあげる。昆布は水に浸しておく。戻し汁も一緒に炊飯器に入れ、普通に炊く。
2. 温かいうちにAを加えて混ぜ合わせる。3等分にして、1つはそのまま、もう1つは青のりを、残り1つには砕いた桜えびを混ぜ合わせる。
3. 錦糸卵もどきを作る。かぼちゃは種を取り除いて皮をむき、ラップで包んで電子レンジ(600W)で3分加熱する。熱いうちにフードプロセッサーにかけ、白身魚、Bを加えてなめらかにする。フライパンに油を薄くしき、生地を薄くのばして両面を焼く。焼きあがり、粗熱がとれたら細切りにする。
4. 菜の花は塩ゆでして、水けを絞って半分に切る。にんじんは型抜きしてゆでる。
5. セルクルに❷のごはんを下から緑(青のり)、白、ピンク(桜えび)の順に重ねて詰め、刻みのりをのせる。❸、❹、型で抜いた手作りハムをのせる。

POINT
卵が食べられなくても、錦糸卵もどきでケーキ寿司に彩りを添えましょう。作る時間がないときにはコーンなどで代用しても。ピンクのごはんには、カルシウムの豊富な桜えびを使います。なければ、ゆかりや梅干でもOK。

こんなアイデア
錦糸卵もどきは細切りにしないで、薄焼きのままチキンライスなどにのせればオムライス風に。

汁物　はまぐりのお吸いもの

材料(4人分)
- 昆布 5cm角、水 800ml
- はまぐり(殻つき) 8個、三つ葉 4本
- 薄口しょうゆ 大さじ1、塩 小さじ⅓

作り方
1. 昆布は濡れ布巾で拭いてから水に浸しておく。
2. はまぐりは塩水に浸して砂出ししてからよく洗う。
3. 三つ葉は塩ゆでし、半分に切って結んでおく。
4. 鍋で❶を温め、沸騰直前に昆布を取り出してから❷を入れる。
5. はまぐりの口が開いたら器に取り分け、煮汁は薄口しょうゆ、塩を加えて味をととのえる。お椀によそって、❸を飾る。

主菜　豆腐とれんこんの揚げ饅頭

材料(4人分)
- 絹ごし豆腐 ½丁(150g)
- むきえび 8尾、れんこん 100g
- 青じそ 2枚、片栗粉 小さじ2
- 塩 小さじ½、米粉・揚げ油 各適量

作り方
1. 絹ごし豆腐はしっかりと水きりをする。えびは背ワタを取り除く。
2. フードプロセッサーにえび、青じそを入れて細かくしてから、豆腐、片栗粉、塩を加えてさらに混ぜ合わせる。
3. れんこんをすりおろして軽く水けを絞り、❷に加えて混ぜ合わせる。ひと口大に丸めて、米粉をまぶしてから170℃に熱した油で揚げる。
4. 器に❸を盛り、青じそ(分量外)を添える。

POINT
フワフワの食感がおいしい。えびの代わりに、ひき肉、ほたて貝柱などでもOK。

デザート　レンジで大福いちご

材料(4人分)
- 小豆あん 80g、いちご 4個
- A(切り餅 3個、砂糖・水 各大さじ3)
- 片栗粉またはタピオカ粉(手粉) 適量

作り方
1. 小豆あんを4等分にし、洗って水けをふいたいちごを包む。
2. Aを耐熱容器に入れ、ラップをしてレンジで2分加熱し、しゃもじでよく混ぜる。
3. 粉をしいたバッドに4等分にした❷を入れる。
4. ❸が冷めないうちに、❶を包んで形をととのえる。

POINT
レンジでやわらかくした餅に砂糖を加えて混ぜることで、冷めてもかたくなりにくい簡単大福の完成。加熱するときには容器にくっつきやすいので、オーブンシートを使いましょう。

※しょうゆ、みそは、お子さんに使えるものを使用してください。

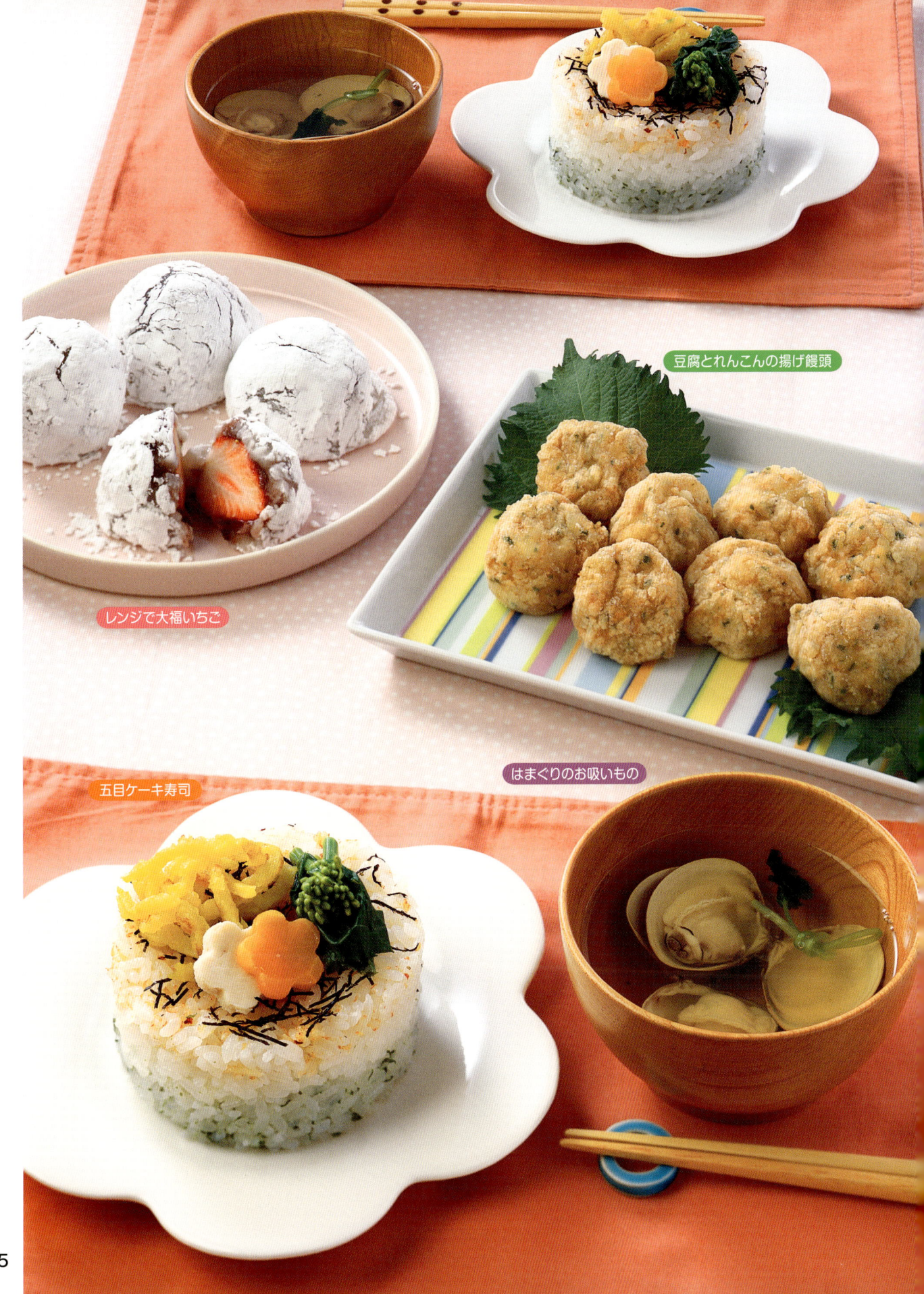

卵・牛乳・小麦を使わない行事食とデザート＊ひなまつり

豆腐とれんこんの揚げ饅頭

レンジで大福いちご

五目ケーキ寿司

はまぐりのお吸いもの

125

主食 + 主菜　お楽しみ手巻き寿司（肉そぼろ）

材料（4人分）

＊すし飯＊
ごはん 800g
A［酢・甜菜糖 各大さじ4
　　塩 少々］

＊具＊
●かんぴょうと干ししいたけの煮物
かんぴょう（乾） 5g
干ししいたけ 2枚
B（しょうゆ・みりん 各大さじ1）

●ツナときゅうりのあえ物
きゅうり ¼本
ツナ缶 1缶（80g）
C（塩・こしょう・しょうゆ 各少々）
穴子の白焼き ½枚
ウインナー 4本
ボイルえび 4尾
納豆 1パック
肉そぼろ（P.109） 適量
レタス・かいわれ大根・青じそ・
　ホールコーン・焼きのり 各適量

作り方

1. すし飯を作る。ごはんにAを加えて混ぜ合わせる。
2. かんぴょうと干ししいたけの煮物を作る。かんぴょう、干ししいたけは水に浸して戻す。かんぴょうは1.5cm長さに切り、干ししいたけは薄切りにする。干ししいたけの戻し汁はとっておく。鍋にかんぴょうと干ししいたけを入れ、戻し汁150ml、Bを入れて火にかけて中火で10分ほど煮る。
3. きゅうりは小口切りにし、塩もみをして水分が出てきたら絞り、ツナ、Cを混ぜ合わせる。
4. 穴子の白焼きは1cm幅に切って魚焼きグリル（またはトースター）であたため直す。ウインナーは縦半分に切ってフライパンで焼く。ボイルえびは半分の厚さに切る。納豆は添付のタレ（またはしょうゆ適量）を加えて混ぜ合わせる。レタスは食べやすくちぎり、かいわれ大根は根を切り落とし、青じそは縦半分に切る。ホールコーンは汁けをきる。
5. 焼きのりは¼程度に切る。
6. 焼きのりにすし飯をのせ、お好みの具材をのせていただく。

POINT 甜菜糖を使うと、ごはんがほんのり色づいておいしそう。普通の砂糖でもOKです。

子供の日

今日は子供が主役の日。食卓を囲んで家族で同じメニューを楽しみましょう。手巻き寿司の具をいろいろ用意して、家族みんながおいしく食べられるように工夫を。

副菜　グリーンピースの和風ポタージュ（基本のだし汁）

材料（4人分）
玉ねぎ ½個、にんにく 1片
グリーンピース水煮 1カップ
豆乳・基本のだし汁（P.25） 各200ml
白みそ 大さじ2、塩 少々、油 大さじ1

作り方
1. 玉ねぎ、にんにくはみじん切りにする。
2. 鍋に油を熱し、にんにくを香りが出るまで炒めてから、玉ねぎ、グリーンピースを加えてじっくりと炒め合わせる。
3. ②、豆乳、だし汁をミキサーにかけてなめらかにする。
4. ③を鍋に戻し入れ、白みそ、塩を加えて味をととのえる。
5. 器に盛り、グリーンピース（分量外）をのせる。

POINT グリーンピースのやさしい味わいが特徴のポタージュです。隠し味のにんにくで、豆乳やグリーンピースの風味が苦手でもおいしく食べられます。

デザート　超簡単ジェラート

材料（4人分）
白桃・黄桃缶 各2個
ミントの葉（飾り用） 適量

作り方
1. 白桃・黄桃缶はシロップをきってそれぞれミキサーにかけ、バットなどに入れ冷凍する（途中、ときどき混ぜ合わせてなめらかにする）。
2. 器に盛り、ミントの葉を添える。

POINT 2色がきれいなジェラートは、缶詰をミキサーにかけて凍らせるだけの簡単デザート。製氷皿などで凍らせて毎日のおやつにしても。りんごなど、他の果物缶でもOK。

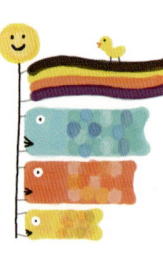

※しょうゆ、みそは、お子さんに使えるものを使用してください。

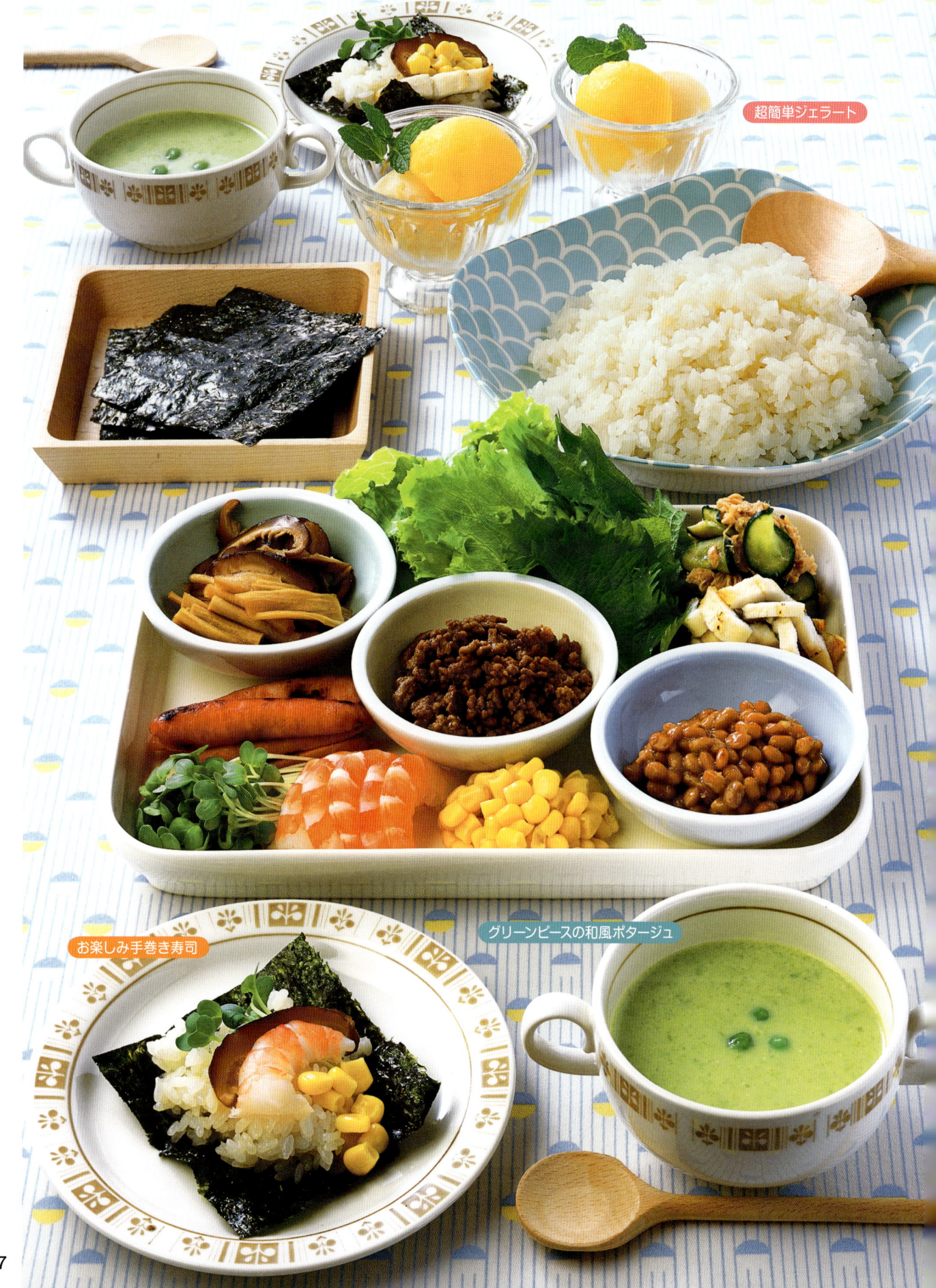

卵・牛乳・小麦を使わない行事食とデザート＊子供の日

超簡単ジェラート

お楽しみ手巻き寿司

グリーンピースの和風ポタージュ

お誕生日

誕生日にはケーキを飾って1年の成長をみんなでお祝いしましょう。大好きな具をたっぷりのせて、お友だちも呼んでにぎやかにトルティーヤパーティーを楽しんで。

主食 + 主菜 トルティーヤ・肉そぼろ＆アボカドディップ

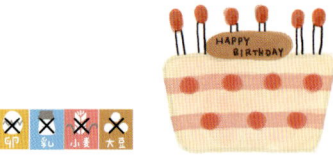

材料（4人分）
19cmフライパンで12枚

＊トルティーヤ＊
米粉・コーンミール 各80g
タピオカ粉 60g
水 400ml
塩 少々
油 適量

＊アボカドディップ＊
アボカド 1個
A〔レモン汁・オリーブ油 各小さじ2
　　塩・こしょう 各少々〕
ボイルえび 8尾
鶏ささみ 2本
肉そぼろ（P.109）・トマト・レタス 各適量

作り方
① トルティーヤを作る。油以外の材料を全てボウルに入れ混ぜる。（米粉が水を吸いやすいので、混ぜたらすぐに焼く）。フライパンに油をひき、生地を入れ強火で焦げ目がつくくらい両面を焼く。

② アボカドディップを作る。アボカドは種と皮を取り除き、フォークなどでつぶしてAを加えて混ぜ合わせる。

③ 鶏ささみは筋を取り除いてゆでる。粗熱をとってから裂いておく。トマトは1cmの角切り、レタスは食べやすくちぎっておく。

④ ②、③、肉そぼろ、ボイルえびを①のトルティーヤで巻いていただく。

POINT 米粉とコーンミールの粉で自家製もっちりトルティーヤに。具はお好みでのせて、巻いていただきます。大人は市販のサルサソースをかけても。

副菜1 ウインナー入りポトフ

材料（4人分）
ウインナー 4本、玉ねぎ ⅛個、かぶ 1個
にんじん ½本、キャベツ 1枚、かぶの葉 2枚
洋風だし（P.139）1個、水 800ml
A（塩・こしょう・しょうゆ 各少々）

作り方
① かぶの葉は細かく刻む。残りの材料は全て1.5cm角程度の角切りにする。

② 鍋に水、①（かぶの葉以外）、洋風だしを入れて火にかける。煮立ったら弱火にして15分ほど煮込む。

③ ②にAを加えて味をととのえ、最後にかぶの葉を加えて火を止める。

POINT 野菜とソーセージのやさしい味わいのポトフ。具はおうちにある野菜を組み合わせて。かぶの葉はカルシウムもたっぷりの栄養素材です。

副菜2 アスパラガスのごまドレッシングかけ

材料と作り方（4人分）
グリーンアスパラガス8本の筋を取り除いて塩ゆでする。にんじんの薄切り適量は型で抜いてゆでる。器に盛り、ごまドレッシング（P.60）をかける。

デザート バースデイケーキ

材料（16cmケーキ型2台分）
A〔上新粉 200g、重曹 ひとつまみ
　　ベーキングパウダー 小さじ2、菜種油 80g
　　砂糖 60g、アーモンドパウダー 大さじ4
　　豆乳 200ml〕
豆乳入りホイップ（P.140）200ml、砂糖 大さじ2
お好みのフルーツ（またはフルーツ缶）適量
ミントの葉 適量

作り方
① Aの材料は½ずつ全て混ぜ合わせ、型に流し入れる。170℃に熱したオーブンで12分焼く。これを2台分焼く。

② 豆乳入りホイップは角が立つくらいまで泡立て、砂糖を加えてさらに混ぜ合わせる。

③ ①の1台の上にクリームと刻んだフルーツをのせて、さらにもう1台の①をのせてサンドする。周りにクリームをぬってデコレーションし、食べやすく切ったお好みのフルーツとミントを飾る。

POINT スポンジは切るとポロポロくずれやすいので2段用に2回に分けて焼きます。クリームをぬる前にシロップをぬればしっとりとした仕上がりに。アーモンドパウダーや、豆乳が使えないときには、生地に少量のレモン汁や酢を加えるとフワフワの食感になります。豆乳入りホイップは少しやわらかめなので、たれないように気をつけましょう。豆乳入りホイップが使えないときには、白桃クリーム（P.115）や、水けをきったココナッツミルクなどでデコレーションして。

※しょうゆ、みそは、お子さんに使えるものを使用してください。

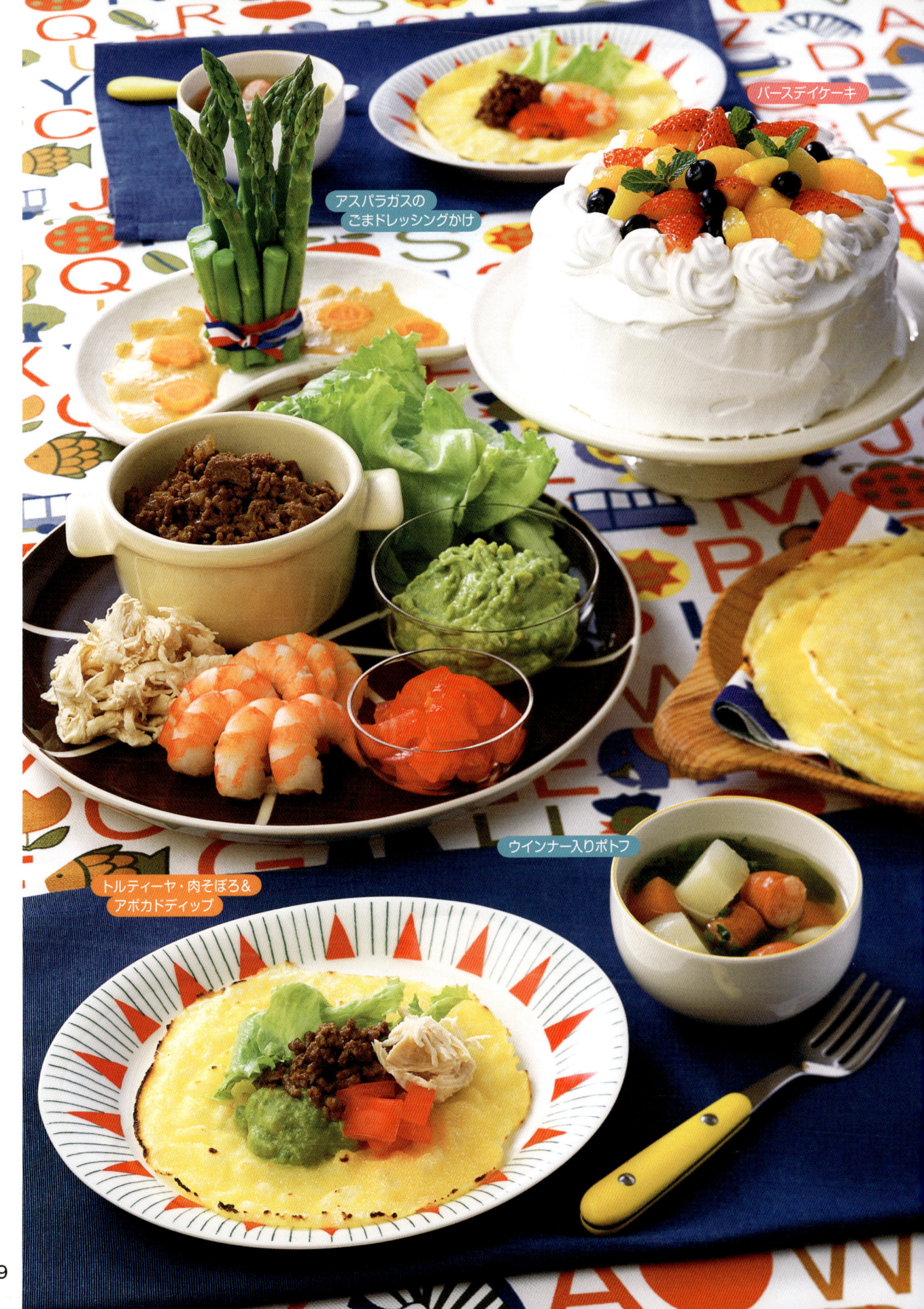

卵・牛乳・小麦を使わない行事食とデザート＊お誕生日

アスパラガスの
ごまドレッシングかけ

バースデイケーキ

トルティーヤ・肉そぼろ＆
アボカドディップ

ウインナー入りポトフ

129

クリスマス

クリスマスカラーのパエリアと、ブロッコリーのツリーサラダで楽しいクリスマスパーティー。本格骨つきチキンとつけあわせのゴロゴロ野菜で、家でも豪華なクリスマスを。

主食 パエリア（生ベーコン）

材料（4人分）
- 生ベーコン（P.111） 100g
- トマト 1個
- ピーマン 2個
- パプリカ ½個
- シーフードミックス 150g
- にんにく 1片
- 玉ねぎ 1個
- オリーブ油 大さじ4
- 塩・こしょう 各少々
- 米 3合
- A ┌ 水 600ml
  │ 洋風だし（P.139） 1個
  └ トマトケチャップ 大さじ5

作り方
1. 生ベーコン、トマト、ピーマン、パプリカは1.5cm程度の角切りにする。にんにく、玉ねぎはみじん切りにする。
2. 深めのフライパンにオリーブ油を熱し、にんにくを香りが出るまで炒めてからシーフードミックスと生ベーコンを炒める。さらに玉ねぎ、トマトを加えて炒め、塩、こしょうで味をととのえる。
3. 米は洗わずに加えて炒め、Aを加える。強火にかけて沸騰したら蓋をして弱火で煮る。水分がなくなったら、30秒強火にし、焦げを作って火をとめる。ピーマン、パプリカを加えて蒸らす。

POINT トマト味のフライパンパエリア。手作りの生ベーコンのうまみがポイントです。具材はお好みのものを入れてアレンジして。パエリア皿や、取っ手の取れるフライパンなどで作れば本格的な盛りつけに。ベーコンの代わりにウインナーなどでもおいしい。

主菜 鶏のオーブン焼き

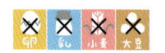

材料（4人分）
- 鶏骨つきもも肉 2枚
- A ┌ 塩 小さじ1、こしょう 少々
  └ 油 大さじ2、レモン汁 小さじ2
- じゃがいも 1個
- さつまいも・にんじん 各1本
- パセリ 適量

作り方
1. 鶏肉はフォークなどで刺して皮目に数カ所穴を開け、Aに2時間以上つける。
2. じゃがいも、さつまいもは皮つきのまま乱切り、にんじんは皮をむいてひと口大の乱切りにする。
3. 天板にオーブンシートを敷き、皮を上にして1を並べ、そのまわりに2をおき、漬け汁を全体にかける。
4. 200℃に予熱したオーブンで20分ほど、皮がパリッとするまで焼く。裏返し、さらに10分ほど焼く。
5. 4を器に盛りつけてパセリを添える。

POINT 骨つき肉は下味をつけたら、あとはつけあわせ野菜と一緒にオーブンで焼くだけ。裏返すときは、野菜も一緒に裏返して油をからめるようにすると味がなじみます。

副菜 ブロッコリーのツリーサラダ（手作りマヨネーズ風）

大豆は手作りマヨネーズ風に使用しています。

材料（4人分）
- ブロッコリー 2株
- にんじん ½本、ミニトマト 8個
- 大根（先の方） 適量
- 手作りマヨネーズ風（P.60） 適量

作り方
1. ブロッコリーは小房に分け、塩ゆでする。にんじんは薄切りにして型で抜き、ゆでておく。ミニトマトはヘタを取る。
2. 1につまようじやピックなどを刺し、大根に刺して、ツリーに見立てる。はずしながら手作りマヨネーズ風につけていただく。

POINT 土台の大根が隠れるようにブロッコリーとトマトをかざれば、かわいいツリーの完成です。みんなで一緒にデコレーションから楽しんで。

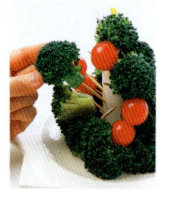

デザート いちごのババロア＋ブランマンジェ

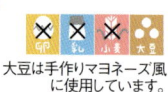

材料（4人分）

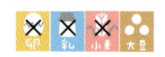

＊ブランマンジェ＊
- A ┌ 豆乳 75ml、タピオカ粉 大さじ½
  └ 甜菜糖 20g
- 粉ゼラチン 2g、水 小さじ1

＊いちごのババロア＊
- いちご ½パック、
- 豆乳入りホイップ（P.140） 150ml
- メープルシロップ 25g、粉ゼラチン 3g
- 水 大さじ½、ミント（飾り用） 適宜

作り方
1. ブランマンジェを作る。鍋にAを入れて、火にかけ溶かす。水でふやかした粉ゼラチンを入れて煮溶かし、カップに2〜3cmずつ注ぐ。
2. ババロアを作る。いちごはミキサーでピューレ状にし、しっかりと角ができるくらいまで泡立てた豆乳入りホイップとメープルシロップを混ぜる。
3. 水に粉ゼラチンをふり入れてふやかし、電子レンジ（600W）で20秒加熱して溶かす。
4. 2に3を入れてよく混ぜ、1の上に注ぎ、冷蔵庫で冷やし固める。
5. 飾りにミントを添える。

POINT フワフワのいちごババロアと、プルプルの豆乳ブランマンジェの2つの食感を楽しんで。いちごをトッピングしてもかわいい。

※しょうゆ、みそは、お子さんに使えるものを使用してください。

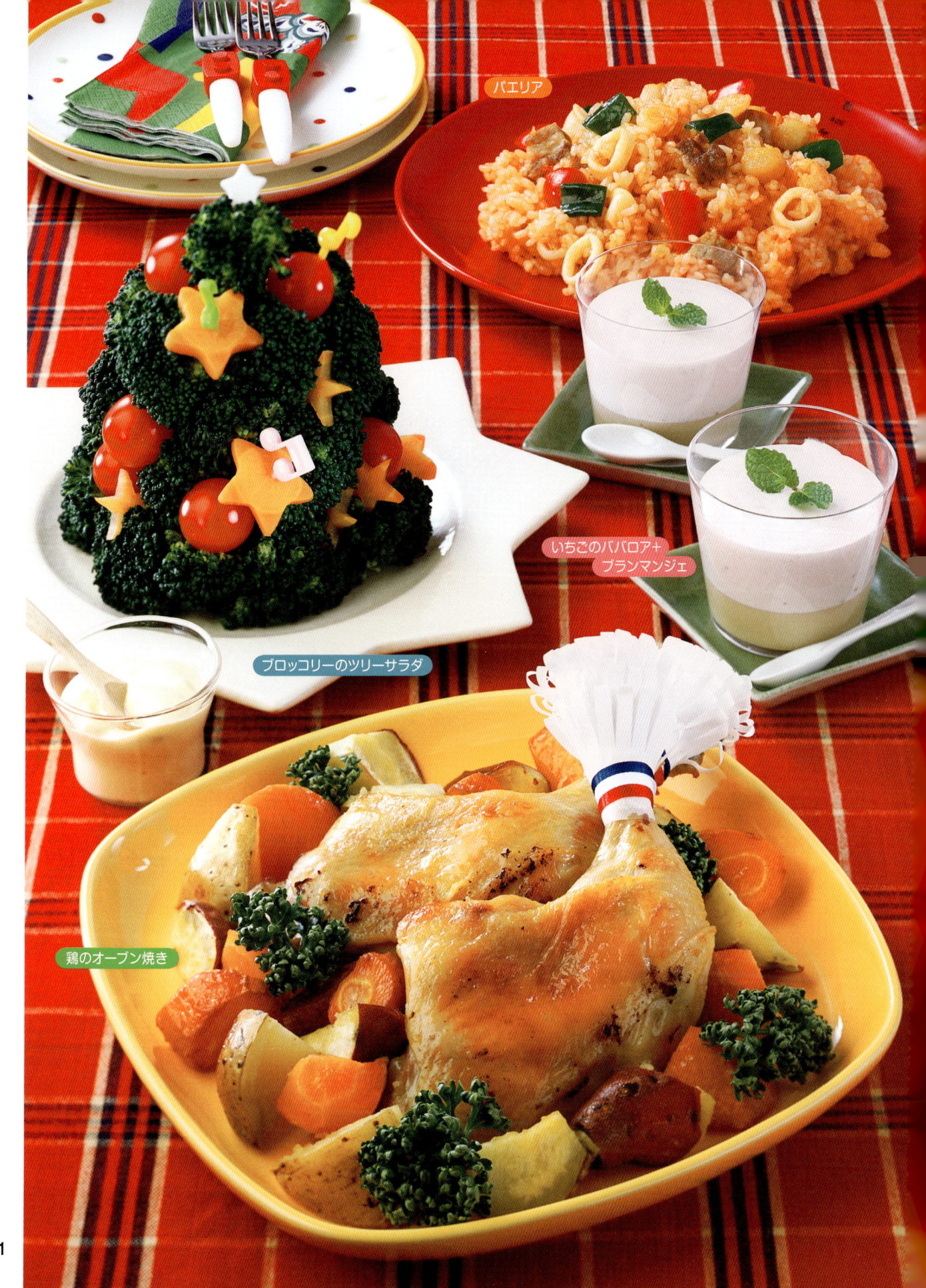

卵・牛乳・小麦を使わない行事食とデザート ＊クリスマス

パエリア

いちごのババロア＋ブランマンジェ

ブロッコリーのツリーサラダ

鶏のオーブン焼き

行楽弁当

みんなで出かけるピクニックには、ボリュームたっぷりの行楽弁当を持っていきましょう。お母さんの愛情と一緒に大好きなメニューをお弁当箱いっぱいに詰め込んで。

主菜 鶏のから揚げ

材料(4人分)
鶏もも肉 1枚、塩・こしょう 各少々
A(しょうゆ・みりん 各大さじ2)
片栗粉 大さじ4、揚げ油 適量

作り方
1. 鶏もも肉はひと口大に切り、塩、こしょうをふり、Aに15分ほど浸けておく。
2. ①に片栗粉をまぶし、170℃に熱した油でカラッと揚げる。

POINT シンプルな材料で冷めてもおいしいから揚げの秘訣は、隠し味のみりん。ほんのり甘辛い味で子供が大好きな1品に。

主菜 白身フライ

材料(4人分)
白身魚 2切れ、塩・こしょう 各少々
A(米粉・水 大さじ2)
コーンフレーク 40g
揚げ油 適量

作り方
1. 白身魚は食べやすい大きさ(4等分くらい)に切り、塩、こしょうをふる。
2. ①に合わせたA、砕いたコーンフレークの順でまぶし、170℃に熱した油でカラッと揚げる。

POINT 冷めてもかたくならないコーンフレークの衣で、お弁当の定番白身魚フライの完成。

主菜 にんじんといんげんの肉巻き

材料(4人分)
牛薄切り肉 4枚、塩・こしょう 各少々
にんじん 1/3本、さやいんげん 4本
油 小さじ2
A(しょうゆ・みりん 各大さじ1)

作り方
1. 牛薄切り肉は塩、こしょうをふる。
2. にんじんは細切り、いんげんは半分に切り、塩ゆでする。
3. ②を①の端にのせて、くるくると巻いていく。
4. フライパンに油を熱し、③の巻き終わりを下にして焼く。焼けたら転がしながら全体を焼く。Aを加えて煮からめる。

POINT 彩りのよい野菜をお肉で巻いて味をつければ、野菜が苦手なお子さんでもおいしく食べられる1品に。

副菜 ポテトサラダ 〈手作りマヨネーズ風〉

大豆は手作りマヨネーズ風に使用しています。

材料(4人分)
じゃがいも 2個(200g)
玉ねぎ 1/4個、きゅうり 1/3本
塩 小さじ1/4
手作りマヨネーズ風(P.60) 大さじ4

作り方
1. じゃがいもは半分に切り、耐熱皿に並べてラップをかけ、電子レンジ(600W)で5分加熱する。熱いうちに皮をむき、つぶす。
2. 玉ねぎは半分に切って薄切り、きゅうりは小口切りにする。塩をふってもみ、水分が出てきたら水けをよく絞る。
3. ①に②を加え、手作りマヨネーズ風であえる。

POINT 自家製の卵なしマヨネーズで、お惣菜の定番ポテトサラダの完成！お弁当にしたときに水分が出ないように材料の水けはしっかりきって。

デザート かぼちゃ茶巾

材料(4人分)
かぼちゃ 100g
レーズン・砂糖 各大さじ1
豆乳 小さじ2
シナモンパウダー 少々

作り方
1. かぼちゃは皮と種を取り除き、ラップで包んで電子レンジ(600W)で2分ほど加熱する。
2. 熱いうちによくつぶし、レーズン、砂糖を加えてよく混ぜ合わせる。
3. 粗熱がとれたら豆乳とシナモンを加えて混ぜる。
4. ③を1/4量ずつラップに取り、茶巾に包む。

POINT 卵が使えなくてもお弁当に黄色い彩りを。かぼちゃの煮ものを使っても同じように茶巾が作れます。煮汁が気になるときには少しレンジにかけてホクホクさせて。

副菜 大根とにんじんの浅漬け(P.73)

主食 鮭おにぎり&青菜おにぎり

焼いてほぐした塩鮭と細かく刻んで塩もみした大根菜を、それぞれごはんに混ぜておにぎりにする。

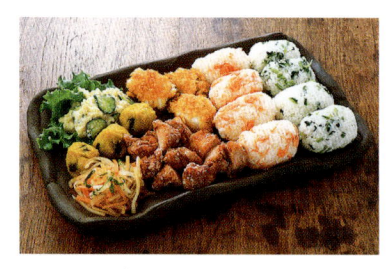

定番のおかずは、大皿に盛り合わせれば、お子さんのお友達が遊びにきたときにぴったり！

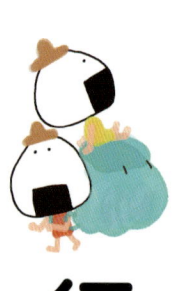

※しょうゆ、みそは、お子さんに使えるものを使用してください。

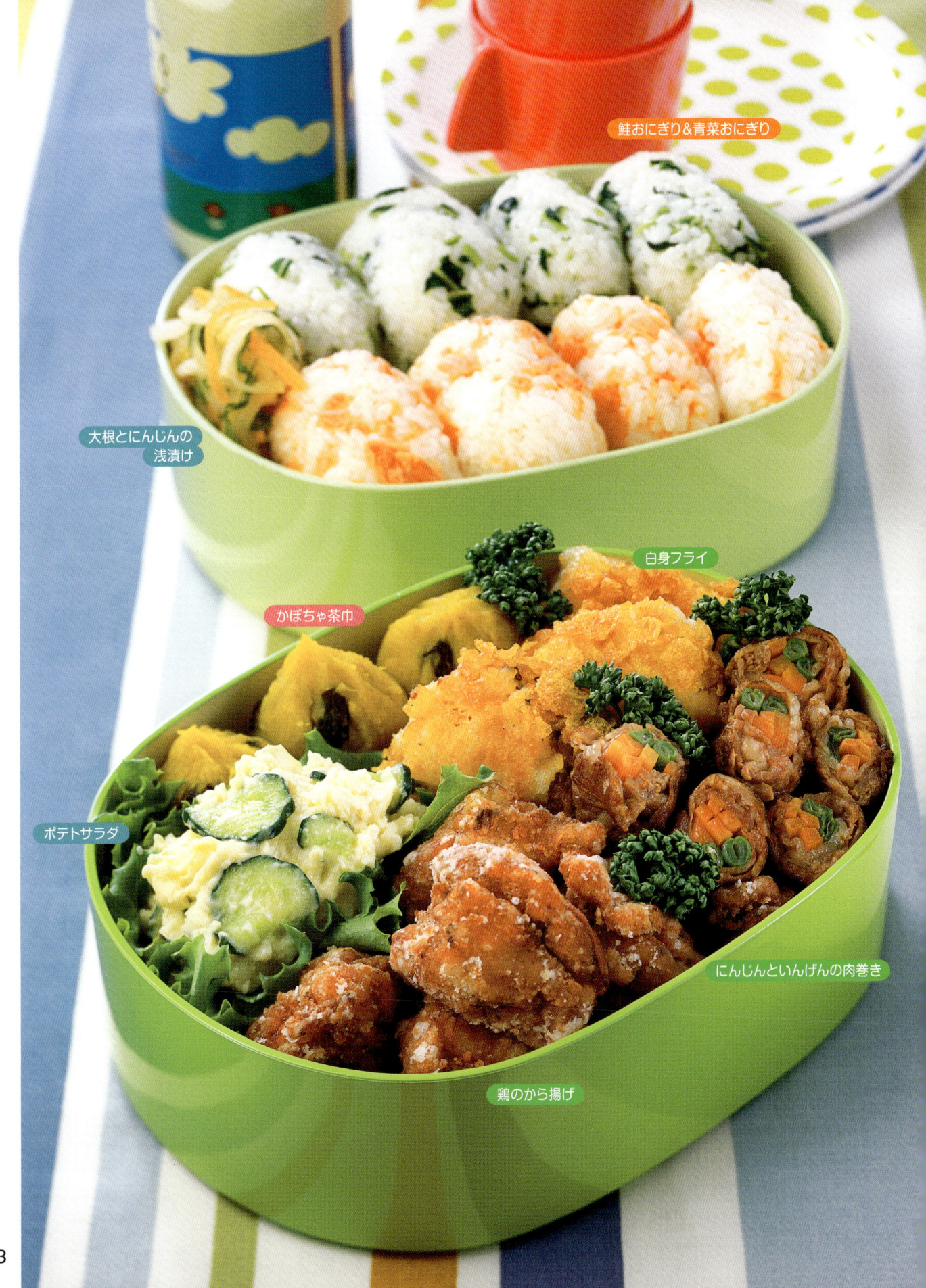

卵・牛乳・小麦を使わない行事食とデザート＊行楽弁当

鮭おにぎり&青菜おにぎり

大根とにんじんの浅漬け

かぼちゃ茶巾

白身フライ

ポテトサラダ

にんじんといんげんの肉巻き

鶏のから揚げ

加工食品を上手に利用しましょう

食物アレルギーだから食事は手作りにしなくては…と思っていませんか？加工食品を利用すれば簡単に食事作りができます。

正しい選び方を身につければ、加工食品も利用できます

最近では、スーパーでも、"卵、牛乳、小麦を使わない"麺類、肉加工品、調味料などの加工食品が手に入りやすくなりました。また、アレルギーを考慮した食品もアレルギー用食品専門店の他に、スーパーの棚にも並ぶようになりました。

正しい選び方を理解して、加工食品の原材料表示欄をチェックすれば、加工食品も取り入れて簡単に食事が作れるようになります。

加工食品の選び方（P.20-21参照）

原材料表示をゆっくり目で追って確認すること、そしてわからないことは製造会社に確認することがポイントです。

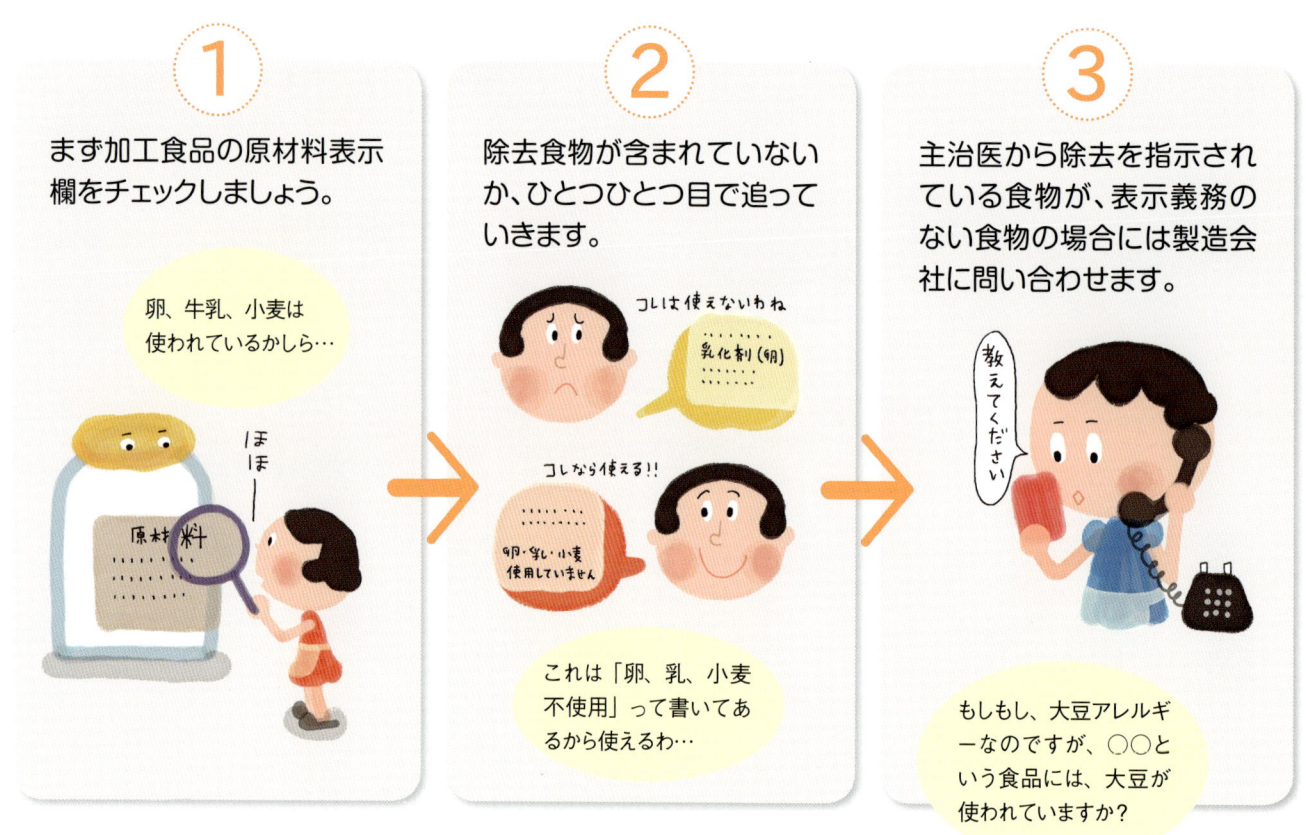

1
まず加工食品の原材料表示欄をチェックしましょう。

「卵、牛乳、小麦は使われているかしら…」

2
除去食物が含まれていないか、ひとつひとつ目で追っていきます。

「コレは使えないわね」乳化剤（卵）
「コレなら使える!!」卵・乳・小麦使用していません
「これは「卵、乳、小麦不使用」って書いてあるから使えるわ…」

3
主治医から除去を指示されている食物が、表示義務のない食物の場合には製造会社に問い合わせます。

「教えてください」
「もしもし、大豆アレルギーなのですが、○○という食品には、大豆が使われていますか？」

※ 商品の規格（原材料など）は予告なく変更される場合がありますので、以前に購入したことがある食品でも、購入の際には毎回原材料をチェックしましょう。

※ 同じような食品でも商品ごとに原材料は異なるので注意しましょう（例：ハムやウィンナーなどでも卵や牛乳が使用されているものとされていないものがあります）。

加工食品を上手に利用してお料理しましょう

使える加工食品が見つかれば、ふだんのお料理もグンと楽になります。味つけやメニューのバリエーションも広げやすくなります。アレルギー用のルウやソーセージ、麺類など常備しておくと、忙しいときやメニューがマンネリ化したときなどに便利です。

もちろん、手作りの料理はおいしいものですが、加工食品を利用してもお子さんの喜ぶ顔が見られそうです。

> 卵・牛乳・小麦を使用してないものっていろいろあるのね

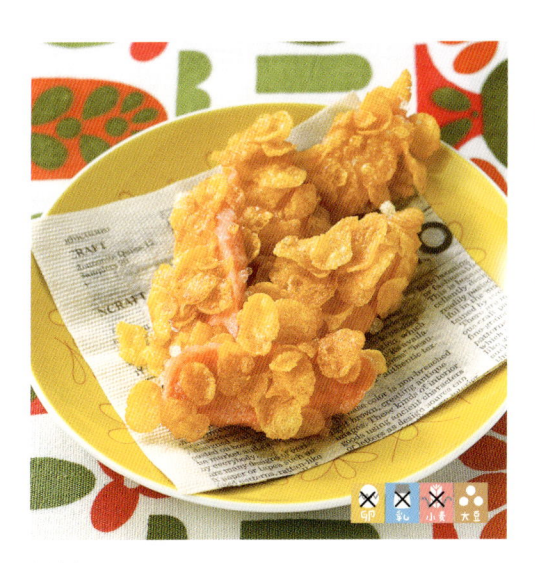

＊ 加工食品を利用した簡単レシピ ＊

簡単ドリア
アレルギー用ルウでできる簡単メニュー！

材料（1人分）

ごはん 1杯分、トマト ¼個、ソーセージ 1本
油 小さじ2、アレルギー用シチュールウ 1人分
ポテトチップス 3枚

作り方

① フライパンに油を熱し、ごはん、刻んだトマト、輪切りにしたソーセージを炒めてから耐熱容器に入れる。

② ①に表示通りに希釈したシチュールウをかけ、トースターでこんがり焼く。仕上げに砕いたポテトチップスをトッピングする。

POINT
市販のアレルギー用のシチュールウ（P.139）を利用したドリアです。ルウの量は味見をしながら調節しましょう。豆乳ホワイトソース（P.61）を使ってドリアにしても。

魚肉ソーセージフライ
カルシウム豊富な魚肉ソーセージを使って

材料（1人分）

魚肉ソーセージ 1本、片栗粉・水 各大さじ2
コーンフレーク 1カップ、揚げ油 適量

作り方

① 魚肉ソーセージは斜め薄切りにする。

② ①に水溶き片栗粉をからめてからコーンフレークをまぶす。

③ 170℃の揚げ油でカラッと揚げる。

POINT
コーンフレークは砕いてまぶしてもOKですが、大きいままでもサクサクパリパリとしておいしいです。ソーセージにはしっかり味がついているので、下味不要。魚肉ソーセージで手軽にカルシウムがとれます。

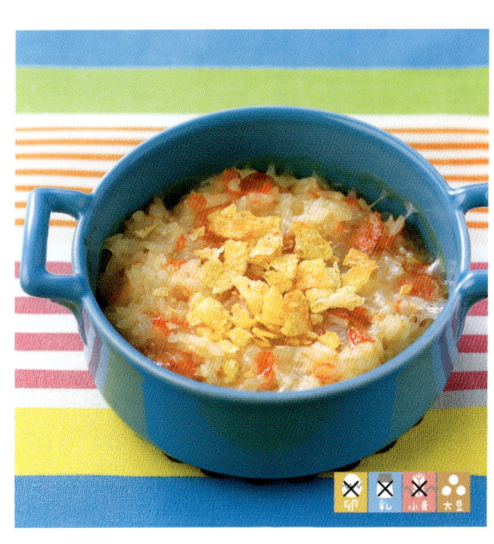

外食について

レストランなどの飲食店では、アレルギーに対応したメニューを用意してくれるところも増えてきました。外食をする際の注意点を理解して楽しく食事をしましょう。

外食をする際に知っておきたいこと

レストラン、ファストフード、屋台などの飲食店では原材料の表示義務はありません。

メニューに原材料が正しく表示されていれば食べられるものを選びやすいのですが、飲食店ではメニューへの原材料表示は義務づけられていません。必ずお店の人に原材料を確認しましょう。

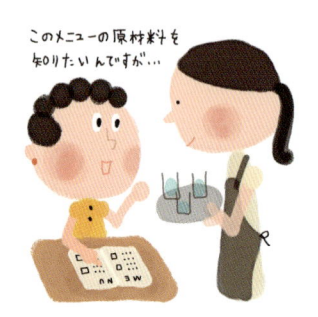

飲食店のメニューに、原材料の表示があったとしても必ずしも表示が正しいとは限りません。

メニューに原材料表示がされている場合は、基本的には飲食店の好意によるものです。表示されている原材料以外のものが調理の工程で混入している可能性もあります。必ず、お店の人に食物アレルギーがあることを伝え、除去食物が含まれていないか、調理工程で除去食物が混入しないように管理されているかを確認をしましょう。

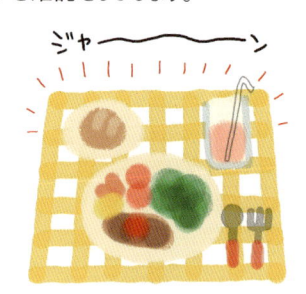

ホテル、アミューズメントパークなどでは食物アレルギー対応をしてくれる場合があります。

前もって宿泊先のホテルや旅館、アミューズメントパークのレストランなどに除去食物を伝えておくと、食物アレルギーに対応したメニューを用意してくれる場合もあります。事前に問い合わせてみましょう。

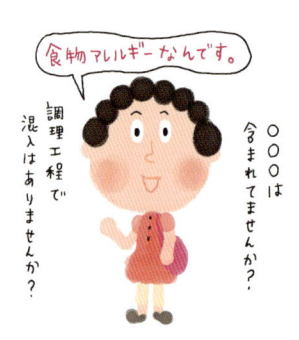

食物アレルギーの症状が重篤な場合には外食は特に慎重に。

お店の人に原材料を確認できたとしても、除去食物が混入しているなどにより無意識のうちに誤食してしまう可能性があります。アナフィラキシーなど重篤な症状を起こしたことのある場合には、外食は慎重にしましょう。

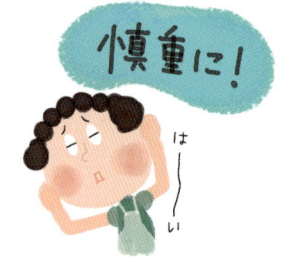

外食について／卵、牛乳、小麦を使わない食材いろいろ　米製品

卵、牛乳、小麦を使わない食材いろいろ

アレルギー用食品の専門店だけでなく、スーパーでも、"卵、牛乳、小麦を使わない"食品や調味料が扱われるようになってきました。
レシピの中で使用した食材などをご紹介します。
写真はその食品の例です。
各食品は規格が変更になる場合がありますので、
原材料は購入のつど確認しましょう。

■ 米製品

米の粉、パン、パスタなどの麺類も豊富。

米粉

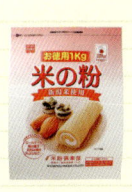

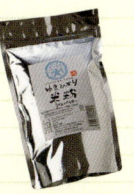

■米の粉／お徳用／共立食品株式会社
■ゆきひかり米粉ライスパウダー／有限会社グルメライス旭川

製菓用の米粉もあります。粉によって水を吸う量が異なるのでパンを作るときなどは水は少量ずつ加え生地の具合をみましょう。

上新粉

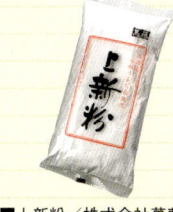

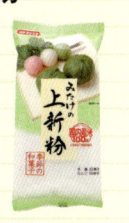

■上新粉／株式会社萬藤
■みたけの上新粉／みたけ食品工業株式会社

米粉の一種で、うるち米を原料としたもの。柏餅やおだんごなどの歯切れのよい和菓子に向いている粉です。

米粉パン

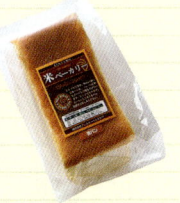

■もぐもぐ工房の米ベーカリー食パン(冷凍)／株式会社アレルギーヘルスケア

米粉100％で作られるものや、タピオカ粉をブレンドして作られるものもあります。小麦アレルギーの場合はグルテン不使用のものを。

ライスパスタ

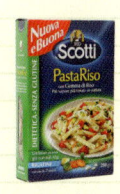

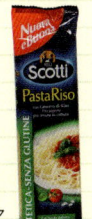

■お米のパスタ(リガティーニ)／株式会社アレルギーヘルスケア
■お米のスパゲッティ／株式会社アレルギーヘルスケア

お米で作ったスパゲッティ。小麦アレルギーの場合はグルテン不使用のものを。

白玉粉

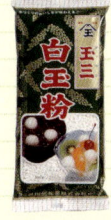

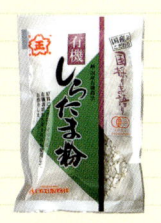

■白玉粉／川光物産株式会社
■有機しらたま粉／日の出製粉株式会社

米粉の一種で、餅米を原料としたもの。白玉団子はおやつはもちろん主食にもなります。

玄米フレーク

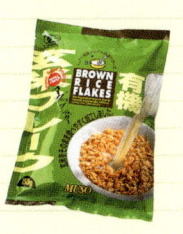

■有機玄米フレーク・フロスト／ムソー株式会社

玄米を手軽に食べられるようにシリアルに加工されたもの。

フォー

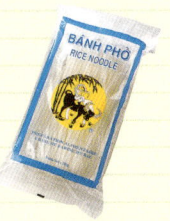

■フォー(平麺)／ユウキ食品株式会社

米粉やタピオカ粉などからできているベトナムの米麺。フォーよりも麺が細いビーフンも米粉からできています。

※商品のパッケージなどデザインが変更する場合があります。

■ 雑穀、豆、いも類　小麦アレルギーでも安心の食材いろいろ。

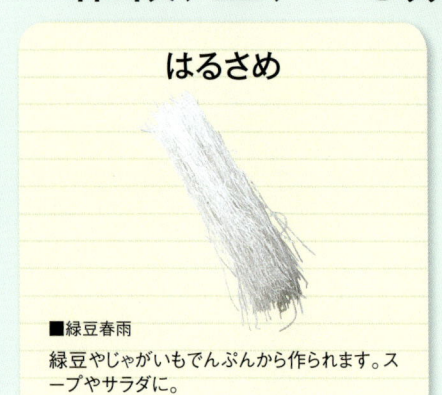

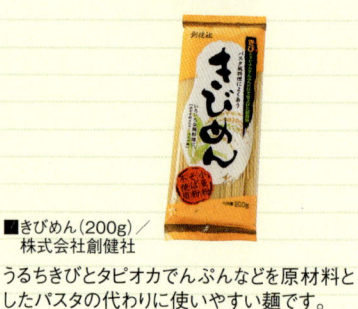

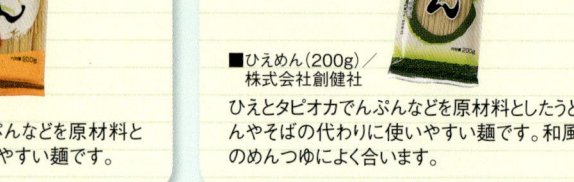

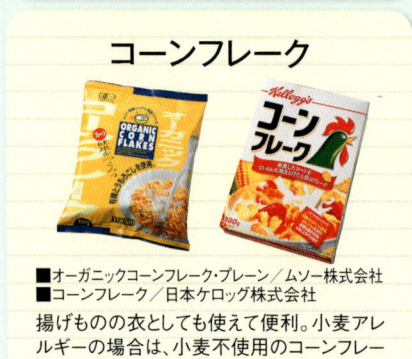

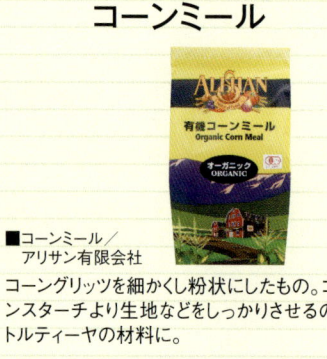

はるさめ
■緑豆春雨
緑豆やじゃがいもでんぷんから作られます。スープやサラダに。

きびめん
■きびめん（200g）／株式会社創健社
うるちきびとタピオカでんぷんなどを原材料としたパスタの代わりに使いやすい麺です。

ひえめん
■ひえめん（200g）／株式会社創健社
ひえとタピオカでんぷんなどを原材料としたうどんやそばの代わりに使いやすい麺です。和風のめんつゆによく合います。

コーンフレーク
■オーガニックコーンフレーク・プレーン／ムソー株式会社
■コーンフレーク／日本ケロッグ株式会社
揚げものの衣としても使えて便利。小麦アレルギーの場合は、小麦不使用のコーンフレークを選びましょう。

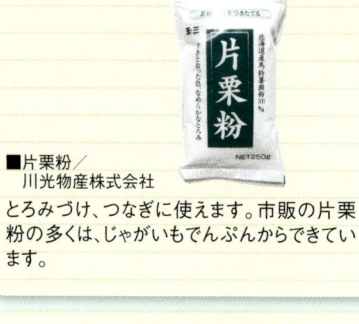

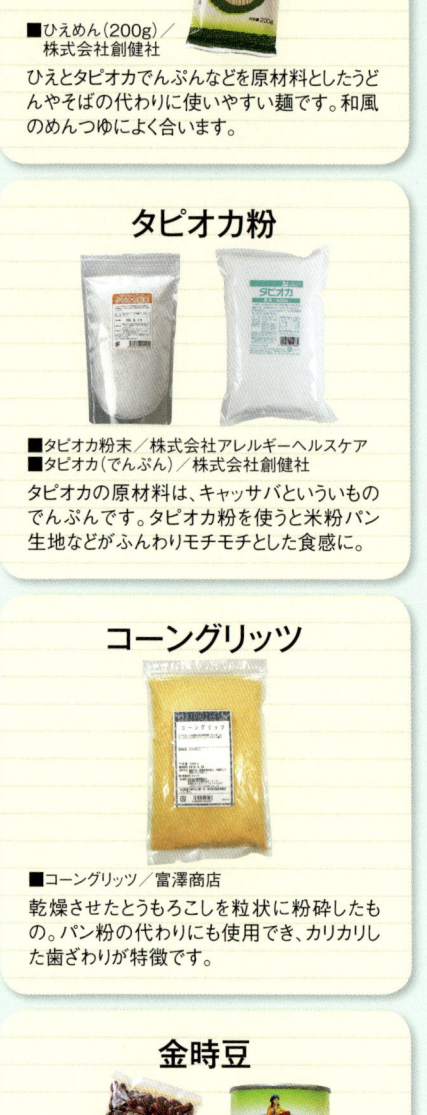

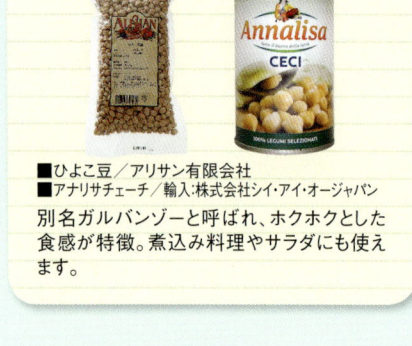

片栗粉
■片栗粉／川光物産株式会社
とろみづけ、つなぎに使えます。市販の片栗粉の多くは、じゃがいもでんぷんからできています。

タピオカ粉
■タピオカ粉末／株式会社アレルギーヘルスケア
■タピオカ（でんぷん）／株式会社創健社
タピオカの原材料は、キャッサバというものでんぷんです。タピオカ粉を使うと米粉パン生地などがふんわりモチモチとした食感に。

ひよこ豆
■ひよこ豆／アリサン有限会社
■アナリサチェーチ／輸入：株式会社シイ・アイ・オージャパン
別名ガルバンゾーと呼ばれ、ホクホクとした食感が特徴。煮込み料理やサラダにも使えます。

コーンミール
■コーンミール／アリサン有限会社
コーングリッツを細かくし粉状にしたもの。コーンスターチより生地などをしっかりさせるのでトルティーヤの材料に。

コーングリッツ
■コーングリッツ／富澤商店
乾燥させたとうもろこしを粒状に粉砕したもの。パン粉の代わりにも使用でき、カリカリした歯ざわりが特徴です。

虎豆
■虎豆／カドヤ株式会社
高級菜豆と呼ばれる虎豆は、豆がやわらかくて煮えやすいのが特徴。煮豆の他に、コロッケの生地などにも使えます。

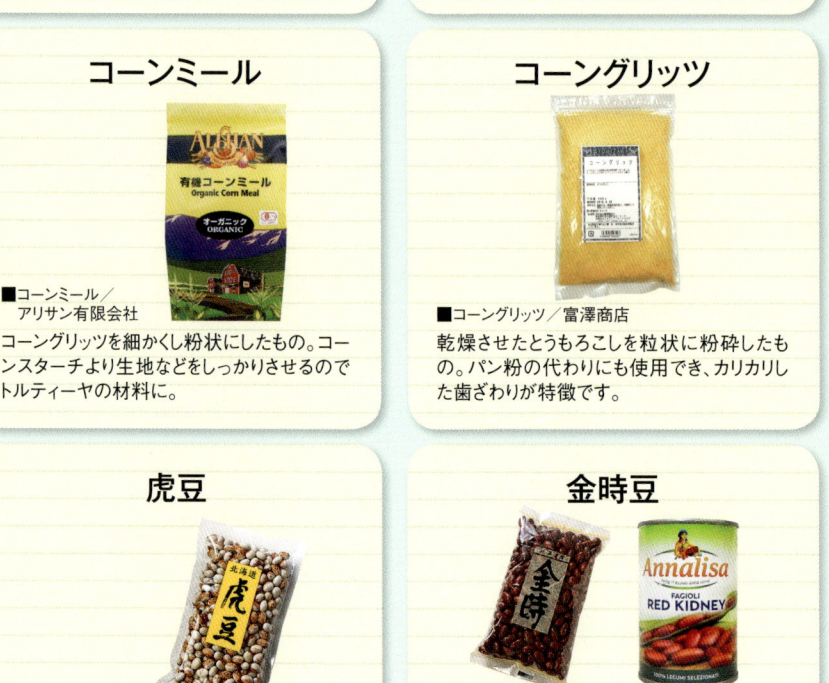

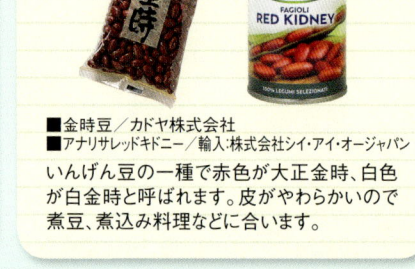

金時豆
■金時豆／カドヤ株式会社
■アナリサレッドキドニー／輸入：株式会社シイ・アイ・オージャパン
いんげん豆の一種で赤色が大正金時、白色が白金時と呼ばれます。皮がやわらかいので煮豆、煮込み料理などに合います。

卵、牛乳、小麦を使わない食材いろいろ　雑穀、豆、いも類／調味料など

■ 調味料など　使いやすいものを選んで。

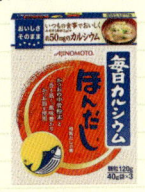

和風だし
- こんぶだしの素／株式会社シマヤ
- 毎日カルシウム・ほんだし／味の素株式会社

魚や昆布などをベースにした和風だしの素。かつおの中骨を原料とするカルシウムが豊富なだしもあります。

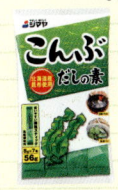

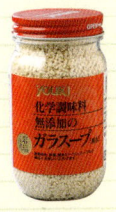

鶏ガラだし
- 化学調味料無添加のガラスープ／ユウキ食品株式会社

鶏ガラベースのスープの素。中華料理以外にも和食など幅広く使えます。

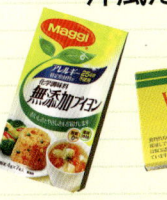

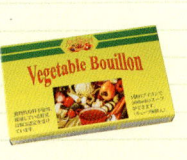

洋風だし
- マギー アレルギー特定原材料等25品目不使用のブイヨン／ネスレ日本株式会社
- ベジタブルブイヨン／アリサン有限会社

野菜のうまみを中心にしただしの素です。洋風料理以外にも幅広く使えます。

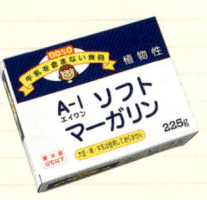

マーガリン
- A-1ソフトマーガリン／ボーソー油脂株式会社

植物性油脂ですが、市販のマーガリンには乳製品が含まれていることが多いので、牛乳アレルギーの場合は原材料を確認して。

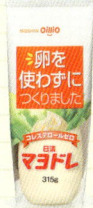

マヨネーズタイプ調味料
- 日清マヨドレ／日清オイリオグループ株式会社

卵を使わず作られた、マヨネーズタイプ調味料です。常備しておくと便利。

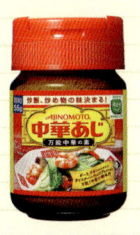

中華風だし
- 味の素KK中華あじ／味の素株式会社

野菜炒めやチャーハン、中華スープなどの中華料理に合うだしの素です。

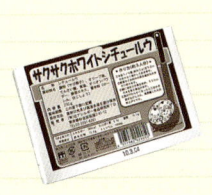

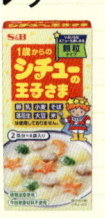

シチュールウ
- サクサクシチュールウ／辻アレルギー食品研究所
- シチューの王子さま 顆粒／エスビー食品株式会社

牛乳、小麦を使わないホワイトシチュー用のルウもあります。

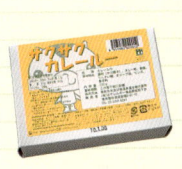

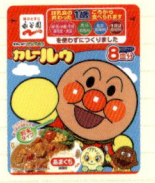

カレールウ
- サクサクカレールー／辻アレルギー食品研究所
- アンパンマンカレールウ／株式会社永谷園

卵、牛乳、小麦、そば、落花生、大豆不使用のカレールウもあります。粉末タイプのものは溶けやすく少量ずつ使いやすい。

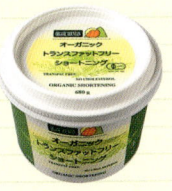

ショートニング
- オーガニック・トランスファットフリー・ショートニング（パーム油使用）／輸入：ダーボン・オーガニック・ジャパン株式会社

植物性油（パーム油など）から作られる固形油脂。クッキーなどのサクサクとした食感のお菓子作りに。

酢
- 純米富士酢／株式会社飯尾醸造

小麦アレルギーで小麦からできた穀物酢が使えない場合には、米酢やりんご酢、とうもろこし原料の穀物酢などが利用できます。

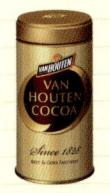

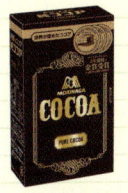

ココア
- バンホーテンピュアココア／片岡物産株式会社
- 純ココア／森永製菓株式会社

調整ココアには乳製品が入っていることが多いので、牛乳アレルギーの場合は乳製品を含まないピュアココア（純ココア）を選びましょう。

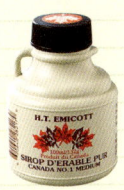

メープルシロップ
- エミコット メイプルシロップ No.1ミディアム／輸入：田辺インターナショナル株式会社

カエデの木の樹液を煮詰めたもの。米粉パンなどを作るときに使用すると風味よく仕上がります。

■ 加工食品　上手に利用して、楽しい食生活を。

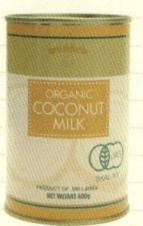

ココナッツミルク
■オーガニックココナッツミルク／フォレストガーデンジャパン
牛乳の代わりにも使えるココナッツミルク。お菓子にも料理にも使えます。マイルドな味わい。

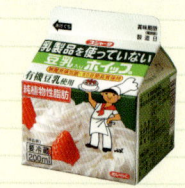

豆乳入りホイップ
■乳製品を使っていない豆乳入りホイップ／スジャータ　めいらくグループ
有機豆乳を使用したホイップクリーム。通常のホイップクリーム（植物性脂肪）と同様に利用できます。

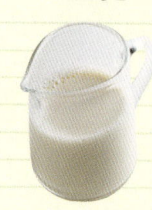

豆乳
料理やお菓子に使えます。クセのあるものもあるので、用途に合わせて使い分けても。

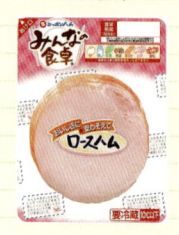

ハム
■みんなの食卓 ロースハム／日本ハム株式会社
卵、牛乳、小麦を使用していないハムも市販されているので上手に利用しましょう。

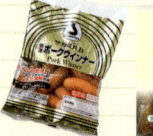

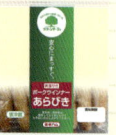

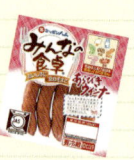

ウィンナー
■ポークウインナー／相模ハム株式会社
■無塩せきウインナーソーセージ／信州ハム株式会社
■みんなの食卓 あらびきウインナー／日本ハム株式会社
卵、牛乳、小麦を使用していないウィンナーも多数あります。冷蔵庫に常備しておくと便利。

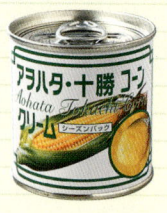

コーンクリーム
■アヲハタ 十勝コーンクリーム／キユーピー株式会社
ホワイトソースの代わりに便利。スープの他にパスタのソースにも使えます。

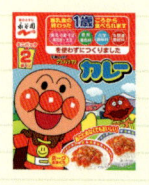

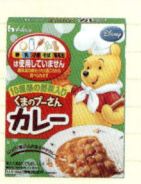

レトルトカレー
■アンパンマンミニパックカレー／株式会社永谷園
■くまのプーさんカレー／ハウス食品株式会社
卵、牛乳、小麦、そば、落花生を使用しないレトルトカレーも手軽に手に入ります。お子さん向けのものはやさしい味わい。

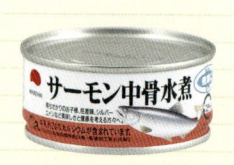

鮭の中骨水煮
■サーモン中骨水煮／マルハニチロ食品
鮭の中骨をやわらかく加工してあります。カルシウムが豊富なので、料理に取り入れて。

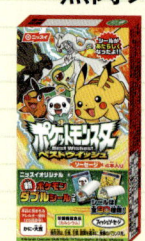

魚肉ソーセージ
■ポケットモンスター ベストウイッシュソーセージ／日本水産株式会社
魚肉ソーセージやその他の練り製品なども、卵を使用しない白身魚のすりみで加工して作られているものもあります。

■ ベビーフード、ミルク　アレルギーの赤ちゃんでも安心。

ベビーフード
■有機まるごとベビーフード／味千汐路
■にこにこボックス（カップ容器）アレルギー特定原材料7品目不使用／キユーピー株式会社
■よいこになあれ（瓶詰）アレルギー特定原材料等25品目不使用／キユーピー株式会社

ベビーフードにも、卵、乳、小麦、そば、落花生、えび、かに不使用のもの、特定原材料等25品目不使用のものがあります。

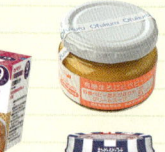

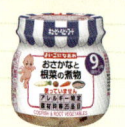

アレルギー用ミルク
■森永乳たんぱく質消化調製粉末 MA-mi・森永乳たんぱく質消化調製粉末 ニューMA-1／森永乳業株式会社
■明治ミルフィーHP／株式会社明治

ミルクアレルギーの赤ちゃんのための粉ミルクは数種類あります。ミルクとしてはもちろん、料理やお菓子作りにも利用できます。

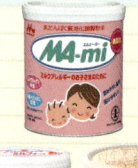

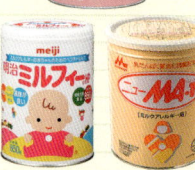

卵、牛乳、小麦を使わない食材いろいろ　加工食品／ベビーフード、ミルク

おわりに

食物アレルギーについての悩みは解消できましたか？

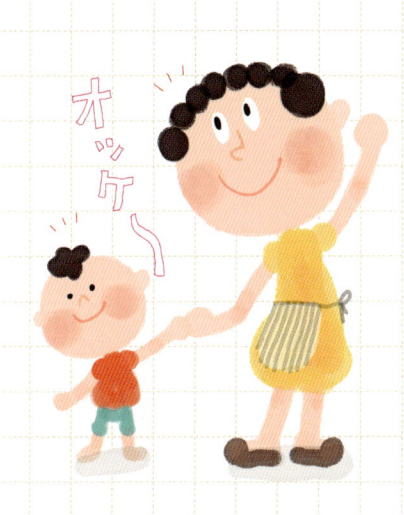

この本では、
『家族みんなでおいしく食べられるレシピ』を
たくさんご紹介しました。

食物アレルギーがあると献立がマンネリ化してしまう…
お料理をするのがおっくうになってしまった…

というお母さんも、お子さんが喜ぶ料理を作る楽しみを見つけてもらえたのではないでしょうか。除去食物に気をつけなければいけないので大変な面もありますが、おいしく食べられるものはたくさんありますし、工夫次第でメニューの幅も広がります。
　お子さんが食べる楽しみ、喜びをたっぷり味わってくれることを心から願っています。

■ 卵、牛乳、小麦を使わない商品を取り扱っている企業

味千汐路
http://www.shioji.co.jp/

味の素KK
http://www.ajinomoto.co.jp/

アリサン
http://www.alishan.jp/jp/

アレルギーヘルスケア　もぐもぐ共和国
http://www.mogumogu.jp/

飯尾醸造
http://www.iio-jozo.co.jp/

エスビー食品
http://www.sbfoods.co.jp/

片岡物産
http://www.kataoka.com/

川光物産
http://www.kawamitsu.co.jp

キユーピー
http://www.kewpie.co.jp/

グルメライス旭川
http://www.yukihikari.com/

共立食品
http://www.kyoritsu-foods.co.jp

相模ハム
http://www.sagamiham.co.jp/

シイ・アイ・オージャパン
http://ciojapan.co.jp/

信州ハム
http://www.shinshuham.jp/

自然食品・アレルギー食品＆カフェ ヘルシーハット
http://www.healthy-hut.co.jp/

シマヤ
http://www.shimaya.co.jp/

食物アレルギー専門店　辻安全食品
http://www.tsuji-shop.jp/shop/

スジャータ めいらくグループ
http://www.sujahta.co.jp/

創健社
http://www.sokensha.co.jp/

ダーボン・オーガニック・ジャパン
http://www.daabonorganic.com/

田辺インターナショナル株式会社
http://www.maplesyrup.co.jp/

日本ハム（東北日本ハム）
http://www.tohoku-nh.co.jp/

富澤商店
http://www.tomizawa.co.jp/

永谷園
http://www.nagatanien.co.jp/

日清オイリオグループ
http://www.nisshin-oillio.com/

日本ケロッグ
http://www.kellogg.co.jp/

日本水産（ニッスイ）
http://www.nissui.co.jp/

ネスレ日本
http://maggi.jp/

ハウス食品株式会社
http://housefoods.jp

日の出製粉株式会社
http://hinodeseifun.com/

ボーソー油脂
http://www.boso.co.jp/

マルハニチロ食品
http://www.food.maruha-nichiro.co.jp/

萬藤
http://www.mantou.co.jp/index.html

みたけ食品
http://www.mitake-shokuhin.co.jp/

ムソー
http://www.muso.co.jp/

明治
http://www.meiji.co.jp/

森永乳業
妊娠・育児情報ホームページ「はぐくみ」
http://www.hagukumi.ne.jp/

森永製菓
http://www.morinaga.co.jp/

ユウキ食品
http://www.youki.co.jp/

141

食材別料理さくいん

焼きコロッケ — 51
超簡単焼きぎょうざ — 52
大根ぎょうざ — 53
餅米とコーンのしゅうまい — 93
ロールキャベツ — 93
和風揚げ春巻き — 95
●**牛ひき肉** ふっくらハンバーグ — 48
かぼちゃのコロッケ — 51
ひき肉とトマトのチャーハン — 69
お楽しみ手巻き寿司 — 126
トルティーヤ・肉そぼろ&アボカドディップ — 128
●**鶏ひき肉** いもいも団子 — 101
●**合いびき肉** なんちゃって翡翠ぎょうざ — 53

魚介類

●**白身魚（鯛など）**
白身魚とキャベツのあえもの — 33
鯛めし — 71
たらの煮もの 炊き合わせ風 — 89
えび&鯛の春雨揚げ団子 — 94
五目ケーキ寿司 — 124　白身フライ — 132
●**鮭** 鮭のムニエル — 87
●**しらす干し（ちりめんじゃこ）**
しらすの大根おろしあえ — 33
じゃこチャーハン — 40
白玉粉を使った大根餅 — 85
●**まぐろ**
まぐろのステーキ しいたけ&ブロッコリーあん — 37
●**かじきまぐろ**
かじきと玉ねぎのケチャップ炒め — 91
●**ツナ缶** フォーで焼きうどん風 — 40
お楽しみ手巻き寿司 — 126
●**えび（干しえび含む）** 大根ぎょうざ — 53
えびフライ2種 — 54
えびと小松菜のチャーハン — 69
白玉粉を使った大根餅 — 85
えび&鯛の春雨揚げ団子 — 94
いろいろかき揚げ — 102　八宝菜 — 103
五目ケーキ寿司／豆腐とれんこんの揚げ饅頭 — 124
お楽しみ手巻き寿司 — 126
トルティーヤ・肉そぼろ&アボカドディップ — 128
●**ほたて貝柱（水煮含む）・はまぐり・シーフードミックス**
ほたてとアスパラのコーンクリームソース — 81
八宝菜 — 103
はまぐりのお吸いもの — 124
パエリア — 130

海藻

鶏むね肉とわかめの酢のもの — 37
ひじきと豆腐のお手軽丼 — 70
小松菜と白菜のゆかりのり巻き — 97
ひじきと高野豆腐の煮もの — 99

野菜類

●**青菜（チンゲン菜・春菊・水菜・菜の花・小松菜）**
チンゲン菜のだしペースト — 29
ミートボールスープ — 36
えびと小松菜のチャーハン — 69
ジェノベーゼソース — 81
小松菜と白菜のゆかりのり巻き — 97
五目ケーキ寿司 — 124

和風揚げ春巻き — 95
いもいも団子 — 101
いろいろかき揚げ — 102
ごはんで団子汁 — 105
レンジで白いドーナツ — 116
じゃがいもと米粉のパンケーキ — 117
ココアクッキー — 120
トルティーヤ・肉そぼろ&アボカドディップ — 128
いちごのババロア+ブランマンジェ — 130
●**コーンフレーク** 焼きコロッケ — 51
かぼちゃのコロッケ — 51
えびフライ2種 — 54
白身フライ — 132
●**コーングリッツ&コーンミール**
鮭のムニエル — 87
トルティーヤ・肉そぼろ&アボカドディップ — 128
●**練りごま** れんこんの白あえ — 41
ジェノベーゼソース — 81
●**いんげん豆・ひよこ豆・金時豆・虎豆**
焼きコロッケ — 51
まめ豆カレー — 55
豆入りラタトゥイユ — 100
白いんげん豆のポタージュ — 107
ひよこ豆せんべい — 120
●**小豆あん** レンジで大福いちご — 124
●**じゃがいも** ミネストローネ風がゆ — 32
米粉のお好み焼き風 — 84
豆入りラタトゥイユ — 100
じゃがいもと米粉のパンケーキ — 117
鶏のオーブン焼き — 130
ポテトサラダ — 132
●**さつまいも**
さつまいもとりんごの甘いペースト — 28
バナナとさつまいものきんつば風 — 41
豆乳と鮭のシチュー — 92
根菜汁 — 104
鶏のオーブン焼き — 130
●**山いも** 焼きコロッケ — 51
えび&鯛の春雨揚げ団子 — 94
●**里いも** いもいも団子 — 101

肉類

●**鶏肉** かぼちゃとささみのあえもの — 33
フォーで鶏肉のさっぱり麺 — 36
鶏むね肉とわかめの酢のもの — 37
春雨冷やし中華 — 83
鶏肉と玉ねぎのホイル焼き — 86
小松菜と白菜のゆかりのり巻き — 97
根菜汁 — 104　五目ケーキ寿司 — 124
トルティーヤ・肉そぼろ&アボカドディップ — 128
鶏のオーブン焼き — 130
鶏のから揚げ — 132
●**豚肉** 手作りハヤシライス — 68
焼きビーフン／フォーラーメン — 82
米粉のお好み焼き風 — 84
豚しゃぶ肉のかぶおろしあん — 88
酢豚風 — 90
豚肉とキャベツのみそ炒め — 91
いろいろかき揚げ — 102　パエリア — 130
●**牛肉** にんじんといんげんの肉巻き — 132
●**豚赤身ひき肉** ミートボールスープ — 36
フォーでミートソース風 — 40

米類

●**米・餅米・餅** ミネストローネ風がゆ — 32
じゃこチャーハン — 40
まめ豆カレー — 55
手作りハヤシライス — 68
えびと小松菜のチャーハン — 69
ひき肉とトマトのチャーハン — 69
ひじきと豆腐のお手軽丼 — 70
鯛めし — 71
焼きおにぎり — 72
餅米とコーンのしゅうまい — 93
ごはんで団子汁 — 105
五目ケーキ寿司／レンジで大福いちご — 124
お楽しみ手巻き寿司 — 126
パエリア — 130
●**米粉** 米粉のパンがゆ — 32
ふっくらハンバーグ — 48
米粉の豆乳グラタン — 50
超簡単焼きぎょうざ — 52
えびフライ2種 — 54
ほうれん草とにんじんのパンケーキ — 74
米粉の蒸しパン — 75
炊飯器で作る米粉パン — 76
丸形米粉パン — 77
ジェノベーゼソース — 81
米粉のお好み焼き風 — 84
いろいろかき揚げ — 102
レンジで白いドーナツ — 116
じゃがいもと米粉のパンケーキ — 117
バナマフィン — 118
ポリ袋で絞ってプリッツ風 — 118
ココアクッキー — 120
トルティーヤ・肉そぼろ&アボカドディップ — 128
バースデイケーキ — 128
●**ライスパスタ** 米粉の豆乳グラタン — 50
トマトソースミートボールパスタ — 80
●**フォー** フォーで鶏肉のさっぱり麺 — 36
フォーで焼きうどん風 — 40
フォーでミートソース風 — 40
フォーラーメン — 82
●**ビーフン** 焼きビーフン — 82
●**白玉粉** 白玉粉を使った大根餅 — 85
みたらし団子 — 121
●**ライスペーパー** 和風揚げ春巻き — 95
●**甘酒** 甘酒プリン — 119

雑穀、豆、いも類

●**たかきび** たかきびバーグ — 49
●**春雨** えびフライ2種 — 54
春雨冷やし中華 — 83
餅米とコーンのしゅうまい — 93
●**タピオカ粉** にんじんのカリカリフライ — 41
ふっくらハンバーグ — 48
たかきびバーグ — 49
焼きコロッケ／かぼちゃのコロッケ — 51
超簡単焼きぎょうざ — 52
なんちゃって翡翠ぎょうざ — 53
えびフライ2種 — 54　まめ豆カレー — 55
炊飯器で作る米粉パン — 76
丸形米粉パン — 77
えび&鯛の春雨揚げ団子 — 94

食材別料理さくいん

たらの煮もの 炊き合わせ風―89
かじきと玉ねぎのケチャップ炒め―91
豆入りラタトゥイユ―100
八宝菜―103
ごはんで団子汁―105

果物

●アボカド
トルティーヤ・肉そぼろ＆アボカドディップ―128
●りんご
さつまいもとりんごの甘いペースト―28
煮りんご―121
●バナナ　バナナとさつまいものきんつば風―41
バナナマフィン―118
バナナスムージー―119
●レーズン　かぼちゃの煮ものサラダ―98
バナナマフィン―118
かぼちゃ茶巾―132
●いちご　レンジで大福いちご―124
いちごのババロア＋ブランマンジェ―130
●フルーツ缶　超簡単ジェラート―126
バースデイケーキ―128

加工食品

●豆腐（高野豆腐含む）
やわらかかぶとレタスの豆腐あえ―32
れんこんの白あえ―41
ひじきと豆腐のお手軽丼―70
米粉の蒸しパン―75
たらの煮もの 炊き合わせ風―89
かぼちゃの煮ものサラダ―98
ひじきと高野豆腐の煮もの―99
みたらし団子―121
豆腐とれんこんの揚げ饅頭―124
●豆乳　米粉の豆乳グラタン―50
カルボナーラ風クリームソース―81
ジェノベーゼソース―81
豆乳と鮭のシチュー―92
ロールキャベツ―93
白いんげん豆のポタージュ―107
ポリ袋で絞ってプリッツ風―118
バナナスムージー―119
グリーンピースの和風ポタージュ―126
バースデイケーキ―128
いちごのババロア＋ブランマンジェ―130
●豆乳入りホイップ
バースデイケーキ―128
いちごのババロア＋ブランマンジェ―130
●納豆　お楽しみ手巻き寿司―126
●ココナッツミルク
カルボナーラ風クリームソース―81
甘酒プリン―119
●コーンクリーム
ほたてとアスパラのコーンクリームソース―81
●ウインナー
カルボナーラ風クリームソース―81
お楽しみ手巻き寿司―126
ウインナー入りポトフ―128
●アレルギー用ミルク（粉）
米粉のパンがゆ―32
●トマトジュース　ふっくらハンバーグ―48
手作りハヤシライス―68

まめ豆カレー―55
ひき肉とトマトのチャーハン―69
トマトソースミートボールパスタ―80
春雨冷やし中華―83
豆入りラタトゥイユ―100
トルティーヤ・肉そぼろ＆アボカドディップ―128
パエリア―130
ブロッコリーのツリーサラダ―130
●白菜　大根ぎょうざ―53
小松菜と白菜のゆかりのり巻き―97
八宝菜―103
●ほうれん草
ほうれん草とにんじんのパンケーキ―74
豆乳と鮭のシチュー―92
いろいろナムル―96
●もやし　いろいろナムル―96
●なす　豆入りラタトゥイユ―100
●にら　超簡単焼きぎょうざ―52
なんちゃって翡翠ぎょうざ―53
大根ぎょうざ―53
●にんじん　トマトとにんじんの赤いペースト―28
ミネストローネ風がゆ―32
にんじんのカリカリフライ―41
まめ豆カレー―55
手作りハヤシライス―68
ひじきと豆腐のお手軽丼―70
ほうれん草とにんじんのパンケーキ―74
焼きビーフン―82
豆乳と鮭のシチュー―92
いろいろナムル―96
ひじきと高野豆腐の煮もの―99
いろいろかき揚げ―102
八宝菜―103　根菜汁―104
切り干し大根のみそ汁―106
五目ケーキ寿司―124
ウインナー入りポトフ―128
鶏のオーブン焼き―130
ブロッコリーのツリーサラダ―130
にんじんといんげんの肉巻き―132
●ねぎ　なんちゃって翡翠ぎょうざ―53
白玉粉を使った大根餅―85
●ピーマン・パプリカ　まめ豆カレー―55
酢豚風―90　豆入りラタトゥイユ―100
パエリア―130
●ブロッコリー
まぐろのステーキ しいたけ＆ブロッコリーあん―37
八宝菜―103
ブロッコリーのツリーサラダ―130
●ホールコーン　炊飯器で作る米粉パン―76
フォーラーメン―82　春雨冷やし中華―83
餅米とコーンのしゅうまい―93
いろいろかき揚げ―102
お楽しみ手巻き寿司―126
●レタス　やわらかかぶとレタスの豆腐あえ―32
●れんこん　れんこんの白あえ―41
いろいろかき揚げ―102　根菜汁―104
豆腐とれんこんの揚げ饅頭―124
●きのこ
まぐろのステーキ しいたけ＆ブロッコリーあん―37
米粉の豆乳グラタン―50
鶏肉と玉ねぎのホイル焼き―86
豚しゃぶ肉のかぶおろしあん―88

●アスパラガス
ほたてとアスパラのコーンクリームソース―81
●オクラ　フォーで鶏肉のさっぱり麺―36
●かぶ　やわらかかぶとレタスの豆腐あえ―32
豚しゃぶ肉のかぶおろしあん―88
ウインナー入りポトフ―128
●かぼちゃ　かぼちゃのスープペースト―29
かぼちゃとささみのあえもの―33
まめ豆カレー―55
かぼちゃの煮ものサラダ―98
豆入りラタトゥイユ―100
五目ケーキ寿司―124
かぼちゃ茶巾―132
●キャベツ　白身魚とキャベツのあえもの―33
なんちゃって翡翠ぎょうざ―53
焼きビーフン―82
米粉のお好み焼き風―84
豚肉とキャベツのみそ炒め―91
豆乳と鮭のシチュー―92
八宝菜―103　ウインナー入りポトフ―128
●きゅうり　春雨冷やし中華―83
お楽しみ手巻き寿司―126
ポテトサラダ―132
●グリーンピース
白身魚とキャベツのあえもの―33
ふっくらハンバーグ―48
手作りハヤシライス―68
グリーンピースの和風ポタージュ―126
●ごぼう　いろいろかき揚げ―102
根菜汁―104
ごはんで団子汁―105
●さやいんげん　たらの煮もの 炊き合わせ風―89
にんじんといんげんの肉巻き―132
●セロリ　焼きコロッケ―51
●大根　しらすの大根おろしあえ―33
大根ぎょうざ―53　根菜汁―104
切り干し大根のみそ汁―106
●玉ねぎ　ミネストローネ風がゆ―32
たかきびバーグ―49
米粉の豆乳グラタン―50
まめ豆カレー―55
手作りハヤシライス―68
ひじきと豆腐のお手軽丼―70
トマトソースミートボールパスタ―80
焼きビーフン―82
鶏肉と玉ねぎのホイル焼き―86
酢豚風―90
かじきと玉ねぎのケチャップ炒め―91
豆乳と鮭のシチュー―92
餅米とコーンのしゅうまい―93
ロールキャベツ―93
豆入りラタトゥイユ―100
いろいろかき揚げ―102
白いんげん豆のポタージュ―107
じゃがいもと米粉のパンケーキ―117
グリーンピースの和風ポタージュ―126
ウインナー入りポトフ―128
パエリア―130　ポテトサラダ―132
●トマト　トマトとにんじんの赤いペースト―28
ミネストローネ風がゆ―32
ミートボールスープ―36
フォーでミートソース風―40

監修：

海老澤元宏（えびさわ・もとひろ）

国立病院機構相模原病院臨床研究センターアレルギー性疾患研究部長。1985年東京慈恵会医科大学医学部卒業。1991年米国ジョンス・ホプキンス大学医学部内科臨床免疫学教室に留学し、同年、東京慈恵会医科大学大学院医学博士号を取得。国立小児病院アレルギー科医員、国立相模原病院臨床研究センター病態総合研究部長を経て、2004年より現職に至る。2000年から4期連続で厚生労働科学研究の食物アレルギー関係の代表研究者をつとめ、様々な国のアレルギー対策に関わる。

栄養監修：

林　典子（はやし・のりこ）　長谷川実穂（はせがわ・みほ）
国立病院機構相模原病院臨床研究センター
アレルギー性疾患研究部　管理栄養士

＜参考資料＞
- 厚生労働科学研究班による　食物アレルギーの診療の手引き2008
- 厚生労働科学研究班による　食物アレルギーの栄養指導の手引き2008
- 小児アレルギーシリーズ　食物アレルギー（診断と治療社）
- 小児科臨床ピクシス　年代別アレルギー疾患への対応（中山書店）
- 子どものアレルギーのすべてがわかる本（講談社）

STAFF

撮影：川上隆二
デザイン：羽田野朋子
編集・構成：丸山みき
レシピ制作・調理：牛尾理恵　志賀靖子
調理アシスタント：栗田美香　吉岡久美子
スタイリング：牛尾理恵　塚田貴世
レシピ協力：小泉ちよ　風間裕子　川村史子
本文イラスト：今井久恵
カバーイラスト：千金美穂

企画・編集：成美堂出版編集部

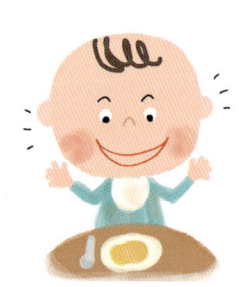

子供が喜ぶ　食物アレルギーレシピ100

監　修　海老澤元宏
栄養監修　林　典子　長谷川実穂
発行者　風早健史
発行所　成美堂出版
　　　　〒162-8445　東京都新宿区新小川町1-7
　　　　電話(03)5206-8151　FAX(03)5206-8159
印　刷　株式会社 フクイン

©SEIBIDO SHUPPAN 2009　PRINTED IN JAPAN
ISBN978-4-415-30556-1
落丁・乱丁などの不良本はお取り替えします
定価はカバーに表示してあります

- 本書および本書の付属物を無断で複写、複製（コピー）、引用することは著作権法上での例外を除き禁じられています。また代行業者等の第三者に依頼してスキャンやデジタル化することは、たとえ個人や家庭内の利用であっても一切認められておりません。